"十二五"普通高等教育本科国家级规划教材配套教材
国家卫生和计划生育委员会"十二五"规划教材配套教材
全国高等医药教材建设研究会"十二五"规划教材配套教材
全国高等学校配套教材

供8年制及7年制("5+3"一体化)临床医学等专业用

# 药理学
# 实验指导

主　　编　陈建国　吕延杰

副主编　李晓辉　胡长平

编　　者　(以姓氏笔画为序)

| | | | |
|---|---|---|---|
| 王　华 | 安徽医科大学 | 杨素荣 | 复旦大学上海医学院 |
| 王　芳 | 华中科技大学同济医学院 | 张　妍 | 哈尔滨医科大学 |
| 王　葳 | 中国医科大学 | 张　政 | 中南大学湘雅医学院 |
| 王志鹏 | 第四军医大学 | 陈建国 | 华中科技大学同济医学院 |
| 吕延杰 | 哈尔滨医科大学 | 林明栋 | 中山大学中山医学院 |
| 朱　玲 | 四川大学华西医学中心 | 金增亮 | 首都医科大学 |
| 朱　蕾 | 北京协和医学院 | 胡　浩 | 西安交通大学医学部 |
| 刘　雅 | 第三军医大学 | 胡长平 | 中南大学湘雅医学院 |
| 刘慧青 | 山东大学医学院 | 敖　英 | 武汉大学医学部 |
| 汤慧芳 | 浙江大学医学院 | 铁　璐 | 北京大学医学部 |
| 孙秀兰 | 南京医科大学 | 黄志力 | 复旦大学上海医学院 |
| 纪影实 | 吉林大学基础医学院 | 梅其炳 | 第四军医大学 |
| 李　晶 | 吉林大学基础医学院 | 崔永耀 | 上海交通大学医学院 |
| 李军霞 | 河北医科大学 | 强兆艳 | 天津医科大学 |
| 李晓辉 | 第二军医大学 | 蔡国君 | 第二军医大学 |

人民卫生出版社

图书在版编目(CIP)数据

药理学实验指导/陈建国,吕延杰主编.—北京:人民卫生出版社,2016

ISBN 978-7-117-22916-6

Ⅰ.①药…  Ⅱ.①陈… ②吕…  Ⅲ.①药理学-实验-医学院校-教学参考资料  Ⅳ.①R965.2

中国版本图书馆 CIP 数据核字(2016)第 159847 号

| 人卫社官网　www.pmph.com | 出版物查询,在线购书 |
| 人卫医学网　www.ipmph.com | 医学考试辅导,医学数据库服务,医学教育资源,大众健康资讯 |

## 药理学实验指导

主　　编：陈建国　吕延杰

出版发行：人民卫生出版社 (中继线 010-59780011)

地　　址：北京市朝阳区潘家园南里 19 号

邮　　编：100021

E - mail：pmph @ pmph.com

购书热线：010-59787592　010-59787584　010-65264830

印　　刷：三河市国英印务有限公司

经　　销：新华书店

开　　本：787×1092　1/16　印张：13

字　　数：333 千字

版　　次：2016 年 3 月第 1 版　2022 年 11 月第 1 版第 5 次印刷

标准书号：ISBN 978-7-117-22916-6/R · 22917

定　　价：29.00 元

# 前　言

　　药理学是一门以实验为基础的医学和药学、基础医学和临床医学的桥梁学科,药理学实验是药理学教学中的重要环节,既可使学生掌握药理学实验的基本方法,对药理学理论进行验证,促进理论与实践相结合,更牢固地掌握药理学的基本概念、基本知识和基本规律,也有助于培养学生的动手能力、严谨的工作态度和创新性科研思维,为将来的工作和科研奠定基础。

　　本书是国家卫生和计划生育委员会长学制规划教材《药理学》的配套教材,为了适应创新性人才培养和实验教学改革的需要,我们在编写这本书的过程中,力求体现科学性、启发性、适用性和创新性。在内容编排上,既有药理学实验的基本知识和基本实验方法,又有临床合理用药知识以及新药的临床研究和设计。实验项目难易兼顾,既有传统的定性实验,又有定量实验;既有整体实验,又有离体实验;既有验证性实验,又有综合性实验和设计性实验,使学生掌握药理学实验的要求和特点,为药理学研究人员提供整体的知识和概念,使学生掌握基本的药理学实验方法。

　　本书每个实验包括:实验目的、原理、对象、器材、药品、步骤、注意事项和思考题。为方便不同院校使用,本书选编的实验数量超过了实验学时数。因此,本书既可作为长学制临床医学专业学生药理学实验教材,也适用于其他专业学生的药理学教学,同时也可为药理学及相关专业的研究生和医药科技工作者提供参考,各专业在使用中可根据实际需要对实验内容进行选择。

　　本书在编写的过程中,得到各参编单位的大力支持,深表谢意。由于水平所限,加之成书仓促,错误和不足之处在所难免,恳请广大师生和读者批评指正。

陈建国　吕延杰

2016 年 3 月

# 目　录

## 药理学实验总论

## 药理学实验篇

### 第一篇　药理学总论实验

## 第二篇　作用于传出神经系统药物药理实验

## 第三篇　作用于中枢神经系统药物药理实验

## 第四篇　作用于循环系统与血液系统的药物药理实验

## 第五篇　作用于内脏系统的药物药理实验

## 第六篇　作用于自体活性物质及内分泌系统的药物

## 第七篇　化学治疗药物

## 第八篇　作用于免疫系统的药物及基因治疗

## 第九篇　综合性实验

## 第十篇　设计性实验

## 第十一篇　新药的临床研究与设计

## 第十二篇　临床用药病例讨论

# 药理学实验总论

## 第一章　药理学实验报告的书写要求

实验报告要求结构完整、文字简练、条理清楚、重点突出,注意书写的科学性。实验报告的主要内容包括:

1. 姓名、年级、班次、专业、组别、实验日期(年、月、日)、同组者。

2. 实验名称　即实验报告的题目。

3. 实验目的　简要说明实验目的,如通过本实验要学习和掌握的相关理论、实验方法和技术,所要达到的预期结果等。

4. 实验原理　指实验中涉及的基础理论,即反映设计实验方案的可行性的理论依据,根据具体的实验,既可用文字叙述,也可用公式、示意图等形式表达。

5. 实验对象　实验动物的种属、品系、数量、选择标准与动物特征(如性别、年龄、身长、体重、健康状况等)。若实验对象是人或者细胞等都应具体描述。

6. 器材和药品　所用的仪器设备名称,所用药品或试剂的名称、浓度、剂量、批号等相关信息。

7. 实验方法和步骤　简要写出主要实验方法。如实验操作改动较大时,应详细叙述。按照实际操作和具体情况,真实地记录以反映实验进行的实际过程,并使他人清楚了解实验过程。

8. 实验结果　是整个实验报告中最重要的部分。根据实验目的,将原始记录系统化、条理化。其内容包括:①实验过程中所观察到的各种现象,包括记录的定性或定量结果,动态变化过程;②实验所测得的原始数据、图像,以及实验数据的计算过程、公式和单位,统计学处理结果等。其表达方式一般有三种:①叙述式:用文字将观察到的与实验目的有关的现象客观地加以描述。描述时要有时间概念和顺序。②表格式:能较为清楚地反映客观内容,有利于相互对比。每一幅图表应说明一定的中心问题,应有标目及计量单位。③简图(曲线)式:实验中描记的血压、呼吸等可用曲线图表示,也可取其明显变化的有关各段(不同的时相点)用直线图表示。定性实验结果,可用"−"、"±"、"+"、"++"、"+++"、"<"或">"等表示。凡属计量资料应以正确的单位和数值表达,不能笼统地记录。优秀的实验报告或论文,常三者并用,可获得最佳表述效果。

根据实验观察的记录加以整理,随后写出实验结果。只有充分理解实验原理,严格按照实验操作步骤认真操作,实验中认真观察、准确记录,才能得出可靠的实验结果。切忌以理论推导结果代替实验结果,特别是实验结果与相关理论不一致时,更要认真分析、寻找原因。

9. 实验结果分析与讨论　运用所学理论对实验观察的现象和结果进行分析和解释,论证实验目的,阐明实验结果揭示了哪些问题。若出现"异常现象",应加以分析,找出实验中的失误、误差或总结成功的经验和体会,指出需要进一步探讨的问题。

10. 实验结论  本实验所发现或所能证明的问题。要求证据充分,简单明了。

实验报告必须根据本组实际的实验情况进行书写,切忌脱离实际内容空谈理论。实验报告力求简练,全部内容一般控制在 1000 字以内。

(吕延杰  张  妍)

# 第二章 药理学实验数据的分析处理

药理学实验所得的资料应进行统计学处理。这是因为，实验取样的前提是假设按实验标准入选的样本(少量动物)可以代表样本的总体情况。然而，由于样本个体差异及抽样误差等多种因素必定影响样本对总体的代表性，所以，需要通过统计学方法来根据样本的数据推断其对总体(所有动物)的效果，以及各实验样本分组间的实验资料差异是否有本质上的不同，以使实验结论具有科学依据。药理实验结果统计学推断常用显著性检验法，显著性检验的目的是指检验两组实验结果的差别。在统计学上有没有显著意义，通常以 $P$ 值来表示，$P$(probability,概率)表示无效假设可以成立的概率，$P$ 值越小，表示无效假设成立的可能越小，此时，两组差异的统计学意义越大。通常以 $P=0.05$ 为分界，如果药物效应处理组与对照组经统计检验 $P<0.05$，表明具有统计学意义，药物效应显著。

药理实验结果的类型很多，按观察资料的性质可分为量反应资料与质反应资料两大类。量反应资料指药效强度等可用数字或量的分级表示的实验数据。如体重、血压、心率、尿量、肌肉收缩幅度等观察指标属量反应资料。质反应资料是指观察的效应是有或无的一类实验结果。有效应称阳性反应，无效则称阴性反应。动物实验中观察死亡或存活、惊厥的有无等都属于质反应指标。质反应资料一般用百分率来表示，如死亡率、生存率等。

## 一、量反应资料的统计方法

量反应资料可用 $t$ 值检验法检验两组间均数，自身对比或配对对比的差值均数等数据的显著性。

1. 配对资料(或同批对象实验前后)的比较　欲确定新药是否有某种作用，可通过自身对照的比较，即通过检验同一组动物给药前后某种指标的变化。结果可采用下列公式进行显著性检验：

$$t=\frac{|\bar{x}-0|}{S_{\bar{x}}}=\frac{\bar{x}}{S_{\bar{x}}}$$

式中的 $\bar{x}$ 为用药前与用药后差值的均数，总体均数为 $0$，$S_{\bar{x}}$ 为差值均数的标准误。

例1. 为证明异丙肾上腺素扩张支气管的作用，用灌流豚鼠肺支气管进行实验，观察异丙肾上腺素对灌流量的影响。分别记录每只豚鼠给药前后每分钟流出的滴数(表0-2-1)，检验异丙肾上腺素有无扩张支气管作用。

表 0-2-1　异丙肾上腺素对豚鼠支气管-肺灌流量的影响

| 豚鼠号 (1) | 滴/分 | | | $X^2$ (5)=(4)$^2$ |
|---|---|---|---|---|
| | 用药前 (2) | 用药后 (3) | 差数 (4)=(3)-(2) | |
| 1 | 32 | 48 | 16 | 256 |
| 2 | 36 | 48 | 12 | 144 |
| 3 | 50 | 54 | 4 | 16 |

续表

| 豚鼠号 (1) | 滴/分 | | | $X^2$ |
| --- | --- | --- | --- | --- |
| | 用药前 (2) | 用药后 (3) | 差数 (4)=(3)−(2) | (5)=(4)$^2$ |
| 4 | 48 | 52 | 4 | 16 |
| 5 | 56 | 54 | −2 | 4 |
| 6 | 44 | 62 | 18 | 324 |
| 7 | 30 | 60 | 30 | 900 |
| 8 | 54 | 50 | −4 | 16 |
| 9 | 44 | 52 | 8 | 64 |
| 10 | 46 | 56 | 10 | 100 |
| 11 | 42 | 34 | −8 | 64 |
| 12 | 48 | 56 | 8 | 64 |
| | | | $\sum X = 96$ | $\sum X^2 = 1968$ |

(1)无效假设:设异丙肾上腺素对支气管灌流滴数无影响(注药前后滴数差值的均数无差别)

(2)列统计表和计算 $t$ 值:

求差值均数: $\bar{x} = \dfrac{\sum x}{n} = \dfrac{96}{12} = 8$(滴/分)

求标准差: $S = \sqrt{\dfrac{\sum x^2 - \dfrac{(\sum x)^2}{n}}{n-1}} = \sqrt{\dfrac{1968 - \dfrac{(96)^2}{12}}{12-1}} = 10.44$

求标准误: $S_{\bar{x}} = \dfrac{s}{\sqrt{n}} = \dfrac{10.44}{\sqrt{12}} = 3.02$

求 $t$ 值: $t = \dfrac{\bar{x}}{S_{\bar{x}}} = \dfrac{8}{3.02} = 2.649$

(3)确定 $P$ 值:自由度 $n' = n-1 = 12-1 = 11$,查附录表($t$ 检验临界值表),$t_{0.01}(11) = 3.106$,$t_{0.05} = 2.201$。本例 2.649,$2.201 < t < 3.106$,故 $0.05 > P > 0.01$。

(4)判断结果:豚鼠给药前后灌流液滴数差异显著($P < 0.05$),可以认为给药后滴数明显增加,说明异丙肾上腺素有扩张支气管作用,即推翻了原来拟定的无效假设。

例2. 为观察某药对大鼠体重的影响,将 20 只大鼠配对,随机分配于给药组与对照组,用药 10 天后体重的降低值(表 0-2-2),问两组体重降低的差别有无显著意义。

(1)无效假设:假设用药组体重降低与对照组无显著差异。

(2)列统计表和计算 $t$ 值:

求差值均数: $\bar{X} = \dfrac{\sum x}{n} = \dfrac{274}{10} = 27.4$

求标准差 $S = \sqrt{\dfrac{\sum x^2 - \dfrac{(\sum x)^2}{n}}{n-1}} = \sqrt{\dfrac{9814 - \dfrac{(274)^2}{10}}{10-1}} = 16.01$

求标准误: $S_{\bar{x}} = \dfrac{S}{\sqrt{n}} = \dfrac{16.01}{\sqrt{10}} = 5.06$

求 $t$ 值: $t = \dfrac{x^2}{S_{\bar{x}}} = \dfrac{27.4}{5.06} = 5.41$

(3)确定 $P$ 值:自由度 $n' = n - 1 = 10 - 1 = 9$，$t_{0.001(9)} = 4.781$。本例 $t = 5.41 > t_{0.001(9)}$，故 $P < 0.001$。

(4)判定结果:用药组的体重降低比对照组大,其差异在统计学上有非常显著意义。

表 0-2-2　药物对大鼠体重的影响

| 大鼠号 (1) | 滴/分 | | | $X^2(5) = (4)^2$ |
|---|---|---|---|---|
| | 用药前 (2) | 用药后 (3) | 差数 (4)=(2)−(3) | |
| 1 | 60 | 41 | 19 | 361 |
| 2 | 72 | 20 | 52 | 2704 |
| 3 | 99 | 59 | 40 | 1600 |
| 4 | 59 | 35 | 24 | 576 |
| 5 | 40 | 47 | −7 | 49 |
| 6 | 127 | 88 | 39 | 1521 |
| 7 | 110 | 78 | 32 | 1024 |
| 8 | 82 | 55 | 27 | 729 |
| 9 | 86 | 69 | 17 | 289 |
| 10 | 117 | 86 | 31 | 961 |
| | $\sum X_2 = 852$ | $\sum X_2 = 578$ | $\sum X = 274$ | $\sum X^2 = 9814$ |
| | $\sum X_2^2 = 79704$ | $\sum X_2^2 = 38006$ | | |

2. 两样本均数的比较　不能在同一动物身上进行对照或在条件接近的动物身上进行对照或在条件接近的动物身上进行配对比较时,可在不同组的动物身上比较两个样本均数的差别,并检验差别的显著性。

例 3. 如果例(2)不属于配对资料,是随机分配两组样本的体重降低值,问两组体重降低的差别有无显著意义。

用药组 $n_1 = 10$，$\overline{x_1} = 85.2$，$\sum X_1^2 = 79\ 704$

对照组 $n_2 = 10$，$\overline{x_2} = 57.8$，$\sum X_2^2 = 38\ 006$

(1)检验假设:假设用药组体重降低与对照组无显著差别

(2)计算 $t$ 值:

$$t = \frac{|\overline{X_1} - \overline{X_2}|}{S_{\overline{X_1} - \overline{X_2}}} \tag{1}$$

式中 $S_{\overline{X_1} - \overline{X_2}}$ 为两样本均数的标准误,按式(2)计算

$$S_{\overline{X_1} - \overline{X_2}} = \sqrt{S_c^2 \left( \frac{n_1 + n_2}{n_1 \cdot n_2} \right)} \tag{2}$$

式中 $S_c^2$ 为合并样本方差,按式(3)计算

$$S_c^2 = \frac{\left[\sum x_1^2 - \frac{(\sum x_1)^2}{n_1}\right] + \left[\sum x_2^2 - \frac{(\sum x_2)^2}{n_2}\right]}{n_1 + n_2 - 2} \tag{3}$$

将上表的全计数字代入合并方差公式得：

$$S_c^2 = \frac{\left[79\,704 - \frac{(852)^2}{10}\right] + \left[38\,006 - \frac{(578)^2}{10}\right]}{10 + 10 - 2} = 650.6$$

$$S_{\overline{X_1} - \overline{X_2}} = \sqrt{S_c^2 \left(\frac{n_1 + n_2}{n_1 \cdot n_2}\right)} = \sqrt{650.6 \left(\frac{10 + 10}{10 \cdot 10}\right)} = 11.41$$

$$t = \frac{|\overline{X_1} - \overline{X_2}|}{S_{\overline{X_1} - \overline{X_2}}} = \frac{85.2 - 57.8}{11.41} = 2.40$$

(3)确定 $P$ 值：自由度 $n' = n_1 + n_2 - 2 = 10 + 10 - 2 = 18$，查附录表（$t$ 检验临界值表）$t_{0.05(18)} = 2.101$，$t_{0.01(18)} = 2.878$。本例 $t = 2.40 > t_{0.05(18)}$，故 $P < 0.05$。

(4)判定结果：用药组的体重下降比对照组大，差别有显著意义。

由例 2 和例 3 可看出相同的实验数据，实验设计不同时，实验效果不同。自身对照和配对比较设计的实验误差小，结果比较精确，两个样本均数比较设计的实验误差较大。

注意：①$t$ 值检验法仅判断统计结论，有非常显著意义并不等于两组差别非常大，在作正式结论时，不仅要考虑统计结果，还要考虑药理和临床的意义。统计分析绝不能代替专业思考。②多组对比时，可用两组 $t$ 检验公式进行两两对比，因在药理实验中每组有其独立性，甲、乙的对比并不受丙组或丁组的影响。

## 二、质反应资料的统计方法

质反应（计数）资料的统计方法，通常以卡方（$x^2$）法进行显著性测验。

1. $x^2$ 检验的基本步骤

(1)检验假设：两组或两组以上计数资料无差别。

(2)求 $x^2$ 值：$x^2$ 值是反映假设的理论值与观察值的实际差异程度的指标。基本公式为：

$$x^2 = \sum \frac{(A - T)^2}{T}$$

式中 A 为实际值，T 为理论值。实际值与理论值越接近，则 $x^2$ 值越小，反之越大，而 $x^2$ 值越大，$P$ 值则越小。T 是根据"无效假设"推算出来的，某行某列的理论值均可由下式求得：

$$T_{RC} = \frac{n_R \cdot n_C}{n}$$

式中 R 为行，C 为列，$n_R$ 为所求理论数的行合计，$n_C$ 为所求理论数的列合计，n 为总例数。

(3)确定 $P$ 值：查 $x^2$ 值表确定 $P$ 值时，应首先确定自由度。$x^2$ 检验的自由度可按下式计算

$$n' = (\text{行数} - 1) \cdot (\text{例数} - 1)$$

根据 $n'$，$x^2$ 值查附表 8，求出 $P$ 值。

(4)判定结果

2. 四格表（$2 \times 2$ 法）资料的 $x^2$ 检验

例 1. 为了解某新研发药物对原发性高血压的疗效，将 36 名原发性高血压患者随机分组，对照组和试验组各 18 名，对照组为安慰剂加辅助治疗，试验组为该药物加辅助治疗，观察结果如下表，问该药对原发性高血压是否有效。

(1)检验假设:试验组和对照组总体效率相符。

(2)列四格表 0-2-3 和计算 $x^2$ 值。

表 0-2-3

| 组别 | 有效 | 无效 | 合计 |
|------|------|------|------|
| 对照组 | 4(8)* | 14(10) | 18 |
| 试验组 | 12(8) | 6(10) | 18 |
| 合计 | 16 | 20 | 36 |

\* 括号内为理论数

表 0-2-3 中 $\begin{array}{|c|c|}\hline 4 & 14 \\\hline 12 & 6 \\\hline\end{array}$ 这四个格子的数字是整个表的基本数字,其余数字都是由这四个数字计算得到的,这种资料称四格表资料。

用基本公式计算: $x^2 = \sum \frac{(A \cdot T)^2}{T}$ 　　 $T_{RC} = \frac{n_R \cdot n_C}{n}$

本列第一行第一列格子中的 $T_{11} = \frac{18 \cdot 16}{36} = 8$,由于四格表的每行或每列都是两个格子,而行、列四个格子的理论数又是固定的,故求出任何一个格子的理论数后,其余三个格子的理论数均可用相应的行或列合计减得。如 $T_{12} = 18 - 8 = 10$, $T_{21} = 16 - 8 = 8$, $T_{22} = 20 - 10 = 10$。将每个格子的实际数和理论数代入公式

$$x^2 = \sum \frac{(A-T)^2}{T} = \frac{(4-8)^2}{8} + \frac{(14-10)^2}{10} + \frac{(12-8)^2}{8} + \frac{(6-10)^2}{10} = 7.2$$

(3)确定 $P$ 值:四格表 0-2-3 中 $n' = 1$,本例 $x^2 = 7.2 > 6.63$,故 $P < 0.01$。

(4)判定结果:该药对原发性高血压有效。

3. **四格表专用公式**　用四格表专用公式可省去计算理论值,使计算过程简化。其公式为:

$$x^2 = \frac{(ad-bc)^2 N}{(a+b)(c+d)(a+c)(b+d)}$$

式中 a、b、c、d 分别表示四个格子的实际数,N 是总例数。

例 2. 甲药治疗组 50 人,有效 25 人,乙药治疗组 50 人,有效 10 人,列四格表 0-2-4:

表 0-2-4

| 药物 | 有效 | 无效 | 合计 |
|------|------|------|------|
| 甲药组 | 25(a) | 25(b) | 50(a+b) |
| 乙药组 | 10(c) | 40(d) | 50(c+d) |
| 合计 | 35(a+b) | 65(b+d) | 100N |

(1)检验假设:甲乙给药组疗效相同。

(2)计算 $x^2$ 值

$$x^2 = \frac{(25 \times 40 - 25 \times 10)^2 \times 100}{50 \times 50 \times 35 \times 65} = 9.89$$

(3)确定 $P$ 值: $n'=1$,本例 $X^2=9.89>6.63$,故 $P<0.01$。

(4)判断结果:甲乙两药治疗组疗效有极显著差异。

4. 四格表 $x^2$ 检验的校正计算法

因为四格表的自由度等于1,所以对于自由度为1的四格表,在 $1<T<5$,且 $n>40$ 时,其 $x^2$ 值的概率偏离表上的概率较远,则不宜用上述方法处理,常采用下列公式:

$$x^2=\sum \frac{(|A-T|-0.5)^2}{T}可转化为下式$$

$$x^2=\frac{(|ad-bc|-N/2)^2 \cdot N}{(a+b)(c+d)(a+c)(b+d)}$$

例3. 甲乙两药治疗某病的效果如表0-2-5:问两种药物有效率的差别有无显著性。

表 0-2-5

| 药物 | 有效 | 无效 | 合计 | 有效率(%) |
|------|------|------|------|-----------|
| 甲药组 | 3(a) | 25(b) | 28(a+b) | 10.7 |
| 乙药组 | 6(c) | 8(d) | 14(c+d) | 42.9 |
| 合计 | 9(a+c) | 33(b+d) | 42(N) | 21.4 |

(1)检验假设:甲乙两药治疗某病有效率相同。

(2)求 $x^2$ 值

$$x^2=\frac{(|3\times8-25\times6|-\frac{42}{2})^2\times42}{24\times14\times9\times33}=3.98$$

(3)确定 P 值: $n'=1$, $x^2=3.98>3.84$,故 $P<0.05$。

(4)判定结果:甲乙两药的有效率差别有显著性。

注意:当四格表中有0或1时, $x^2$ 法误差大,可采用简化直接概率法公式:

$$P=2\times\left(\frac{1+c+2d}{a+c+2d+2b}\right)^c\times(1+\frac{abc}{N})$$

式中 a、b、c、d 需先做行列转换,使 $a=0$ 或 $1$,$c<b$,再代入公式,即可直接算出 $P$ 值。

(吕延杰　张　妍)

# 第三章　常用实验动物的种类及选择

## 一、常用的实验动物

实验动物是专门为实验研究而培育的动物。教学实验常用的哺乳动物有小鼠、大鼠、豚鼠、兔、猫、犬等，两栖动物有蟾蜍、青蛙等。

1. 小鼠(mouse,mus musculus)　是药理实验中用量最大、用途最广、品种最多的哺乳类实验动物,有以下特点:

(1)小鼠体小,性情温顺,容易捕捉。发育迅速,每胎产仔6～15只,年产6～9胎,便于大量繁殖。对实验要求同种、纯种、同性别和同年龄的条件容易满足,生活条件容易控制,占用饲养空间小。

(2)小鼠对许多疾病易感,适用于易感疾病的研究,小鼠神经系统发达,可用于复制神经症模型。近交系小鼠有独特的生物特性,对特定的疾病易感。

(3)小鼠价格低廉,且因器官小,可节约试剂和药品。

(4)小鼠对外界环境适应性差,实验时应耐心细致,动作轻柔。

(5)常用的品系:①昆明小鼠(kunming mice,KM),是我国特有的封闭群小鼠,白色。具有独特的遗传学性状,广泛用于药理学、毒理学研究及药品、生物制品的检定。②ICR小鼠,封闭群,是常用的实验动物。③NIH小鼠,是国际上广泛通用的实验动物,封闭群。免疫反应的敏感性高,是某些生物制品检定的规定动物。④BALB/c小鼠,近交系。多数个体于6个月龄以后出现免疫球蛋白增多症;当用乳腺肿瘤病毒诱导时乳腺肿瘤发病率增高;常有动脉硬化症,血压较高;对放射线极为敏感,对鼠伤寒沙门菌C5敏感,对麻疹病毒中度敏感。⑤其他品系有$C_{57}BL$小鼠、DBA小鼠、$C_3H$小鼠、615小鼠等。

2. 大鼠(rat,rattus norvegicus)　属哺乳纲、啮齿目、鼠科、大鼠属。喜啃咬,性情温顺,易捕捉,但有攻击性,是药理学实验教学中常用的动物之一,其用量仅次于小鼠。有以下主要特点:

(1)与小鼠外观相似,但体型较大,多胎且便于大量繁殖,对新环境适应能力强,易接受强化指令训练,生活条件容易控制。

(2)给药方便,采样量合适,便于实验操作,可用于药物的药效学、毒理学和药物代谢动力学研究。

(3)大鼠无胆囊,常用其胆管收集胆汁,进行胆汁研究。大鼠的垂体—肾上腺系统功能发达,常用作应激反应和肾上腺、垂体等内分泌功能实验。大鼠的高级神经活动发达,也广泛用于神经症的研究。

(4)常用的品系:①Wistar大鼠:封闭群动物,繁殖力强,生长快。②Sprague Dawley(SD)封闭群动物,产仔多,抗病力尤以对呼吸系统疾病的抵抗力强。③自发性高血压大鼠(spontaneous hypertension rat,SHR)近交系,心血管疾病发生率高。

3. 豚鼠(guinea pig,cavia porcellus)　属哺乳纲、啮齿目、豚鼠科、豚鼠属。具有以下特点:

(1)体型介于家兔与大鼠之间,短粗,头大,耳和四肢短小,无尾,耳壳薄而血管明显。豚鼠

9

属草食性动物,有明显的群居稳定性。性情温顺、胆小易惊,嗅觉、听觉发达。多胎、便于大量繁殖。

(2)在药物的评价中应用广泛。如常用于平喘药、抗组胺药和镇咳药的评价。豚鼠对结核杆菌、白喉杆菌、鼠疫杆菌、布氏杆菌和沙门菌敏感,对过敏反应灵敏,易复制过敏性休克动物模型。豚鼠听觉发达,耳蜗对声波变化敏感,皮肤对毒物刺激反应灵敏,常用于相关实验。豚鼠的妊娠期长,适用于药物对胎儿后期发育影响的试验。

4. 家兔(rabbit,oryctolagus cuniculus)　属哺乳纲、兔形目、兔科动物,有以下特点:

(1)体型中等,毛色主要有白、黑、灰蓝。听觉和嗅觉灵敏,胆小怕惊,性情温顺,群居性差。多胎便于大量繁殖。

(2)体温变化灵敏,易产生典型、恒定的热反应,常用于药物热原的检查和发热实验研究。免疫反应灵敏,血清量较多,广泛用于各类抗血清和诊断血清的研制。家兔的颈部迷走、交感和主动脉神经(又称减压神经)各自成束,使其成为血压的神经体液性调节和减压神经的传入性放电观察最适宜的动物。家兔眼球大,是眼科研究最常用的动物。家兔皮肤对刺激反应灵敏,常用于药物的皮肤刺激试验。家兔对多种微生物敏感,可以建立感染的动物模型。此外,还适用于呼吸系统、泌尿生殖系统、神经系统、血液和循环系统的实验。

(3)家兔常用的品种主要有:①日本大耳白兔:被毛白,耳大而薄,血管清晰,便于静脉注射和采血,是较理想的实验家兔;②新西兰白兔:被毛白,头宽圆而粗短,耳较厚而直立,四肢粗壮,繁殖力强,早期生长快;③青紫兰兔:毛色银灰,适应性强;④中国白兔:毛色多纯白、红眼睛、体型紧凑、耳短而厚、适应性好,是我国长期培育的品种。

5. 犬(dog,canis familiaris)　属哺乳纲、食肉目、犬科、犬属,广泛用于实验。有以下特点:

(1)体型较大,属于中等体型实验动物,成年体重12~18kg。易近人,通过训练,可领会人意图,并能与人合作。

(2)循环系统、泌尿系统、消化系统和神经系统较发达,血管、输尿管、尿道和消化腺排出管粗大坚韧,便于分离和插管;外周神经干粗壮易辨认,又具有与人基本相似的消化过程,是基础医学研究中最常用的动物之一。

(3)能用于复制许多病理模型,如水肿、炎症、电解质紊乱、酸碱平衡紊乱、缺氧、休克、心律失常、肺动脉高压、肝淤血、实验性腹水和肾性高血压等。

(4)易于驯养,适用于慢性实验。犬对手术的耐受性强,体型大,常用于许多小动物不适宜的手术,例如:胃瘘、肠瘘、膀胱瘘、胆瘘和颈动脉桥等。当其从手术中恢复,再复制胃炎、肾炎、肠炎、肝炎或原发性高血压等疾病,以观察相应器官的功能代谢变化。

(5)常用品种:比格犬(beagle),体型小,成年体重7~10kg,体长30~40cm,性情温和,易于驯服,亲人,易抓捕。遗传性能稳定,实验反应一致性好,对环境的适应力、抗病力强。在药物安全性实验中使用最多,是被国际公认的实验用犬。我国繁殖饲养的犬种多,品种间差异大,如中国猎犬、狼犬、华北犬、西北犬等。

6. 青蛙(frog,rana nigromaculata)和蟾蜍(toad,bufo gargarizans)　青蛙和蟾蜍属于两栖纲、无尾目、蛙科和蟾蜍科。它们生活在田间、池边等潮湿环境中,以昆虫等小动物为食。冬季在土壤中冬眠,春天出土。蟾蜍背部皮肤上有许多疣状突起的腺体,可以分泌蟾蜍素,以眼后的椭圆状耳腺分泌最多。青蛙和蟾蜍分布广泛,夏秋季易捕捉。蟾蜍的捕捉和饲养比青蛙简便,因而使用更广泛。

青蛙和蟾蜍的心脏在离体情况下能长时间地有节奏地搏动,因此,常用于研究心脏生理功能和药物对心脏功能的影响。蛙类的腓肠肌和坐骨神经可用来观察外周神经的生理功能,药物对神经肌肉或神经肌肉接头的作用。腹直肌可用于胆碱能物质的生物测定,肠系膜和舌可用来观察炎症微循环变化。

### 二、实验动物的分级

为了满足不同的实验要求,实验动物可按遗传背景和携带的微生物、寄生虫进行分级。

1. 微生物和寄生虫控制分级　　动物的微生物学质量控制是实验动物标准化的主要内容,根据动物携带的微生物不同,我国将实验动物分为四个等级:①普通动物;②清洁动物;③无特定病原体动物;④无菌动物。

普通动物(conventional animal,CV):是指饲养在开放系统中的动物,其携带的微生物和寄生虫很难控制,但要求不携带人畜共患病和动物烈性传染病病原的动物。

清洁动物(clean animal,CL):指不携带人畜共患病、动物烈性传染病、对动物危害大和对实验干扰大的病原,饲养于半屏障系统中。清洁级动物尸体解剖时,主要器官组织不得有病变发生。在我国已广泛应用于科研实验,是我国目前科研工作主要要求的一类标准级别的实验动物,也是在实际国情下的一种过渡型动物级别。

无特定病原体动物(specific pathogen-free animal,SPF):简称 SPF 动物,其体内无特定的微生物和寄生虫,不携带主要潜在感染,条件致病和对实验干扰大的病原,但仍带有非特定的微生物和寄生虫。由于 SPF 动物排除一些特定的病原微生物,体内没有相应的抗体,如果遭到污染会迅速传播。因此 SPF 动物必须饲养在屏障系统内,实行严格的微生物控制。国际上公认 SPF 动物适用于所有科研实验,是目前国际标准级别的实验动物。

无菌动物(germ free animal,GF)和悉生动物(gnotobiotic animal,GN)):无菌动物是在动物体内外检验不出任何微生物和寄生虫的动物。由于其不带有其他生命体,排除了其他生物体对实验结果的干扰,能正确反映生命活动的基本现象。悉生动物是在无菌动物体内植入已知微生物的动物,饲养在隔离系统内。选用悉生动物,可以了解单一微生物和抗体之间的关系,将单一菌株植入无菌动物,制备抗该菌的、较纯的、效价较高的、不污染其他微生物的抗体。

2. 按遗传学控制方法分类　　实验动物根据遗传背景可分为相同基因类型动物和不同基因类型动物。前者指所有个体的遗传背景相同或相近,后者指动物个体间遗传背景有较大差异。实验动物遗传背景的标准化能排除动物本身对实验的影响。目前的实验动物主要有近交系、突变系、封闭群和杂交群。

近交系(inbred strain animal):一般称纯系动物,是经兄妹或亲子交配,至少连续 20 代培养的动物。近交系动物杂合子逐代遗传分离,纯合子增加,其基因高度纯化,纯育系数值可达99.8%。近交系动物具有长期遗传的稳定性、个体遗传的均质性和对实验反应的一致性,因而可以减少实验的重复次数,节约实验时间。

突变系(mutant strain animal):基因突变是 DNA 分子长链中碱基对的改变。突变系动物是遗传基因发生突变而显示出特殊性状表型的动物,也称基因突变系动物。经自然突变和人工定向突变培育出许多突变系小鼠和大鼠。

封闭群(closed colony animal):是以非近亲交配进行繁殖的实验动物,在不从外部引入新个体的条件下,连续繁殖 4 代以上的动物群。这种动物在封闭条件下繁殖,既保持了群体的一般遗传特征,又具有杂合性,是一个多等位基因的动物群体,它不经近交繁殖,也不与群体以外动物杂交。封闭群动物的主要特点是高产、适应性和抗病性强,广泛用于多种实验。

　　杂种动物(outbred strain animal):是由不同品系或种群间杂交产生的后代动物群,具有生命力强、适应力强、繁殖快、生长快、易于管理等特点。其缺点是无固定的遗传学特征,对实验的反应性不规则,重复性差。仅适应于筛选实验。

　　F$_1$杂种动物:是指两种纯系动物交配生的第一子代动物,也称杂交一代动物。其特点是遗传性质明确,生命力强,常用于遗传、肿瘤、免疫、放射病等实验。

　　转基因动物(transgenic animal):是将新的遗传物质导入动物胚胎细胞,使其稳定遗传,而获得的动物。通过分析转基因和动物表型的关系,揭示外源性基因的功能;或培育品种优良的基因工程动物。转基因动物技术具有将分子、细胞和动物整体结合的特点,为医药、生命科学开辟了广阔的应用前景。

　　基因打靶动物:通过对活体生物遗传信息的定向修饰,使修饰后的遗传信息在生物体内遗传表达突变的性状。用细胞染色体 DNA 与外源性 DNA 同源序列发生同源重组的性质,以定向改造染色体上的基因,这一技术称为基因打靶。其最常用的策略是基因敲除(gene knock-out),即通过同源重组使靶基因失活,以研究该基因的功能。也可用一种基因替换另一基因,以研究它们是否具有同一功能。也可将正常基因引入基因组,置换突变基因,进行靶向基因治疗,即基因敲入(gene knock-in)。

### 三、实验动物的选择

　　实验动物的选用对实验结果和成败起重要作用,动物的种类、品系、健康状况、等级、年龄、性别均会影响实验结果。

　　1. 种属　动物种属不同对药物的反应存在很大差异,选用的动物有时对实验的成败起决定作用。犬无汗腺,对发汗药不敏感,而对流涎药敏感;大鼠无胆囊,对利胆药及有明显肝肠循环的药物敏感;鼠和兔对催吐药不敏感,而犬猫则较为敏感;吗啡对一般动物有抑制作用,但却对猫引起兴奋;小鼠对抗凝血药特别敏感,中毒剂量比其他动物小数百倍;黑色家兔对抗胆碱药特别不敏感;家兔口服用药吸收较差,起效较慢,对胃动力药及消化系统药不敏感;大鼠对血管阻力药敏感,对强心苷类不敏感,而猫对强心苷敏感;大鼠能自行合成维生素 C,故对缺乏维生素 C 不敏感,而豚鼠对缺乏维生素 C 及变态反应特别敏感;家兔体温变化灵敏,常用于研究解热药和热源检查;猫、犬和大鼠的血压稳定,适用于观察药物对血压的影响;蛙和蟾蜍的离体心脏可搏动几小时,适用于研究药物对心脏的作用。药物反应的敏感性对于选用实验动物非常重要。鼠类和家兔对中药麻醉不敏感;豚鼠对组胺非常敏感,研究抗过敏药常选用豚鼠。不同种类的动物对药物反应有时甚至是质的不同,因此应尽量选择反应与人类相似的实验动物。目前药理学实验最常用的动物是小鼠和大鼠,它们是哺乳类动物,与人类具有大致相似的解剖,生理和代谢特点,而且价廉易得。而灵长类价高、难得,很少用。由于不同种类动物对药物反应的差异大,故实验最好采用 2 种或 2 种以上的动物,以免得到错误结论。

　　2. 品系　不同品系的动物对药物的敏感性不一致。例如,C$_{57}$BL 小鼠对肾上腺皮质激素的敏感性比 DBA 和 BALB/C 小鼠高 12 倍。DBA 小鼠对音响刺激非常敏感,而 C$_{57}$BL 小鼠不敏感。动物品系的纯度对于药效学研究也有一定影响。近交系动物虽然有遗传均质性、反应一致性优点,但不易大量生产、价高,限制了应用。

　　3. 年龄　幼年和老年动物的生理功能同成年动物存在差异。除少数特殊情况外,一般实验均要求成年动物。用于一般实验时,可用体重估计年龄,一般实验对各种动物的体重要求是:小鼠 18～22g,大鼠 180～220g 左右,豚鼠 300g 左右,兔 2kg 左右,猫 2～3kg,犬 5～15kg,

猴 8～15kg。但用体重估计年龄有不合理之处，如营养状况、进食多少等都会明显影响体重，故动物饲养员应细心记录窝别和出生日期，以提供确切的年龄数据。

4. 性别 雌雄两性的许多生理生化指标有明显差异，如血象、血压、血脂等，所以单性别比两性别兼用时资料的离散度小。另外，雌性动物有明显的性周期，某些生理指标会有周期性变化，所以，实验常选雄性动物。

5. 选择原则 药理学实验中，不同的实验有不同的目的和要求。选择实验动物，一般应根据实验目的和要求，结合实验动物的生物学特性，按以下原则选择。

(1)相似性：药理学实验需选择与人体功能、代谢、结构及疾病特点具有相似性的动物，否则，将影响实验结果的评价。如研究散热功能不选择无皮肤汗腺的犬类动物，研究基础代谢功能不选择两栖类动物，因为其基础代谢与人类相差甚远。同类动物的不同品系有其特殊的性质，对同一刺激的反应不同。如 E3 大鼠对哮喘敏感，而 Dark Agouti(DA) 大鼠对类风湿性关节炎敏感。

(2)易获性：小型啮齿类动物繁殖周期短、易于饲养，易于大量采购，从而多适用于实验。而不具有多胎性、繁殖周期长的动物不宜用于实验教学。受国家保护的稀有品种动物不用于教学实验。

(3)经济性：猪、羊等家畜也具有多胎性、繁殖周期短、易于饲养，但成本高，不用于教学实验。教学实验和筛选性实验可选用普通动物，科研实验至少应选用清洁动物。

(4)可控性：有些动物具有攻击性，会对实验者造成伤害，如大型犬科动物，一般教学实验不宜选择。如选用，应由专业人员缚捉与麻醉。

(5)重复性：为保证实验结果的重复再现以及实验结果稳定可靠，可选近交系动物，以减小遗传因素引起的个体差异。

（吕延杰　张　妍）

# 第四章　动物实验的基本操作方法和技术

## 第一节　常用手术器械的使用

任何手术操作,不论大小、复杂或简单,均离不开工具—手术器械,手术中通用的器械即为外科常用器械,是外科手术操作的必备物品。正确掌握主要手术器械的基本性能并熟练运用是施行动物实验的基本要求和保证。

1. 手术刀(scalpel, surgical blade)　手术刀由刀柄和可装卸的刀片组成。手术时根据需要,选择合适的刀柄和刀片。刀片应用持针器夹持安装,切不可徒手操作,以防割伤手指。装载刀片时,用持针器夹持刀片前端背部,使刀片的缺口对准刀柄前部的刀楞,稍用力向后拉动即可装上。取下时,用持针器夹持刀片尾端背部,稍用力提起刀片向前推即可卸下。

持刀方法:根据手术部位和组织性质及需要的不同,可选用不同的持刀方法。常用的持刀方法如下:

1)执弓式:是常用的执刀法,拇指在刀柄下,食指和中指在刀柄上,腕部用力。用于较长的皮肤切口及腹直肌前鞘的切开等。

2)执笔式:动作的主要力在指部,为短距离精细换作,用于解剖血管、神经、腹膜切开和短小切口等。

3)握持式:握持刀比较稳定,切割范围较广。用于使力较大的切开。如截肢、肌腱切开,较长的皮肤切口等。

4)反挑式:全靠在指端用力挑开,多用于脓肿切开,以防损伤深层组织。

2. 手术剪(scissors)　分为组织剪和线剪两大类。

(1)组织剪:组织剪多为弯剪,锐利而精细用来解剖、剪断或分离剪开组织。通常浅部手术操作用直剪,深部手术操作用弯剪。

(2)线剪:线剪多为直剪,用来剪断缝线、敷料、引流物等。

正确持剪刀法为拇指和第四指分别插入剪刀柄的两环,中指放在第四指环的剪刀柄上,食指压在轴节处起稳定和向导作用。

3. 血管钳(hemostat)　血管钳为主要用于钳夹血管或出血点,亦称止血钳。此外,还可用于分离解剖组织、牵引缝线、拔出缝针和代镊使用,但不宜夹持皮肤、脏器及较脆弱的组织。用于止血时尖端应与组织垂直,夹住出血血管断端,尽量少夹附近组织。

(1)常用的血管钳有以下几种:

1)弯血管钳(kelly clamp):用以夹持深部组织或内脏血管出血,有长、中、短三种型号。

2)直血管钳(straight clamp):用以夹持浅层组织出血,协助拔针等。

3)有齿血管钳(kocher's clamp):用以夹持较厚组织及易滑脱组织内的血管出血,如肠系膜、大网膜等,前端齿可防止滑脱,但不能用于皮下止血。

4)蚊式血管钳(mosquito clamp):为细小精巧的血管钳,有直、弯两种,用于脏器、面部及整形等手术的止血,不宜做大块组织钳夹用。

(2)血管钳的使用:使用基本同手术剪,但放开时用拇指和食指持住血管钳一个环口,中指和无名指挡住另一环口,将拇指和无名指轻轻用力对顶即可。

4. 手术镊(forceps) 用于夹持和提起组织,以利于解剖及缝合,也可夹持缝针及敷料等。有不同的长度,分有齿镊和无齿镊二种:

(1)有齿镊(teeth forceps):又叫组织镊,镊的尖端有齿,齿又分为粗齿与细齿,粗齿镊用于夹持较硬的组织,损伤性较大,细齿镊用于精细手术,如肌腱缝合、整形手术等。因尖端有钩齿,夹持牢固,但对组织有一定损伤。

(2)无齿镊(smooth forceps):又叫平镊或敷料镊。其尖端无钩齿,用于夹持脆弱的组织、脏器及敷料。浅部操作时用短镊,深部操作时用长镊,尖头平镊对组织损伤较轻,用于血管、神经手术。

正确持镊姿势是用拇指对食指与中指,执二镊脚中、上部。

5. 持针钳(needle holder) 也叫持针器。主要用于夹持缝针缝合各种组织。有时也用于器械打结。用持针器的尖端夹住缝针的中、后 1/3 交界处为宜,多数情况下夹持的针尖应向左,特殊情况可向右,缝线应重叠 1/3,且将绕线重叠部分也放于针嘴内。若将针夹在持针器中间,则容易将针折断。持针钳的常用方法有:

(1)掌握法:即用手掌握拿持针钳。钳环紧贴大鱼际肌上,拇指、中指、无名指和小指分别压在钳柄上,后三指并拢起固定作用,食指压在持针钳前部近轴节处。利用拇指及大鱼肌和掌指关节活动推展,张开持针钳柄环上的齿扣,松开齿扣及控制持针钳的张口大小来持针。合拢时,拇指及大鱼际肌与其余掌指部分对握即将扣锁住。此法缝合稳健容易改变缝合针的方向,缝合顺利,操作方便。

(2)指套法:为传统执法。用拇指、无名指套入钳环内,以手指活动力量来控制持针钳的开闭,并控制其张开与合拢时的动作范围。

(3)掌指法:拇指套入钳环内,食指压在钳的前半部做支撑引导,其余三指压钳环固定于掌中。拇指可以上下开闭活动,控制持针钳的张开与合拢。

(4)掌拇法:食指压在钳的前半部,拇指及其余三指压住一柄环固定手掌中。此法关闭、松钳较容易,进针稳妥。

6. 牵开器(retractors) 又称拉钩,用以牵开组织,显露手术野,便于探查和操作。常用几种拉钩分别介绍如下:

(1)皮肤拉钩(skin retractor):为耙状牵开器,用于浅部手术的皮肤拉开。

(2)甲状腺拉钩(thyroid retractor):为平钩状,常用于甲状腺部位的牵拉暴露,也常用于腹部手术作腹壁切开时的皮肤、肌肉牵拉。

(3)阑尾拉钩(appendix retractor):亦为钩状牵开器,用于阑尾、疝等手术,用于腹壁牵拉。

(4)腹腔平头拉钩(abdominal retractor):为较宽大的平滑钩状,用于腹腔较大的手术。

(5)S状拉钩(deep retractor):是一种如S状腹腔深部拉钩。使用拉钩时,应以纱垫将拉钩与组织隔开,拉力应均匀,不应突然用力或用力过大,以免损伤组织,正确持拉钩的方法是掌心向上。

(6)自动拉钩(self-retaining retractor):为自行固定牵开器,腹腔、盆腔、胸腔手术均可应用。

使用拉钩时,应掌握正确的持钩方法和使用方法,拉钩下方应衬垫盐水纱布垫或湿治疗巾,特别是在使用腹腔拉钩时更应该注意。敷料衬垫可以帮助显露手术野,保护周围器官及组织免受损伤。使用手持拉钩时,牵引动作应轻柔,避免用力过猛,根据术者的意图及手术进程及时调整拉钩的位置,以达到最佳显露。

7. 敷料　一般为纱布及布类制品,种类很多,常见敷料如下:

(1)纱布块:用于消毒皮肤,拭擦手术中渗血、脓液及分泌物,术后覆盖缝合切口,进入腹腔用温湿纱布,以垂直角度在积液处轻压蘸除积液,不可横擦,以免损伤组织。

(2)小纱布剥离球:将纱布卷紧成直径 0.5～1cm 的圆球,用组织钳或长血管钳夹持作钝性剥离组织之用。

(3)大纱布垫:用于遮盖皮肤、腹膜、湿盐水纱布垫可作腹腔脏器的保护用,也可以用来擦血。

8. 缝针(needle)　用于各种组织缝合的器械,由三个基本部分组成,即针尖,针体和针眼。针尖按形状分为圆头、三角头及铲头三种;针体有近圆形、三角形及铲形三种;针眼是可供引线的孔,它有普通孔和弹机孔两种。根据针尖与针尾两点间有无弧度将缝针分为直针、半弯针和弯针;按针尖横断面的形状分为角针和圆针。无论用圆针或三角针,原则上应选用针径较细者,损伤较少,但有时组织韧性较大,针径过细易于折断,故应合理选用。此外,在使用弯针缝合时,应顺弯针弧度从组织拔出,否则易折断。

(1)直针:适用于宽敞或浅部操作时的缝合,如皮肤及胃肠道黏膜层的缝合,有时也用于肝脏的缝合。

(2)弯针:临床应用最广,适用于狭小或深部组织的缝合。几乎所有组织和器官均可选用不同大小、弧度的弯针做缝合。

(3)三角针:针尖前呈三角形,能穿透较坚硬的组织,用于缝合皮肤、韧带、软骨和瘢痕等组织,不宜用于颜面皮肤缝合。

(4)圆针:针尖及针体的截面均为圆形,用于缝合一般软组织,如胃肠壁、血管、腹膜和神经等。

9. 缝线(suture)　用于缝合组织和结扎血管。

常用动物手术缝线有:丝线、棉线、金属线、尼龙线、麻线等。丝线的优点是柔韧性高,操作方便,对组织反应较小,能耐高温消毒。价格低,来源易。缺点是在组织内为永久性的异物,伤口感染后易形成窦道,长时间后线头排出,延迟愈合。棉线的用处和抗张力均不及丝线,但组织反应较轻,抗张力保持较久,用法与丝线相同。金属线具备灭菌简易,刺激较少,抗张力大等优点,但不易打结,常用来缝合骨、肌腱、筋膜、减张缝合或口腔内牙齿固定。尼龙线组织反应少,且可以制成很细的线,多用于小血管缝合及整形手术。

10. 插管(cannula)　根据用途插管可分为:

(1)气管插管:急性动物实验时插入气管,以保证呼吸通畅。一端接呼吸换能器可记录呼吸运动。

(2)动脉插管:急性动物实验时一端插入动脉,另一端接换能器或水银检压计,以记录血压。

(3)静脉插管:插入静脉后固定,以便放血、注射药物和溶液。

(4)膀胱插管:用玻璃制成的插管,后接导尿管,用于引流膀胱内的尿液和测定尿的流量。

（5）蛙心插管：尖端插入蟾蜍或是蛙的心室，突出的小钩用于固定离体心脏，插管内充灌生理溶液。

11. 探针（touch needle）　分为金属探针和玻璃分针：

（1）金属探针：专门用来毁坏蛙类脑和脊髓的器械。

（2）玻璃分针：用于分离神经与血管等组织。

12. 无菌手术包的应用及注意事项　手术无菌包是用布类（双层包布）包裹手术需要的敷料、器械物品等，经高压灭菌后备用。

（1）无菌包外应系有标签，注明内容物名称和有效日期。

（2）应置于清洁干燥处（柜内、桌内）。如发现包布破损或被水浸湿，或失去标签则包内物品应疑为污染而不能认为是无菌的，只有重新消毒后方可使用。

（3）无菌物品，春季超过 7~10 天，冬季超过两周未用者，应重新消毒后，才能应用。

（4）一份无菌物品，只能为一个患者使用，以免交叉感染。

（5）使用时，置于手术器械台上，或其他稳妥的地方。打开包布时，应注意保持其内面不受污染。不可用未消毒的手或其他未灭菌的器械取包内无菌物品或触及包布内面。操作者应与无菌物品保持 20cm 以外的距离。

## 第二节　实验动物的捉拿与固定

1. 蛙和蟾蜍　用左手握持动物，以食指和中指夹住双侧前肢。毁脑和脊髓时，左手食指和中指夹持蛙或蟾蜍的头部，右手将探针经枕骨大孔向前刺入颅腔，左右摆动探针捣毁脑组织。然后退回探针向后刺入椎管内破坏脊髓。固定方法根据实验要求做。

2. 小鼠　小鼠捉拿法有两种：一种是用右手提起鼠尾，放在粗糙面上（如鼠笼），向右上方轻拉其尾，此时小鼠前肢紧紧抓住粗糙面。迅速用左手拇指和食指捏住小鼠颈背部皮肤，并用小指和手掌尺侧夹持尾根部将小鼠固定于手中。另一种抓法是只用左手。先用拇指和食指抓住小鼠尾部，再用手掌尺侧及小指夹住尾根，然后用拇指和食指捏住其颈部皮肤。前一种方法简单易学，后一种方法难，但捉拿快速，给药速度快。

3. 大鼠　捉拿固定法基本同小鼠。捉拿时，先将大鼠放在粗糙面上，向右轻拉其尾，使其不动。再用拇、食指捏住头颈部皮肤，其余三指和手掌固定鼠体，使其头、颈、胸、腹成一直线。捉拿时勿用力过大过猛，勿捏其颈部，以免引起窒息。大鼠在惊恐或激怒时易将实验操作者咬伤，在捉拿时应注意戴上防护手套或用厚布盖住大鼠。

4. 豚鼠　捉拿时以拇指和中指从豚鼠背部绕到腋下抓住豚鼠，另一只手托住其臀部。体重小者可用一只手捉拿，体重大者捉拿时宜用双手。

5. 家兔　捉拿时一手抓住其颈背部皮肤，轻轻将兔提起，另一只手托住其臀部。

6. 猫　捉拿时先轻声呼唤，慢慢将手伸入猫笼中，轻抚猫的头、颈及背部，抓住其颈背部皮肤并以另一只手抓其腰背部。如遇凶暴的猫不让接触或捉拿时，可用套网捉拿。操作时注意猫的利爪和牙齿，勿被其咬伤或抓伤，必要时可用固定袋将猫固定。

7. 狗　一人用长柄钳式捕狗夹夹住犬颈，另一人将犬嘴绑住。绑嘴方法是先将绳带从嘴下面绕上来，在鼻子上面打一结，再将绳带绕到嘴下面打一结，然后将绳带拉到耳后颈部打结固定。

犬在手术台上的固定法：将犬仰卧在手术台上，四肢拴上绳带，将两前肢的绳带从背后交叉递向对侧,并压住对侧上肢,再将绳拉紧固定在台边上。后肢平行固定在台边即可。如果是麻醉犬,需要解开绑嘴带,将舌头拉出嘴外以防窒息。

## 第三节　实验动物的给药方法

1. 蛙(蟾蜍)　淋巴囊注射:药物注入蛙淋巴囊后易吸收。因蛙(蟾蜍)皮肤缺乏弹性,注射药液易自针眼漏出,故淋巴囊注射时,应通过一层肌肉。如作腹淋巴囊注射,应将注射器针头从大腿上端刺入,经腿肌层入腹壁肌层,然后再到腹壁皮下囊,注入药液,容量一般为0.25~1ml/只。

2. 小鼠　灌胃:左手仰持小鼠,使其头颈部充分伸直,右手拿起连有灌胃针头的注射器,小心自口角插入口腔,再从舌背面沿上腭进入食管,当动物安静、呼吸无异常时,即可注入药液。勿用力猛插,以免刺破食管或误入气管。若遇阻力,应退后另插。

皮下注射:通常选用颈背部皮肤。将皮肤提起,使注射针头与皮肤成一定角度刺入。把针头轻轻向左右摆动,容易摆动则表明已刺入皮下,然后轻轻抽吸,如无回流物,即缓慢注射药物。

肌内注射:助手抓住小鼠,并提起;操作者左手抓住小鼠一侧后肢,右手将注射针刺入大腿外侧肌肉,注入药液。

腹腔注射:左手持鼠,方法同灌胃,右手持注射器从下腹部腹中线稍向左或右的位置刺入皮下,继续进针3~5mm,再以45度刺入腹腔,针尖通过腹肌后抵抗力消失,缓缓注入药液。为避免刺破内脏,可将动物头部放低,尾部提高,使脏器移向横隔处。

静脉注射:一般采用尾静脉注射。小鼠尾部有四根血管十分明显:背腹各一根动脉,两侧各有一根静脉,两侧尾静脉比较容易固定。先将动物固定在固定器内,使尾巴外露,尾部用45~50℃的温水浸泡半分钟或用酒精擦拭使血管扩张,并可使表皮角质软化,然后将尾部向左或向右转90度,使一侧尾静脉朝上,以左手食指和中指捏住鼠尾上下,使静脉充盈,用无名指从下面托起尾巴,以拇指和小指夹住尾巴末梢,右手持注射器,使针头与静脉平行进针,刺入后先缓注少量药液,如无阻力,表明针头已进入静脉,可继续注入。注射完毕后把尾巴向注射侧弯曲以止血。静脉注射尽可能从尾末段开始,以后向尾根部方向移动注射。

3. 大鼠　灌胃:捉拿同上,右手将连在注射器上的灌胃针头从口角处插入口腔,再经舌背面插入食管及胃。注意勿用力过大,避免将针头插入气管。

注射　尾静脉、皮下、腹腔、肌内注射同小鼠。另外,大鼠麻醉后,可经舌下静脉给药。

4. 兔　灌胃:如用兔固定箱,可一人操作。左手将开口器固定于兔口中,将舌压其下,右手将灌胃导管从开口器插入食管约15cm。如无固定箱,需二人合作。一人取坐位,两腿夹持兔身,左手抓耳,右手抓住两前肢;另一人插灌胃导管,方法同上。插管后将导管放入一杯水中,如有气泡冒出表示导管误入气管,应重插;如无气泡,表示插管成功,可慢慢注入药液。最后注入少量空气,将导管中的药液冲入胃内。

耳缘静脉注射:将兔置于固定箱内,选好耳缘静脉,剪去耳郭外缘毛,用手指轻弹耳郭,或用酒精棉球涂擦皮肤,使血管扩张。用左手拇指及中指夹住兔耳尖部,食指垫在穿刺下面,使耳郭展平,右手持注射器穿刺,刺入后以拇指和食指固定针头和耳郭,然后注入药液,如推注有阻力,且局部变白,表明穿刺失败,应拔出针头,另行穿刺。

皮下、肌内及腹腔注射:方法基本同小鼠。

5. 犬 静脉注射:常用后肢小隐静脉。该血管由踝后侧走向上侧。注射时一人用手抓紧膝关节,使之伸直并阻断血液回流,另一人先剪去局部的毛,涂擦酒精,然后穿刺给药。也可选用前肢皮下头静脉,该血管在脚爪上方背侧正前位。

灌胃、肌注及腹腔注射:方法与兔基本相同,其给药量稍大。大鼠、小鼠、兔等常用实验动物不同给药途径的给药量见表 0-4-1。

表 0-4-1 常用实验动物不同给药途径的给药量参考值

| 动物 | 给药量 | | | | | 一次灌胃最大容积(ml) |
| | 灌胃(ml/kg) | 皮下注射(ml) | 肌内注射(ml) | 腹腔注射(ml/kg) | 静脉注射(ml/kg) | |
| --- | --- | --- | --- | --- | --- | --- |
| 小鼠 | 10~30 | 0.1~0.5 | ≤0.1 | 10~20 | 10~20 | 0.5~1 |
| 大鼠 | 10~20 | 0.5~1.0 | 0.2~0.5 | 10~20 | 5~10 | 4~7 |
| 豚鼠 | 16~20 | 0.5~2.0 | 0.2~0.5 | 5~15 | ≤5 | 4~7 |
| 兔 | 5~20 | 1.0~3.0 | 0.5~1.0 | 1~5 | 0.5~2.5 | 80~150 |
| 犬 | — | 3.0~10.0 | 2~5 | 0.5~2 | 5~15 | 200~500 |

# 第四节 常用实验动物的麻醉方法

动物实验常需实施手术,或对动物进行伤害性刺激,导致动物疼痛和痛苦,引起一系列明显的生理反应,影响实验结果。麻醉可以减少动物的疼痛和痛苦,提高实验结果的可靠性,但麻醉药对动物有一定影响,可能影响实验方案。为了减少麻醉对实验结果的影响,应充分考虑麻醉药的药理作用。

## 一、麻醉的概念及分类

麻醉是以药物可逆性地抑制神经系统,使动物意识丧失或局部感觉消失,抑制伤害性刺激对中枢神经系统的影响。麻醉可以由能导致意识和痛觉感丧失的全身麻醉药产生,也可以由能导致身体某部分失去感觉的局部麻醉药产生。表 0-4-2 列出了实验动物常用的麻醉药及其剂量。麻醉方法的选择取决于动物种类、实验操作的方式、操作的持续时间、实验者的经验和实验目的等。如果执行的是非侵入式、无疼痛的操作,深度镇静或轻微的睡眠状态即可。对侵入式操作须固定动物、实施有效减轻疼痛的措施。要收集动物的生理学数据,必须使动物处于稳定状态,麻醉药的用量应尽可能适中,同时应选对作用器官损害最小的麻醉药。动物的麻醉分为全身麻醉和局部麻醉。

1. 全身麻醉 是使动物的意识完全丧失,啮齿类动物、兔、猫、狗等常选用全身麻醉。全身麻醉使用的药物可分为注射性麻醉药和吸入性麻醉药两类。全身麻醉通常使用一种药物,例如,吸入性麻醉药氟烷或异氟烷,静脉注射麻醉药苯巴比妥或异丙酚。

近年来,随着麻醉医学的发展,复合麻醉的应用已成为临床手术麻醉的重要方法及手段。复合麻醉,即为了最大限度地降低麻醉药物和方法的毒性与副作用,扩大其安全范围和使用范围,将两种或两种以上的麻醉药物和(或)麻醉方法及麻醉疗法同时或先后应用,以达到理想的术中及术后镇痛效果,保证手术的安全和术后的顺利康复。复合麻醉以将各种化学麻醉药物科学地组合使用以取得满意的麻醉效果。常用复合麻醉药如甲苯噻嗪和氯胺酮的合用。

2. 局部麻醉　局部麻醉仅使局部感觉(特别是痛觉)丧失,意识仍然存在。局部麻醉包括:

(1)表面麻醉(surface anesthesia):将麻醉药涂抹或喷到皮肤、黏膜上,产生局部麻醉。通常使用在表面积小的浅表手术,如插入输尿管、刺穿皮肤进入浅表血管等。

(2)浸润麻醉(infiltration anesthesia):将麻醉药浸润、渗透到深层组织产生麻醉,适用于小手术。

(3)阻滞麻醉(nerve block):将麻醉药注射到特定的神经周围,麻醉神经控制区域。常用在麻醉动物的四肢或尾部。

(4)硬脊膜外麻醉(epidural anesthesia):将麻醉药注入硬脊膜外腔,阻断神经根,使其支配的区域产生麻醉。硬脊膜外麻醉常用在大动物(尤其是羊和牛)身体下部分的手术中,如,腿部和腹部。

动物实验中经常用的局部麻醉药有普鲁卡因、利多卡因、布比卡因等。在局麻药中加入肾上腺素可收缩局部血管、减缓药物吸收、延长麻醉时间。

局部麻醉的优点在于较少影响正常的生理功能。在硬脊膜外麻醉时,麻醉药阻滞交感神经,引起血管扩张,导致血压降低、心动过速。大型动物手术多使用局部麻醉。

## 二、麻醉的诱导和维持

1. 麻醉前准备　麻醉前先要选择合适的麻醉药,麻醉所用的仪器、设备也要检查好,确保运行正常。大动物必须禁食以防止呕吐和吸入胃内容物。狗、猫、猪和非人灵长类提前禁食12~16h。

使用新型麻醉药时,最好先进行预实验,以获得合适的麻醉剂量。不同种、系的动物对麻醉药的反应不同,甚至差异较大,所以实施麻醉时使用麻醉药的剂量应针对特定种系动物进行增减。

2. 全身麻醉的诱导和维持　既可通过静脉、皮下、肌内或腹腔注射一种或多种化合物诱导产生,也可通过吸入挥发性麻醉药而产生麻醉效应。体重小于1kg的动物的吸入麻醉可在麻醉箱中进行。对于体型较大的动物,可将动物固定后使用面罩麻醉实施吸入麻醉。动物在麻醉实施过程中可能会因反抗而难以固定,为了减少这种诱导过程中的应激反应,可在麻醉诱导前适当使用镇静药,然后再通过吸入麻醉药来维持后期阶段的麻醉。

## 三、常用的全身麻醉药

1. 吸入麻醉药　经气道吸入而产生麻醉的药物称为吸入麻醉药。吸入麻醉易于控制,常用的吸入麻醉药有挥发性的液体如异氟烷、恩氟烷、氟烷、甲氧氟烷、七氟烷、乙醚及气体氧化亚氮。

异氟烷(isoflurane):对大多数动物能产生安全有效的麻醉作用,是一种有效的麻醉药,可快速诱导麻醉,快速复苏。异氟烷在动物体内不发生生物转化,几乎完全经呼吸排出体外。异氟烷不易燃、不易爆,但可激动呼吸道,并能导致血压降低和心动过速。

氟烷(halothane):诱导和复苏的速度比异氟烷稍慢,既可通过肺呼吸呼出体外,也可在动物体内组织中分解、代谢。

乙醚(ether):易燃、易爆、有刺激性的麻醉药。乙醚气体可以刺激支气管分泌物增加,偶会发生喉痉挛,可加重动物原有的呼吸道疾病。常用乙醚麻醉啮齿类动物。使用时,把乙醚放在简单的容器内或将浸透了乙醚的脱脂棉垫放在麻醉箱内,使动物在麻醉箱内麻醉。出于对动物福利的维护、乙醚的安全性等因素的考虑,很多实验室不再使用乙醚,而趋向于更安全、更人道、更有效的麻醉药。

吸入性麻醉气体长期的暴露对人体有害,它可以影响认知能力,升高自发性流产的发生率,并有致畸作用。

2. 注射用麻醉药 注射麻醉起效快,诱导期不明显,对呼吸道无刺激。单独使用镇痛强度、肌松作用较差,药物消除较吸入麻醉慢。以巴比妥类较为常用。

巴比妥类(barbiturate):广泛用于动物麻醉的巴比妥类短效麻醉药是硫喷妥钠(thionpental),长效麻醉药是戊巴比妥(pentobarbital)。这些药物有明显的催眠作用,但无镇痛作用。只有在导致心血管和呼吸抑制的较高剂量时,才能获得外科手术时的麻醉效果。巴比妥通过静脉给药,剂量可调整,使用相对安全。腹腔注射短效的巴比妥类麻醉药的作用效果较难预料。硫喷妥钠的 pH 值较高,腹腔注射可产生严重的刺激反应,故不推荐。戊巴比妥腹腔注射可达到外科麻醉的效果,但麻醉剂量的范围窄,安全性小,不是理想的麻醉方法。

氯胺酮(ketamine):是广泛应用的分离麻醉药,主要抑制丘脑和新皮质系统,阻断痛觉传导,同时兴奋脑干和边缘系统,引起意识模糊,短时记忆缺失、痛觉消失,使意识和感觉分离,这种状态称为分离麻醉。分离麻醉可获得较浅的外科麻醉效果,但肌肉松弛作用较差。氯胺酮与镇静药甲苯噻嗪联合使用后常可获得较为理想的麻醉效果。

乌拉坦(urethane):又名氨基甲酸乙酯,是温和的麻醉药,安全度大,多数动物可用,更适合于小动物。一般作基础麻醉用,当用作全程麻醉时,动物应保温。狗和兔静脉、腹腔注射 0.75~1g/kg 体重,鼠腹腔注射 1.5~2g/kg 体重。常配成 20%~25% 水溶液,但作静脉注射时必须溶于生理盐水。

麻醉药种类较多,麻醉不同动物时应注意选择。慢性实验动物常用乙醚吸入麻醉(用吗啡和阿托品做基础麻醉);急性动物实验对狗、猫和大鼠常用戊巴比妥钠麻醉;对家兔和青蛙、蟾蜍常用氨基甲酸乙酯;对大鼠和小鼠常用硫喷妥钠或乌拉坦。

## 四、麻醉深度

动物从清醒到麻醉是一个连续的过程,麻醉过程中要能够掌握深度,使动物不致因麻醉过浅而疼痛,更不能因麻醉过深而死亡。反射、体位、瞳孔、呼吸、脉搏、血压的改变和对刺激的反应是麻醉深度的判断指标。而这些指标的参数常随动物种类和麻醉药的不同而改变。

1. 麻醉通常分四期

(1)诱导期:此期动物清醒,处于轻度痛感丧失和安静状态,反应轻度延迟。

(2)兴奋期:意识逐渐丧失,反射活动和肌肉张力增强。瞳孔开始扩大,泪腺和黏液分泌增加,眼睛呈现出不协调的运动。

（3）手术期：呼吸频率降低，深度增加。眼睑和角膜反射消失，肌肉紧张性和反射应答减低，对外科和其它刺激无反应，适合进行手术。

（4）中毒期：生命中枢抑制，瞳孔散大，光反应消失，呼吸、心跳减慢甚至停止。

2. 判断深度的反应　大部分实验要求麻醉达到手术期，但联合使用不同的麻醉药时，上述分期不明显。以下反射可用于评估是否达到足够的麻醉。

翻正反射：仰卧位的动物总是试图翻转至俯卧位，这种反射称为翻正反射。在深麻醉时动物翻正反射消失。

眼睑反射：触及动物眼内、外眦时，会眨眼，手术麻醉阶段该反射消失。

踏板反射：当刺激足趾间皮肤时，腿会弯曲，这些反射在麻醉期间消失。

掐尾反射：当麻醉不深时，用止血钳夹尾将导致尾巴的轻弹，偶而导致发声。

麻醉浅时，动物呼吸浅而快，兴奋、躁动，肌张力高。随着麻醉的加深，呼吸逐渐深而慢，抑制、安静，肌力松弛。

不同种属动物、同一物种不同个体间麻醉药的反应有明显差异。这种差异在啮齿类中常见，特别是在腹腔注射麻醉时。在兔和更大的动物，容易采用静脉途径给药，当注入的麻醉药剂量达到预计量的一半时，剩余药物应以更慢的速度注射，以求达到最合适的麻醉深度。小鼠和大鼠也可经尾静脉给药麻醉。

3. 麻醉的注意事项

（1）注意方法的可靠性，根据动物选择合适的方法。

（2）麻醉药用量：表 0-4-2 上列举的麻醉药剂量是动物的平均剂量，适用于大多数动物，但并不是所有动物。动物个体之间存在明显差异，即动物体重与麻醉剂量的关系并非绝对成正比。一般来说，衰弱和过胖的动物，所需剂量偏小。

（3）麻醉过程中，特别是静脉麻醉时，应随时检查动物的反应，不要将按体重计算的用量匆忙注射。静脉注射必须缓慢，同时观察肌肉紧张、角膜反射和对皮肤夹痛反应，当这些活动明显减弱或消失时，停止注射。

（4）配制的药液浓度不宜过高，以免麻醉过快；也不宜过低，以减少药液体积。

（5）麻醉的动物体温容易下降，要注意保温。在寒冷的冬季，麻醉药在注射前应加热。

（6）吸入麻醉药可降低心肌的收缩性、扩张血管、降低血压。大多数静脉注射麻醉药在心血管系统也产生相同的反应。但是，氯胺酮（ketamine）可以增加心肌的收缩性、收缩血管。

表 0-4-2　常用注射麻醉药的剂量

| 药物 | 乌拉坦 | 戊巴比妥钠 | 硫喷妥钠 | 苯巴比妥钠 |
| --- | --- | --- | --- | --- |
| 浓度 | 20%～25% | 1%～4% | 2%～4% | 10% |
| 剂量单位 | g/kg | mg/kg | mg/kg | mg/kg |
| 蛙 | 1（淋巴囊） | — | — | — |
| 小鼠 | 1～1.5(ip) | 45～50(ip) | — | — |
| 大鼠 | 1～1.5(ip) | 45～50(ip) | — | — |
| 豚鼠 | 1～1.5(ip) | 45～50(ip) | — | — |
| 家兔 | 1～1.2(ip) | 20～25(iv) 30～40(ip) | 20～30(iv) | — |

续表

| 药物 | 乌拉坦 | 戊巴比妥钠 | 硫喷妥钠 | 苯巴比妥钠 |
|---|---|---|---|---|
| 猫 | 1~1.5(ip) | 30~40(ip) | 30~50(ip) | 140~160(ip) |
| 犬 | — | 25~30(iv) | 25~30(iv) | 90~120(iv) |
| | | 30~40(ip) | | |
| 鸡 | — | 40~50(im) | | 200(im) |
| 麻醉持续时间及特点 | 2~4 小时 | 2~4 小时 | 约 0.5 小时 | 8~12 小时 |
| | 对呼吸和神经反射影响小,但可降血压 | 作用迅速,一般最常用,肌松不完全 | 常用于手术动物 | 需 15~20 分钟进入麻醉,麻醉较稳定 |

## 第五节 实验动物的取血方法

在药理学研究中,常需采集实验动物的血液,以供检验或分析之用,故必须掌握正确的采血技术。

1. 小鼠和大鼠采血法

(1)断尾采血:当所需血量少时采用本法。固定动物,露出鼠尾,将尾部浸在 45℃ 左右的温水中数分钟,使尾部血管充盈,再将尾部擦干,用锐器(刀或剪刀)割去尾尖 0.3~0.5cm,让血液自由滴入盛器或用血红蛋白吸管吸取。采血结束,伤口消毒并压迫止血。小鼠每次可取血 0.1ml,大鼠 0.3~0.5ml。

(2)眼眶静脉丛采血:当需用中等量的血液,而又须避免动物死亡时采用本法。左手持鼠,拇指及中指抓住头颈部皮肤,食指按于眼后,使眼球轻度突出,眼底球后静脉丛充血。右手持配有磨钝的 7 号针头的 1ml 注射器或内径 0.6mm 左右的硬质毛细管,使采血器与鼠面成 45 度的夹角,由眼内角刺入,针头斜面先向眼球,刺入后再转 180 度使斜面对着眼眶后界。刺入深度:小鼠约 2~3mm,大鼠约 4~5mm。当感到有阻力时再稍后退,边退边抽。得到所需的血量后,即除去加于颈部的压力,同时,将采血器拔出。若技术熟练,体重 20~25g 的小鼠每次可采血 0.2~0.3ml;体重 200~300g 的大鼠每次可采血 0.5~2ml。

(3)断头取血:当需用血量大,而又不需继续保存动物生命时采用本法。采血者左手拇指和食指捉持动物的头颈部,使其头朝下,右手用剪刀猛力剪断鼠颈,让血自由滴入盛器。小鼠可采用约 0.8~1.2ml;大鼠约 5~10ml。

(4)主动脉采血:先将动物麻醉,仰卧固定在手术架上,沿腹正中线皮肤切开腹腔,将肠管推向一侧,分开脊柱前的脂肪,暴露腹主动脉,用注射器沿血管平行方向刺入,抽取所需血量。也可手术暴露颈总动脉,结扎远心端,并在近心端放一缝线,在缝线处用动脉夹夹紧动脉,在结扎线和近心端缝线之间用眼科剪作 V 形剪口,并将尖端呈斜形的塑料导管经切口处向心脏方向插入 1~2cm。用缝线结扎近心端,将血管和塑料管固定好,将塑料管的另一端放入采血的容器中。松开动脉夹,血液流出。

2. 兔采血法

(1)耳静脉采血:本法为最常用的取血法方法之一,常作多次反复取血用。将兔放入固定盒中,选耳静脉清晰的耳朵,拔去耳静脉部位的毛,用 75% 酒精局部消毒,待干,用手指轻轻摩擦兔耳,使静脉扩张。用针头刺破血管或以刀片在血管上切一小口让血液自然流出,还可以将针头逆血流方向刺入耳缘静脉取血,取血完毕用棉球压迫止血。一次可采血 5～10ml。

(2)颈动脉采血:当需要大量采血时可用此法。将兔麻醉,仰卧位固定。以颈正中线为中心广泛剃毛、消毒。用手术刀将皮肤划开,将颈部肌肉用无钩镊子推向两侧,暴露气管,即可见到平行于气管的白色迷走神经和红色的颈动脉,颈静脉位于外侧,呈深褐色。采血方法同鼠动脉采血。

(3)心脏取血:将家兔仰卧固定,将左胸第 2 至第 4 肋间的毛剪除,消毒。然后用配有 7 号针头的 10ml 注射器,在心跳最明显处穿刺,针头刺入心脏后即见血液流入注射器。取得所需血量后,迅速将针头拔出,这样心肌上的穿孔较易闭合。

3. 豚鼠采血法

(1)耳缘切割采血:将耳消毒后,用刀片割破耳缘,在切口边缘涂抹 20% 柠檬酸钠溶液,阻止血凝,则血可自切口自动流出,进入盛器。每次可采血 0.3ml 左右。

(2)心脏采血:方法同家兔。因豚鼠身体较小,一般可不必将动物固定在解剖台上,由助手握住前后肢进行采血即可。

4. 犬采血法

(1)后肢外侧小隐静脉和前肢内侧头静脉采血:此法最常用。后肢外侧小隐静脉在后肢胫部下 1/3 的外侧浅表的皮下,由前侧方向后行走。取血前,将狗固定,剪去取血部位的毛,消毒皮肤。采血者左手拇指和食指握紧剪毛区上部,或将胶带绑在犬的股部,或由助手握紧股部,使下肢静脉充盈,右手用连有 6 号或 7 号针头的注射器穿刺入静脉,左手放松将针固定,以适当速度抽血(以无气泡为宜)。

采集前肢内侧皮下的头静脉血时,方法基本同上。犬一般可采血 10～20ml。

(2)股动脉采血:本法为取犬动脉血常用的方法。将犬仰卧位固定于解剖台上,后肢向外伸直,暴露腹股沟三角动脉搏动的部位,剪毛,碘酒消毒。左手中指、食指探摸股动脉跳动部位,并固定好血管,右手取连有 5 号针头的注射器,针头由动脉跳动处直接刺入血管,若刺入动脉一般可见鲜红血液流入注射器,有时需微微转动或上下移动针头,方见鲜血流出。有时,往往刺入静脉,必须重抽。待抽血完毕,迅速拔出针头,压迫止血 2～3 分钟。

(3)耳缘静脉采血:本法适用于取少量血液作血常规或微量酶活力检查等。剪去耳尖部短毛,即可见耳缘静脉,手法基本与兔相同。

(4)实验动物的采血量:采血时需参考动物的最大安全采血量和最小致死采血量(表 0-4-3),以保证实验的用血量和实验动物的安全。

表 0-4-3　实验动物的最大安全采血量和最小致死采血量

| 动物 | 小鼠 | 大鼠 | 豚鼠 | 家兔 | 犬 | 猴 |
|---|---|---|---|---|---|---|
| 安全采血量(ml) | 0.1 | 1 | 5 | 10 | 50 | 15 |
| 致死采血量(ml) | 0.3 | 2 | 10 | 40 | 300 | 60 |

# 第六节　实验动物的处死方法

实验动物的处死一般遵循以下原则:①尽量避免动物产生惊恐、挣扎、喊叫,减少动物的痛苦;②在使用挥发性麻醉药(乙醚、安氟醚、三氟乙烷)时,要远离火源,以保证实验人员安全;③方法容易操作;④不能影响动物的实验结果;⑤尽可能缩短致死时间,即从安乐死开始到动物意识消失的时间;⑥判定动物是否被安乐死,不仅要看动物呼吸是否停止,而且要看神经反射、肌肉松弛等状况。

1. 物理方法致死

(1)急性失血法:此法应用于大鼠和小鼠等小动物,通常是剪断动物的股动脉,放血致死。也可采用摘眼球法,将动物的左侧或右侧眼球在根部摘去,使其大量失血致死。如果是犬、猫或兔等稍大型动物应先将动物麻醉、暴露股三角区或腹腔,再切断股动脉或腹主动脉,放血致死。动物在3～5分钟内即可死亡。采用急性失血法时动物十分安静,对动物的脏器无损害,但器官贫血比较明显,若采集组织标本制作病理切片时可用此法。

(2)断头法:此法适用于鼠类等小动物,可用直剪刀,也可用断头器。此法处死动物的时间短,脏器含血量少,适用于采集新鲜脏器标本。断头法会引起血液循环的突然中断和血压的迅速下降并伴随意识的消失,只能用于恒温动物。对于变温脊椎动物不推荐用断头法,因为它们相对更能抵抗缺氧。

(3)空气栓塞法:当空气注入静脉后,空气随着血液循环到达心脏,并被泵入肺动脉,空气小泡堵塞肺动脉细小分支,造成肺缺血,动物无法呼吸,窒息而死。此法适用于较大动物的处死,家兔、猪用此法时需注入20～40ml空气,犬致死的空气剂量为80～150ml。由于应用此法后,动物死于急性循环衰竭,所以各脏器淤血十分明显。

(4)断髓法:此法适用于小鼠、大鼠等小动物。用于家兔时,用木锤用力击打动物的后脑部,破坏延脑,动物痉挛后死亡,简单迅速。用于蟾蜍、蛙类可直接捣毁脊髓,将金属探针插入枕骨大孔,破坏脊髓使动物死亡,操作过程中要防止毒性分泌物射入实验者眼内。

2. 化学药物致死

常用安乐死药物有:吸入麻醉药(包括$CO_2$、CO、乙醚、三氯甲烷等)、氯化钾、巴比妥类麻醉药、二氯二苯基三氯乙烷(dichlorodiphenyltrichloroethane,DDT)等。

(1)药物吸入:药物吸入致动物死亡适用于啮齿类动物,如小鼠、大鼠、豚鼠等,操作简单,是实验中安乐死的常用方法。因$CO_2$无毒,制备方便,效果确切,是最常用的致死方法。对1日龄的雏鸡,$CO_2$是有效的安乐死试剂,它抑制神经紧张活动,几乎不引起痛苦,在5分钟内引起动物的死亡。$CO_2$浓度越高,动物失去意识的时间越短。$CO_2$浓度的缓慢增加,会延长动物失去意识的时间。采用特制的安乐死箱,能使$CO_2$气体充满整个箱室,确保麻醉致死效果和人员安全。

(2)药物注射:药物注射是将药物注射到动物体内,使动物致死。这种方法适用于较大的动物,如兔、猫、犬等。

氯化钾适用于家兔和犬,高浓度的氯化钾可使心肌失去收缩能力,心脏急性扩张,致心脏迟缓性停跳而死亡。实验证明注射氯化钾后细胞损伤严重,线粒体肿胀很明显,嵴模糊不清,细胞核明显异常。家兔和犬的致死量分别为10％氯化钾5～10ml、20～30ml。

巴比妥类麻醉药适用于兔、豚鼠,一般用量为90mg/kg,约15分钟内死亡。该类药物能抑制丙酸氧化酶系统,从而抑制中枢神经系统(特别是大脑皮层及下丘脑),使反射功能逐渐消失。DDT适用于豚鼠、兔、犬。豚鼠致死量为3.0～4.4mg/kg,家兔为0.5～1.0mg/kg,犬为0.3～0.42mg/kg。豚鼠皮下注射,家兔和犬静脉注射。其机理可能与DDT干扰细胞修复和免疫抑制有关,并能诱导肝微粒体酶系统,使某些酶发生抑制,DDT本身经肝代谢,表现为肝毒性作用。

3. 特殊实验动物的处死：处死昆虫一般用烫死法，快速，可避免昆虫挣扎或人的抓捏而造成虫体的损伤。狐的处死方法为将氯化琥珀胆碱针剂 1 支（2ml，内含 100mg）稀释 100 倍，注入其心脏中，狐在 10～60 秒内昏迷，4～7 分钟内死亡。

在实验和处理动物过程中，应爱护和善待实验动物。这样能保证实验的质量，确保实验结果的可靠性和准确性。

（吕延杰　张　妍）

# 第五章 影响动物实验的因素

药理学实验是以实验动物为对象,研究药物与动物的相互作用,揭示药物的作用、效应及其规律,其结果受实验动物、实验环境、药物本身及实验设计和实验过程等因素的影响。这些因素可以导致药物代谢动力学的差异,使同一药物在不同个体的作用部位的浓度不同,和(或)药物效应动力学的差异,即不同个体对同一浓度药物的反应性不同。这两种差异是影响实验结果的基础。这两种差异在大多数情况下表现为量的差异,即药物效应的强弱或作用时间长短的不同;有时会出现质的差异,即产生了不同性质的效应。因此,熟悉影响动物实验的因素对于实验有重要意义。

## 一、动物因素

1. 动物的种类和品系  不同类别和种属的动物对药物的反应有很大差异,因此选择适当的动物对实验的成败起重要作用。尽量选择功能、代谢、结构与人类相似的实验动物,使药物的反应接近人类。鼠类和家兔不会呕吐,不用其研究呕吐,而猫、犬适合呕吐实验。家兔体温变化灵敏,《中国药典》2010 版规定用作检查热原。猫、犬和大鼠的血压稳定,适用于观察药物对血压的影响。猪的皮肤组织结构与人近似,是用于烧伤实验的理想动物。洋金花对鼠和兔不产生麻醉,但能麻醉猴。豚鼠对组胺敏感,常用其研究抗过敏药。不同种类的动物对药物反应的差异多数表现为量的差异,有时也表现为质的不同,如吗啡对小鼠、猫引起兴奋反应,而对人、兔、大鼠、犬、猴却主要是抑制反应。

不同品系的动物对药物的敏感性也有差异。如用 E3 大鼠制备的哮喘模型的反应性比 SD 大鼠和豚鼠的标准差明显小,用 DA 大鼠制备的类风湿性关节炎模型的反应性远比 SD 大鼠明显和均一。

2. 动物健康状况和等级  动物的健康状况影响功能状态,并影响其对药物的反应性。健康状况不好的小鼠对中枢兴奋剂和抑制剂的反应性均比正常小鼠迟钝。营养不佳的动物交配成功率和受孕率都明显低于正常动物,肝、肾功能不全的动物对药物的耐受力明显低于正常动物。

实验动物的不同等级所携带的微生物不同,因而适应于不同目的的动物实验。研究用的动物必须达到清洁级动物的要求,用于药物安全性评价的动物应达到 SPF 级要求,普通级动物只能用于教学实验或预试验,不用于正式试验。

3. 年龄与性别  不同年龄动物的生理功能存在差异。新生动物肝药酶不足,肾清除率低,血脑屏障通透性大,年老动物肝肾功能衰退,对药物的耐受力较低。一般实验要求选成年动物。四氧嘧啶制备糖尿病动物模型时,用老年动物较易成功。

不同性别动物的一些生理生化指标的正常值有差异,而且雌性动物多有明显的性周期,因而实验一般尽量选用雄性动物。有些实验因技术原因常指定用某一性别动物。如热板法镇痛实验选雌性小鼠,是因为热可使雄鼠的阴囊下垂,接触热板受刺激而影响实验结果。利尿实验选雄兔便于插管。

4. 功能状态　实验前动物的功能状态会影响实验的结果。当机体在兴奋状态时,兴奋性药物刺激引起的反应较小,药前兴奋水平愈高,兴奋性刺激引起的反应愈小,当给药前兴奋水平过高时,兴奋性刺激可能不起反应,甚至出现相反的作用。同理,给药前兴奋水平低,则对抑制性药物的反应差。如缩宫素对妊娠子宫、动情期子宫和非动情期子宫的收缩作用有显著的差异。药物可能对正常动物无补血、增强免疫作用,而对贫血模型动物有补血作用,对免疫功能低下动物有增强免疫功能的作用。阿托品对迷走神经过度兴奋的动物心脏的抑制作用明显增强。

## 二、环境因素

1. 气候因素　包括温度、湿度、气流和风速等。不同的温度对动物的耐受力有明显影响,许多药物对鼠的半数致死量在26℃时比36℃时大。在热板法测小鼠痛阈的实验中,低的环境温度会使痛阈提高,高的环境温度则使痛阈降低。热环境引起血管扩张,冷则使之收缩,不稳定的环境温度能干扰舒缩血管药物作用的评价。因此,进行药物安全性评价的实验动物饲育区的温度要求控制在18~29℃。《中国药典》2010版规定进行热原检测时,实验室和饲养室的温度相差不得大于5℃,实验室的温度应控制在17~25℃,实验过程中室温变化不得大于3℃。同样,湿度、气流和风速等也可对动物产生影响。湿度过高微生物易于繁殖,过低灰尘易飞扬,对动物健康不利。空气的相对湿度对动物的体温调节也有密切关系,间接影响动物对麻醉药物的反应性。实验动物单位体重的体表面积比人类大,因此气流对动物的影响也较大。空气流速影响动物体表散热,尤其对麻醉状态下的动物的体温影响大。空气中氨浓度过高可刺激动物黏膜而引起流泪、咳嗽等,严重者可引起肺炎。因此,动物实验室的空气应保持新鲜。在普通级动物的开放式环境中,主要是自然因素在起作用。在隔离或屏障系统主要通过各种设备对以上因素予以控制。

2. 理化因素　包括有噪声、光照、粉尘、有害气体等,可影响动物生理功能。动物能听到的音频范围要比人宽得多,长期接触噪声会损害听觉器官、神经系统与生殖系统。同样光照、粉尘、有害气体也对动物产生明显影响。普通级动物要在适当的范围内采取措施,予以监控;清洁级以上等级动物,可通过实验动物中心内的设备,按等级标准,严格控制。

3. 生物因素　是指实验动物饲育环境中,特别是动物个体周边的生物状况,包括动物的社群状况、饲养密度、空气中微生物的状况等。例如,许多实验动物都具有自然形成一定社会关系群体的特性。在对动物进行小群组合时,应考虑这些因素。不同种之间或同种的个体之间,都应有间隔或适合的距离。动物单居或群居会影响其对药物的反应。单居动物对药物反应比较一致,实验数据离散度小。群居动物(如每笼5只)的实验数据离散度较大。最稳定的是雌雄配对合居一笼动物,其实验数据离散度最小。昼夜节律、饮食和陌生环境对实验的影响也不容忽视。昼夜机体的神经和内分泌活动的周期性变化会对药效或毒性产生影响。如乌头碱对小鼠的毒性中午最大,夜间最低。胃的充盈程度会影响灌胃给药在消化道的吸收而影响药效,长期过量的灌胃给药可影响动物的进食,从而影响动物的体重,最终影响实验结果。有些实验要求统一禁食后称重给药。当动物从饲养场所转移到新的实验场所,新的群体、新的环境的改变和新"伙伴"之间的争斗都会对动物产生刺激,引起应激反应,从而影响对药物的反应。因此动物购来后,至少应在实验室饲养1周,待其适应了新的环境后再开始实验。

### 三、药物因素

1. 药物质量　药物质量的好坏当然会影响实验结果。《中药新药药理毒理研究技术要求》规定,受试药物应处方固定、制备工艺及质量基本稳定。对照药应选《药典》、国家药品标准收载、国家正式批准生产的药物,以保证药品质量。对化学药品,其质量主要考虑它的稳定性。中药质量的影响因素更多,如品种、产地、采收季节、炮制加工等。中药材的来源不同,所含有效成分的质和量也有差异;即使同一种植物,不同的产地、不同的采收季节、不同的炮制方法都会使药材有效成分的质和量产生差异,产生药效差异。

2. 剂型和给药途径　药物的剂型不同,在消化道内崩解、溶解的速度不同,会影响吸收和生物利用度。不同给药途径吸收速度不同,血药峰浓度及达峰时间不同,从而影响药效。因此药理实验的给药途径尽可能与临床拟用途径一致。如临床拟口服的药物动物实验可采用灌胃、胃管、十二指肠等给药。当采用临床相同的给药途径有困难时,可采用其他途径。例如血流动力学实验,要求药物在短时间内发挥作用,口服难以显示结果,可注射给药。大鼠或小鼠进行连续长期静脉注射或输注,困难大,可腹腔注射。但应注意,有时不同的给药途径可产生不同的作用。

对中药粗制剂胃肠道外给药的实验结果作结论时应谨慎。如中药粗制剂对麻醉动物血管内给药,常常不能反映药物的真实作用。在粗制剂中,不仅无机离子会影响血压,很多植物中含有的胆碱和腺苷等物质也有扩张血管作用,而降低血压。但这些物质口服时并不表现这种作用。粗制剂引起的这种非特异性作用也影响血流动力学指标,应注意。

3. 剂量　在一定范围内,剂量越大,效应越强;但超过一定范围,增加剂量,药效将不再明显增加,而毒性增加。选择的剂量应适当,当剂量过低时,血药浓度达不到有效浓度,不产生药效,会出现无效的假象。当选择剂量过高时,会使所选剂量的药物效应均达到最大效应,而不能显现量效关系。

(吕延杰　张　妍)

# 第六章　药理学实验设计

药理学是一门实验性学科,其研究方法主要是实验,绝大多数的基本理论、药物作用原理均来自实验,并可通过实验得到验证。实验设计是针对实验全过程所进行周密的安排,是制定研究计划的具体实施方案。实验设计是实验过程的依据,是实验数据处理的前提,也是提高科研成果质量的重要保证。一个周密而完善的实验设计,能合理安排各种实验因素,严格控制实验误差,耗费较少的人力、物力和时间,同时最大限度地获得丰富而可靠的资料。反之,如果实验设计存在缺点,就可能造成不应有的浪费,且足以减损研究结果的价值。实验设计有属于专业方面的安排,也有属于统计方面的规划。从专业理论角度来选定具体的科研课题,提出假说,围绕检验假设制订技术路线和实验方案。专业设计的正确与否是科研成败的决定因素。专业设计要求准确把握实验三要素,即实验因素、实验对象以及实验效应。为了保证研究的科学性,需要对实验三要素进行合理的安排。从统计方面考虑,实验设计应符合对照、重复、随机的实验设计三原则。关于实验设计的要点具体介绍如下:

## 一、实验设计三要素

1. 实验对象　根据实验任务,按照专业上的要求,选择理想的实验对象。药理学实验根据实验对象的不同一般可以分为体外实验、整体动物实验以及临床试验。体外实验通常指从动物或人体内取得的离体标本。整体动物实验通常包括正常动物、麻醉动物以及病理模型等整体动物。临床试验以人为受试对象,新药临床试验一般分为 4 期,在 1 期临床试验阶段,通常用健康志愿者作为受试对象;而在其他各期临床试验阶段,常用患特定疾病的患者作为受试对象。总之,选择何种实验对象应充分考虑实验目的、方法、观察指标以及各种动物或标本的特点。

2. 实验因素　合理安排实验因素。根据研究的目的,人为施加给实验对象的因素称为处理因素,或实验因素。只有一种处理因素的实验设计称单因素实验。单因素实验仅观察单一因素(如药物)对实验对象作用前后的效应,研究设计简单,便于分析,但相对花费大,效率低。实际上,许多研究是多因素实验。多因素设计是指一次实验同时观察多种处理因素效应,这种方案能节省时间与经费,其缺点是对实验方案要求较高,结果分析时难度大。设计实验时,一次实验涉及的处理因素不宜过多,否则会使实验分组增多,受试对象的例数增加,实施中难以控制误差。然而,处理因素过少,又难以提高实验的广度和深度。因此,理想方案需根据目的的需要与实施的可行性来确定好关键性因素。保障重要的实验因素和观测指标没有遗漏,并做了合理安排。

处理因素不仅有数目的多少,还有程度水平之分。如研究某一药物的毒副作用时,药物处理往往分为高、中、低多个剂量水平。因素水平变化会引起试验指标的变化。水平的选取也是实验设计的重要内容。水平过于密集,实验次数就会增多,相邻水平处理的结果十分接近,不仅不利于研究目的的实现,还将会浪费人力、物力和时间;相反,如果水平数目太少,不同水平对结果的作用规律不能真实地反映出来,易于得出错误结论。在缺乏经验的前提下,应进行必要的预实验或借助他人的经验,选取较为合适的若干实验因素水平。

以上分析的是实验中要阐明的处理因素,与此相对应,参与实验并对实验结果有一定影响的其他因素为非处理因素。非处理因素虽然不是我们的研究因素,但有些可能干扰实验结果,客观上产生干扰效应,所以又名干扰因素。如,在比较两种降压药物的疗效研究中,处理因素是两种治疗药物,干扰因素可能有年龄、性别等。如果两个实验组别受试者年龄与性别构成不同,则这些干扰因素定会显著影响药物降压疗效的比较,甚至可能导致错误的结论。因此,研究者需要明确各种可能的实验因素干扰,并通过巧妙的实验方案有效的预防和控制干扰因素对实验的影响。

3. 实验效应 实验效应是反映实验因素作用强弱的标志,它必须通过具体的指标来体现。要结合专业知识,尽可能多地选用客观性强的指标,在仪器和试剂允许的条件下,应尽可能多选用特异性强、灵敏度高的客观指标。对一些半客观或主观指标,一定要事先规定读取数值的严格标准。

## 二、实验设计原则

1. 对照 为了消除各种无关因素对实验研究的影响,在实验方案中必须设置对照组。通过对照可以排除或控制自然变化和非处理因素对观察结果的影响,可以消除或减少实验的误差,帮助分析实验中的问题或差错原因。总之,对照的意义在于使处理因素和非处理因素的差异有一个科学的对比。

对照的设置应符合齐同可比的原则,除了实验药物或处理因素的差别外,其他一切条件,包括实验对象、年龄、性别、体重等,实验方法、仪器、环境及时间等,都应力求一致。

对照一般可以分为自身对照与组间对照。自身对照指以同一个体为实验对象,观察给药前后实验指标的变化,或者两种药物一前一后交叉处理后的实验结果对比。这种形式的对照可以有效消除个体差异对药物效应观察的影响。组间对照指实验分为若干平行组进行不同处理,包括不给药(或给予不含药物成分的安慰剂)的空白对照组、已知药物效应的标准处理对照组以及若干水平的实验药物处理组。

2. 随机 药理学实验研究中,样本的生物个体差异是导致实验误差的主要原因。随机化原则能有效消除样本个体差异对观察结果的影响。所谓随机是指实验对象抽样或分组时使总体中任何一个个体都有同等的机会被选取进入样本,以及样本中任何一个个体都有同等机会被分配到任何一个实验组别中。随机化方法有多种,如抽签法、投币法、抓阄法、随机数字表法等。随机化的意义是使各实验分组的试验单位具有相同的特征,避免试验者主观因素对分组结果的影响,也是实验数据统计分析时进行统计的前提。

3. 重复 重复是保证实验结果可靠的另一基本方法,是实验设计的另一基本原则。重复具有重现性和重复数两方面的含义。重现性是指实验结果能在相同条件下重复出来;重复数是实验要有足够的次数或例数。由于个体差异与实验误差,仅根据一次实验或一个样本所得的结果,不足以得出结论。适当的实验重复,综合不同个体差异情况,使来自样本的统计结果可以反映总体的情况,统计推断才具有可靠的前提。所以,在进行药理学实验设计时,需要确定的重要问题是该用多少动物或多大的样本量进行实验,以获得可靠的结果。一个实验所需要的样本数应根据过去的经验或预试验结果,以及对实验结论精确度的要求来考虑,按照统计学原理来测算样本数量。通常情况下,可按照下述方法选取样本的例数。小动物(小鼠、大鼠、鱼、蛙)每组应10~30例。计量资料两组对比时,每组不少于10例。计数资料则每组不少于

30 例。中等动物（兔、豚鼠）每组 8～12 例。计量资料每组不少于 6 例,计数资料每组不少于 20 例。大动物（犬、猫、猴、羊）每组 5～15 例。

### 三、实验设计中需要注意的问题

1. 选题要有科学性、创新性、可行性与实用性。科学性是指科研课题应建立在前人的科学理论与实验基础之上,符合科学原理,而不是凭空乱想。创新性是科学研究的灵魂,它体现科学研究的真正价值。创新可分为两大类:第一类是原始创新,其核心在于所在研究领域中基本概念上的建立或突破、新方法的建立或在新的领域内的拓展。基础研究的工作主要属于原始创新;第二类是次级创新,其主要表现在对现有概念、理论、方法等的补充和改良。应用基础研究和大部分应用研究多属于次级创新。可行性是指选题切合研究者的学术水平、技术水平以及实验条件,可保证实验顺利实施。实用性是指选题具有明确的理论或实践意义。选题过程是一个创造性思维的过程。它需要查阅大量文献及实践资料,了解相关领域研究现状与问题,提出新的构思或假说,从而确定研究课题。

2. 根据课题内容,拟定处理因素。如治疗某病的几种疗法或药物,药理研究中某药的各种剂量等。在实验的全过程中,处理因素要始终如一保持不变,按一个标准进行实验。如果实验的处理因素是药物,那么药物的成分、含量、批号等必须保持不变。

3. 选取理想的实验对象及数量。在实验设计中,要根据实验观察目的与内容,确定实验对象,以及实验对象选取的具体要求,以保证受试对象的一致性。

4. 选择合适的观察指标。根据研究目的和任务,选择对说明实验结论最有意义,并具有一定特异性、灵敏性、客观性的观察指标。必要的实验指标不可遗漏,数据资料应当完整无缺;而无关紧要的效应指标就不必设立,以免耗费人力物力和时间。然后,按照观察指标之间的逻辑关系与顺序,编制成便于填写和统计的登记表,以便随时记录实验过程中获得的数据资料。同一指标的度量衡单位应一致并有明确的定义。

5. 拟定对资料整理分析预案。实验开始前应预先安排实验数据的整理,确定统计指标与统计分析方法。

附录:$t$ 检验临界值表

| 自有度 | 概率（双侧） | | | | | |
|---|---|---|---|---|---|---|
| | 0.5 | 0.2 | 0.1 | 0.05 | 0.02 | 0.01 |
| 1 | 1.0000 | 3.0777 | 6.3138 | 12.7062 | 31.8207 | 63.6574 |
| 2 | 0.8165 | 1.8856 | 2.9200 | 4.3207 | 6.9646 | 9.9248 |
| 3 | 0.7649 | 1.6377 | 2.3534 | 3.1824 | 4.5407 | 5.8409 |
| 4 | 0.7407 | 1.5332 | 2.1318 | 2.7764 | 3.7469 | 4.6041 |
| 5 | 0.7267 | 1.4759 | 2.0150 | 2.5706 | 3.3649 | 4.0322 |
| 6 | 0.7176 | 1.4398 | 1.9432 | 2.4469 | 3.1427 | 3.7074 |
| 7 | 0.7111 | 1.4149 | 1.8946 | 2.3646 | 2.9980 | 3.4995 |
| 8 | 0.7064 | 1.3968 | 1.8595 | 2.3060 | 2.8965 | 3.3554 |

续表

| 自有度 | 概率（双侧） | | | | | |
|---|---|---|---|---|---|---|
| | 0.5 | 0.2 | 0.1 | 0.05 | 0.02 | 0.01 |
| 9 | 0.7027 | 1.3830 | 1.8331 | 2.2622 | 2.8214 | 3.2498 |
| 10 | 0.6998 | 1.3722 | 1.8125 | 2.2281 | 2.7638 | 3.1693 |
| 11 | 0.6974 | 1.3634 | 1.7959 | 2.2010 | 2.7181 | 3.1058 |
| 12 | 0.6955 | 1.3562 | 1.7823 | 2.1788 | 2.681 | 3.0545 |
| 13 | 0.6938 | 1.3502 | 1.7709 | 2.1604 | 2.6503 | 3.0123 |
| 14 | 0.6924 | 1.3450 | 1.7613 | 2.1448 | 2.6245 | 2.9768 |
| 15 | 0.6912 | 1.3406 | 1.7531 | 2.1315 | 2.6025 | 2.9467 |
| 16 | 0.6901 | 1.3368 | 1.7459 | 2.1199 | 2.5835 | 2.9208 |
| 17 | 0.6892 | 1.3334 | 1.7396 | 2.1098 | 2.5669 | 2.8982 |
| 18 | 0.6884 | 1.3304 | 1.7341 | 2.1009 | 2.5524 | 2.8784 |
| 19 | 0.6876 | 1.3277 | 1.7291 | 2.0930 | 2.5395 | 2.8609 |
| 20 | 0.687 | 1.3253 | 1.7247 | 2.0860 | 2.5280 | 2.8453 |
| 21 | 0.6864 | 1.3232 | 1.7207 | 2.0796 | 2.5177 | 2.8314 |
| 22 | 0.6858 | 1.3212 | 1.7171 | 2.0739 | 2.5083 | 2.8188 |
| 23 | 0.6853 | 1.3195 | 1.7139 | 2.0687 | 2.4999 | 2.8073 |
| 24 | 0.6848 | 1.3178 | 1.7109 | 2.0639 | 2.4922 | 2.7969 |
| 25 | 0.6844 | 1.3163 | 1.7081 | 2.0595 | 2.4851 | 2.7874 |
| 26 | 0.6840 | 1.3150 | 1.7056 | 2.0555 | 2.4786 | 2.7787 |
| 27 | 0.6837 | 1.3137 | 1.7033 | 2.0518 | 2.4727 | 2.7707 |
| 28 | 0.6834 | 1.3125 | 1.7011 | 2.0484 | 2.4671 | 2.7633 |
| 29 | 0.6830 | 1.3114 | 1.6991 | 2.0452 | 2.4620 | 2.7564 |
| 30 | 0.6828 | 1.3104 | 1.6973 | 2.0423 | 2.4573 | 2.7500 |

（吕延杰　张　妍）

# 药理学实验篇

## 第一篇　药理学总论实验

## 第一章　药物效应动力学实验

### 第一节　药物的量效曲线及竞争性拮抗药 $pA_2$ 值测定

【实验目的】学习离体肠平滑肌的实验方法,观察不同浓度乙酰胆碱对离体回肠的作用及阿托品对乙酰胆碱作用的影响,用累积剂量法求乙酰胆碱致肠平滑肌收缩的量效关系曲线,计算亲和力指数 $pD_2$ 和拮抗参数 $pA_2$ 值。

【实验原理】乙酰胆碱作用于豚鼠回肠的 M 受体,引起肠平滑肌收缩,当加入 M 受体拮抗药阿托品后,若提高乙酰胆碱浓度,仍能达到未加拮抗药前的最大反应,并可使量效曲线平行右移,则表明阿托品对乙酰胆碱呈竞争性拮抗。

$pD_2$ 称为亲和力指数,等于药物-受体复合物的解离常数 $K_D$ 的负对数 $(-lgK_D)$,其值与药物和受体的亲和力成正比。$K_D$ 的意义是引起最大效应的一半时(即 50% 受体被占领)所需的药物剂量。

$pA_2$ 是拮抗参数,是一种用以表示竞争性拮抗药作用强度的指标,其意义是当激动药与竞争性拮抗药合用时,若激动药提高到原来的两倍浓度时,可产生与原来浓度未加入拮抗药时相同的效应所需的拮抗药的摩尔浓度的负对数。$pA_2$ 的值越大,说明拮抗药的作用越强。

【实验对象】豚鼠,体重 $200\sim300g$,雌雄不限。

【实验器材与药品】

1. 实验器材　离体器官生物多道信号分析系统;恒温浴槽;铁支架;双凹夹;剪刀;眼科镊;10ml 量筒;注射器;烧杯;培养皿;缝针;棉线。

2. 药品　台氏液;$10^{-4}M\sim10^{-8}M$ 氯乙酰胆碱溶液;0.1% 硫酸阿托品。

【实验步骤】

1. 向离体肠平滑肌实验装置中加入 $38\sim39℃$ 的水,打开电源,使水温维持在 $(38\pm0.5)℃$,开启恒温浴槽装置。将台氏液在恒温水浴中预热至 20℃ 备用,于麦氏管中加 38℃ 台氏液 40ml。

2. 取豚鼠 1 只,用木棒击头致死,立即剖腹,自回盲瓣向上取出回肠一段(约 20cm),置于盛有台氏液的平皿中,用台氏液轻轻冲洗干净肠内容物,剪成 2cm 长小段,置于台氏液中备用。

3. 取一小段肠管,两端按对角线方向,分别从一侧壁上穿线,一端固定在麦氏浴管中的挂钩上,另一端与张力换能器相连,并使肠有一定张力。调节通气量使每秒1~2个气泡,稳定5~10分钟。

4. 启动离体器官生物多道信号分析系统,记录基线水平,给予前负荷1g,稳定肠管,直至基线平稳。

5. 描记一段正常曲线,按表1-1-1中列出的浓度顺序向麦氏浴管中加入乙酰胆碱溶液。在每次加药后,待曲线不再变化(即肠的收缩不再增大)时立即给下一个浓度的乙酰胆碱。重复上述操作至肠收缩达最大值为止。

6. 用台氏液冲洗浴管内肠段三次,换入 $3×10^{-8}$ M 阿托品至台氏液,稳定15分钟后,重复操作步骤5。

7. 以未给药时肠管收缩高度为零点,测量每次加乙酰胆碱后的收缩曲线高度,将结果填入表1-1-1中,以肠收缩高度为纵坐标,药物的对数浓度为横坐标,在坐标纸上绘制给予阿托品前后乙酰胆碱的量效曲线。

8. 求 $pD_2$　在未用阿托品的乙酰胆碱量效曲线上找出反应率为50%的点,其横坐标的负值即为 $pD_2$。

9. 求 $pA_2$　$pA_2 = lg(r-1) + pAtr$

其中,r为用阿托品前后使反应率为50%所需乙酰胆喊浓度的比值(r>1);pAtr为阿托品溶液浓度的负对数。

表 1-1-1　不同浓度乙酰胆碱对离体回肠平滑肌的作用

| 序号 | 加入 ACh 浓度(M) | ACh 用量 (ml) | ACh 累积浓度 (M) | 累积浓度的对数 | 回肠收缩力(g) | |
|---|---|---|---|---|---|---|
| | | | | | 无阿托品 | 阿托品($3×10^{-8}$ M) |
| 1 | $1×10^{-7}$ | 0.4 | $1×10^{-9}$ | -9 | | |
| 2 | $1×10^{-6}$ | 0.36 | $1×10^{-8}$ | -8 | | |
| 3 | $1×10^{-5}$ | 0.36 | $1×10^{-7}$ | -7 | | |
| 4 | $1×10^{-4}$ | 0.36 | $1×10^{-6}$ | -6 | | |
| 5 | $1×10^{-3}$ | 0.36 | $1×10^{-5}$ | -5 | | |
| 6 | $1×10^{-2}$ | 0.36 | $1×10^{-4}$ | -4 | | |
| 7 | $1×10^{-1}$ | 0.36 | $1×10^{-3}$ | -3 | | |

【注意事项】

1. 如肠段挂上后收缩不稳定,可用预热至20℃的台氏液换洗两次;如自动收缩太明显,可换用半钙台氏液。

2. 每次给药须及时、准确,且应直接滴在台氏液中,不要滴在管壁或悬线上,也不要猛力将药液冲入麦氏管中,更不要直接加在回肠上。

3. 处理标本必须轻柔,不要用镊子夹肠段中部,以免损伤。

4. 离体回肠标本与换能器的连线不要触及浴管壁。

5. 肠管两端穿线时切勿将肠管缝死,对角穿。

6. 浴槽保持不间断通气,气泡不要干扰肠管的收缩。

【思考题】

1. 什么是 $pD_2$ 和 $pA_2$？有何意义？
2. 本实验用什么方法证明阿托品是乙酰胆碱受体的竞争性拮抗药？

# 第二节 药物半数致死量及半数有效量的测定

【实验目的】了解用小鼠测定半数致死量及半数有效量的实验方法和计算方法。

【实验原理】半数有效量（$ED_{50}$）是能引起 50％ 的实验动物出现阳性反应时的药物剂量；如效应为死亡，则称为半数致死量，通常以 mg/kg 表示。半数致死量的测定是检定药物毒性的一种常用方法，在药理学和毒理学的研究中应用甚广，半数致死量的计算方法很多。本实验只介绍寇氏法、几率对数绘图法两种方法。药物致死量（lethal dose, LD）有三种表示方法：最小致死量（MLD），半数致死量（$LD_{50}$）和全致死量（$LD_{100}$）。一般来说，一个药物的剂量与反应率之间有着一定的关系。若以剂量对数作横坐标，以发生反应的百分比为纵坐标作图，就可以得到一个以 50％ 反应率处的点为对称的 S 形曲线。这是因为在一大群生物对象中，特别敏感或特别不敏感的总是占少数，而大多数的敏感情况总是比较接近的。形象地说它符合"两头小，中间大"的规律。由这种曲线可以看出，曲线两端比较平坦，灵敏度差，剂量不易确定，也就是说，MLD 和 $LD_{100}$ 的误差是比较大的，而只有在 $LD_{50}$ 处曲线的斜度最大，是剂量反应曲线上最敏感的一点。当剂量稍有变动时，反应率就发生明显的变化。因此，常用测定 $LD_{50}$ 来衡量药物的毒性。$LD_{50}$ 数值越小，毒性越大。如果将反应率转换成一种称为几率单位的数学函数时，则它和对数剂量的关系就是一条直线了（图 1-1-1）。

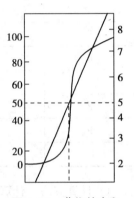

图 1-1-1 药物效应和毒性的量效曲线

【实验对象】小鼠，体重为 18～22g，雌雄各半。

【实验器材与药品】

1. 实验器材 1ml 注射器；计算器。
2. 药品 利多卡因溶液；苦味酸溶液。

【实验步骤】

1. 小鼠实验前禁食 12 小时。
2. 随机取小鼠 9 只，分成 3 组，按体重给药，给药方法应根据药物剂量，尽量做到与临床使用方法相一致。各组间剂量比例为 1：0.7～2：1。给药后观察一定时间内（一般为 24 小时）的动物死亡情况，找出引起 100％ 及 0 死亡率的剂量。本实验用利多卡因采用腹腔注射，最大剂量和最小剂量参考值为 200mg/kg 和 100mg/kg。
3. 均衡随机分组 取小鼠若干只，称重，分成几个体重组。根据实验组数，将上述各体重组按次序每组随机分配 1 只，直至该体重组小鼠分完，紧接随机分配下一个体重组。分配各体重组时应按 Z 形分别放入各实验组中，实验时通常每组用动物 10 只。
4. 各组剂量计算 经预试，找出死亡率为 100％ 的剂量 b，死亡率为 0 的剂量 a。若动物分成 n 组，可按下列公式求出公比 r（r 以在 1.4 以下较为适宜），则各组间的剂量分别为 a，ar，$ar^2$，……$ar^{n-1}$。

公式：
$$r = \sqrt[n-1]{\dfrac{b}{a}}$$

5. 观察指标和记录　在各实验组确定以后，即可给药，给药后观察动物的一般情况，并记录动物出现效应（死亡）时的症状和时间（表 1-1-2），观察 1～3 日，按新药报批的要求，一般需观察 7 日（本实验观察 2 小时），统计各组死亡率（用小数表示）。

表 1-1-2　动物情况记录表

| 序号 | 体重 | 给药量 | 给药时间 | 效应时间 | 症状 |
|------|------|--------|----------|----------|------|
| 1 | | | | | |
| 2 | | | | | |
| 3 | | | | | |
| 4 | | | | | |
| 5 | | | | | |
| 6 | | | | | |
| 7 | | | | | |
| 8 | | | | | |
| 9 | | | | | |
| 10 | | | | | |

6. 计算方法　计算 $LD_{50}$ 的方法很多，这里只介绍较常用的两种方法：

(1)寇氏法：要求剂量按等比数列排列，公比在 1.4 以下。一半剂量级数的反应率在 10%～50% 之间，其余一半在 50%～90% 之间。如出现相邻的重复 0 和 100% 死亡率，应将靠边的组弃去不计；使小剂量组只有一组 0，大剂量组只有一组 100%，当最小剂量组死亡率大于 20%，最大剂量组死亡率小于 80%，计算结果误差较大，公式不太适用。

经上述实验得出各组死亡率后，按下列公式计算 $LD_{50}$：

$$LD_{50} = \log^{-1}\left[Xm - i\left(\sum P - 0.5\right)\right]$$

式中 $Xm$ 为最大剂量的对数值

$P$ 为动物的死亡率（用小数表示）

$\sum P$ 为各组死亡率的总和

$i$ 为公比 $r$ 的对数即 $\log r$

按下列公式算出药物 $LD_{50}$ 的标准误

$$Sx_{50} = 2.3i \cdot LD_{50}\sqrt{\dfrac{\sum p - \sum p^2}{n}} \quad \text{（适用于各组动物数相等的情况）}$$

$$Sx_{50} = 2.3i \cdot LD_{50}\sqrt{\sum \dfrac{p - p^2}{n}} \quad \text{（适用于各组动物数不等的情况）}$$

式中 $n$ 为各组中动物数

$LD_{50}$ 可信限的计算：

$LD_{50}$ 可信限 $= LD_{50} \pm 2 \times$ 标准误（$P = 0.95$）

或 $= LD_{50} \pm 2.6 \times$ 标准误（$P = 0.99$）

(2)几率对数绘图法加权几率法：几率对数图纸是根据几率法原理制成的，纵坐标的一边标示几率单位，另一边标示质反应百分率，坐标横坐标表示剂量，但按对数值划格。

实验完成后可用剂量和死亡率直接作图，并从图纸上直接找出 $LD_{50}$，亦可相应估计误差。由于生物差异或实验误差的影响，这些点一般不是恰好在一条直线上，因此，必须尽量照顾接近 50％死亡率的各点，画一条近似直线，然后通过此直线上 50％死亡率处，画一垂直线与坐标横坐标相交，此交点所示的剂量即为所求的 $LD_{50}$。

$$LD_{50}标准误 = \frac{2S}{\sqrt{2N}}$$

$$= \frac{84\%死亡率的剂量 - 16\%死亡率的剂量}{\sqrt{2 \times (93.3\%死亡率至 6.7\%死亡率所用动物的总数)}}$$

式中 $2S$ 为几率单位 4.0 及 6.0(或 16％及 84％死亡率)处两个剂量的相差数。

$N$ 为直线上几率单位 3.5 及 6.5 即 6.7％及 93.3％死亡率范围内各组所用动物的总数。

【注意事项】

1. 首先要通过预实验探索剂量范围，找出引起 100％及 0 效应的剂量。
2. 实验动物要按体重均衡随机分组，避免误差。
3. 给药后观察动物出现阳性反应的时间要足够，症状记录清楚。
4. 如果测定药物半数有效量，一定要明确观察的阳性效应，其余实验和计算方法相同。

【思考题】评价药物安全性的指标还有哪些？

# 第三节　药物的选择作用

【实验目的】通过观察普鲁卡因和戊巴比妥钠作用，了解药物对动物机体的局部作用和机体对药物的吸收作用、药物作用的特异性和对机体功能影响的选择性、兴奋作用和抑制作用及两药间对抗作用。学习坐骨神经封闭的操作技术。

【实验原理】普鲁卡因是局部麻醉药，用于浸润麻醉、腰麻、"封闭疗法"等。局部应用能特异性阻断神经细胞膜上的电压门控性 $Na^+$ 通道，选择性作用于神经纤维，能阻滞神经冲动的产生和传递。用药过量，可吸收引起全身作用，引起中枢神经系统及心血管系统反应，动物可出现抽搐、惊厥等中枢兴奋症状。戊巴比妥钠属镇静催眠药，有较强中枢抑制作用，可对抗普鲁卡因吸收中毒引起的中枢兴奋症状。

【实验对象】小鼠，体重为 18～22g，雌雄不拘。

【实验器材与药品】

1. 实验器材　1ml 注射器；痛觉测定仪或细针。
2. 药品　3.5％普鲁卡因溶液；0.3％戊巴比妥钠溶液；生理盐水；苦味酸溶液。

【实验步骤】

1. 取小鼠 10 只，称重，按体重组间一致原则将小鼠随机分为两组，每组 5 只。
2. 观察小鼠正常活动，用痛觉测定仪或针刺法测定右肢痛觉。
3. 实验组小鼠在股骨粗隆下端坐骨神经周围注射 3.5％普鲁卡因 0.1ml/10g，对照组小鼠在股骨粗隆下端坐骨神经周围注射生理盐水 0.1ml/10g；1 分钟后观察并记录两组小鼠右腿活动情况并测定右肢痛觉。
4. 继续观察小鼠的全身情况，当小鼠出现抽搐时，立即腹腔注射 0.3％戊巴比妥钠

0.1ml/10g,观察并记录小鼠状况有何改变。

**【注意事项】**

1. 普鲁卡因注射不要刺伤坐骨神经。

2. 戊巴比妥钠应事先在注射器内抽好,一旦动物出现抽搐立即腹腔注射。

**【思考题】**

1. 普鲁卡因作用的特异性和选择性体现在哪些方面?

2. 本实验中哪些现象反映了药物的局部作用、吸收作用、兴奋作用、抑制作用和两药间的对抗作用?

3. 注射普鲁卡因为什么会出现局部麻醉作用? 机理如何?

4. 普鲁卡因的吸收毒性表现在哪里? 临床上应如何防治?

# 第四节　药物的协同与拮抗作用

**【实验目的】**观察药物的协同与拮抗作用,理解联合用药与药物中毒解救的方法。

**【实验原理】**很多药物之间存在协同或拮抗作用。钙离子和镁离子互相拮抗,硫酸镁中毒引起中枢抑制可用氯化钙对抗;吗啡引起的呼吸抑制可用呼吸兴奋药尼可刹米解救;胰岛素过量中毒导致的低血糖可用葡萄糖解救;氯丙嗪和乙醚在中枢抑制上起协同作用,加强乙醚的麻醉作用;毛果芸香碱激动 M 受体使瞳孔缩小,阿托品阻断 M 受体扩瞳,与毛果芸香碱拮抗。

**(一)钙镁拮抗作用**

**【实验对象】**家兔,体重 2kg,雌雄不拘。

**【实验器材与药品】**

1. 实验器材　注射器(5、10、15ml);26 号针头。

2. 药品　5%硫酸镁溶液;2.5%氯化钙溶液(或葡萄糖酸钙溶液)。

**【实验步骤】**

1. 取家兔 1 只,称重,观察并记录其正常活动情况,包括运动能力、呼吸频率、肌紧张性及翻正反射。

2. 经耳缘静脉缓慢注射 5%硫酸镁 2ml/kg。

3. 如见家兔肌肉松弛不能站立,呼吸抑制时,立即观察上述指标并记录,同时立即耳缘静脉缓慢注射 2.5%氯化钙 2ml/kg,继续观察指标变化并记录。

**(二)吗啡对呼吸的抑制及尼可刹米的对抗作用**

**【实验对象】**家兔,体重 2kg,雌雄不拘。

**【实验器材与药品】**

1. 实验器材　兔固定箱,兔呼吸描记装置,注射器(1ml、5ml),记时器。

2. 药品　1%盐酸吗啡溶液;10%尼可刹米(可拉明)注射液。

**【实验步骤】**

1. 取家兔 1 只,称重,置于兔固定箱内。用玻璃口罩将兔口鼻罩住,玻璃罩下端细管接橡皮管与气鼓相连,作为描记呼吸曲线用。另一侧细管接橡皮管与外界相通,供家兔呼吸换气,并用螺旋夹调节气量,使描记的振幅适当(呼吸量调节适宜后不再变动)。准备完毕后,首先描记正常呼吸幅度,记录每分钟呼吸次数。

2. 耳缘静脉注射 1％盐酸吗啡溶液 1ml/kg，如果呼吸抑制不明显，可适当增加剂量。

3. 待呼吸被明显抑制后，立即经耳缘静脉缓慢注射 10％尼可刹米注射液 0.5ml/kg，观察呼吸的变化，并分析所得实验结果。

**【注意事项】**

1. 呼吸量调节适宜后不再变动。

2. 注射尼可刹米的剂量应严格控制，否则会造成过量惊厥，药液预先抽好。

### (三) 小鼠胰岛素过量中毒与解救

**【实验对象】** 小鼠，18～22g，雌雄不拘。

**【实验器材与药品】**

1. 实验器材　恒温水浴，温度计，注射器，台式天平。

2. 药品　胰岛素注射液 4IU/ml；10％葡萄糖溶液。

**【实验步骤】**

1. 实验前小鼠禁食 18 小时。

2. 实验时取体重相近小鼠分为两组，称重，做好标记，观察正常活动情况。

3. 两组小鼠分别腹腔注射 4IU/ml 的胰岛素 0.2ml/10g。小鼠放入水浴保温（38℃）的容器中，记录时间，观察胰岛素引起的低血糖症状（乏力、四肢伏倒、不活动、惊厥等）。

4. 当症状明显出现时，实验组小鼠腹腔注射 10％葡萄糖 0.25ml/10g，对照组小鼠腹腔注射生理盐水 0.25ml/10g，比较两组小鼠反应有何不同。

### (四) 氯丙嗪和乙醚协同作用

**【实验对象】** 小鼠，18～22g，雌雄不拘。

**【实验器材与药品】**

1. 实验器材　注射器(1ml)、针头(24 号)、烧杯(500ml)、棉花。

2. 药品　0.05％盐酸氯丙嗪溶液；乙醚。

**【实验步骤】**

1. 取活泼健康、体重相近的小鼠两只，标记。两鼠罩于同一烧杯内、观察其活动。

2. 实验组小鼠皮下注射 0.05％盐酸氯丙嗪溶液 0.1ml/10g，对照组小鼠皮下注射生理盐水 0.1ml/10g，15 分钟后，于烧杯内投入浸有 1ml 乙醚的棉球一个，观察并比较两只小鼠的反应。

### (五) 观察激动药与拮抗药之间的相互作用

**【实验对象】** 家兔，体重 2kg，雌雄不拘，无眼疾。

**【实验器材与药品】**

1. 实验器材　兔固定箱；毛剪；瞳孔量尺；注射器或滴管。

2. 药品　0.05％硫酸阿托品注射液；0.2％硝酸毛果芸香碱注射液。

**【实验步骤】**

1. 取兔放于兔固定箱内固定，避免阳光直射眼睛，用毛剪剪去兔两眼睫毛，然后用瞳孔量尺测量瞳孔大小，连续三次，取平均值。

2. 在兔左眼滴入 0.2％毛果芸香碱 3 滴，15 分钟后再测量瞳孔大小，连续测量三次，取平均值，并比较双侧瞳孔。

3. 滴入毛果芸香碱 20 分钟后，在左眼滴入 0.05％硫酸阿托品注射液 3 滴，15min 后测量两瞳孔大小，连续 3 次，取平均值并进行比较。

4. 滴入阿托品 20 分钟后,再次于左眼滴入 0.2% 毛果芸香碱 3 滴,15 分钟后观察两眼瞳孔变化,并测量其大小,连续 3 次,取平均值。

**【注意事项】** 滴药时用拇指和食指将下眼睑提起,使成囊状,并用中指压住鼻泪管开口处,防止药液流入鼻泪管而不起作用,再用另一只手滴入药液。

**【思考题】** 从实验结果中如何说明药物的协同作用和拮抗作用?

（蔡国君）

# 第二章　药物代谢动力学实验

## 第一节　药物对肝药酶的诱导和抑制作用

【实验目的】通过对肝匀浆中细胞色素 P-450 含量的测定分别观察苯巴比妥钠和放线菌素 D 对肝药酶的诱导或抑制作用。

【实验原理】P-450 属于血红蛋白，其还原型与 CO 结合后，在波长 450nm 处出现吸收峰，因此，可以应用示差光谱法测定其含量。在本实验中，将 CO 通入肝匀浆样品后，加还原剂连二亚硫酸钠（$Na_2S_2O_4$），分别在 450nm 和 490nm 处测定吸光度，其差值代入公式即可计算出细胞色素 P-450 的含量。

【实验对象】小鼠，体重 18～22g，雌雄不限。

【实验器材与药品】

1. 实验器材　玻璃匀浆器、10ml 试管、10ml 移液管、漏斗、滤纸、冰盒、天平、分光光度计、制冰机等。

2. 药品　0.75% 苯巴比妥钠（Pheno）、0.002% 放线菌素 D（A.D.）、生理盐水（N.S.）、0.25M 蔗糖溶液、0.05M Tris-HCl 缓冲液。

【实验步骤】

1. 取小鼠 15 只，称重，按照体重组间一致的原则将其均分 3 组（每组 5 只）：生理盐水组（N.S.）、苯巴比妥钠组（Pheno）以及放线菌素 D 组（A.D.）。

2. 苯巴比妥钠组注射 0.75% 苯巴比妥钠（i.p.），10ml/kg；放线菌素 D 组注射 0.002% 放线菌素 D（i.p.），10ml/kg；生理盐水组注射生理盐水（i.p.），10ml/kg，以上操作进行两天。

3. 断头放血　于实验第三天将小鼠断头放血。

4. 制备肝匀浆

（1）将 0.25M 的蔗糖溶液和 0.05M Tris-HCl 缓冲液置于冰块中预冷；

（2）剪下肝脏，滤纸吸去血液，称重（重量应不少于 400mg）；

（3）将肝组织置于匀浆器中，加入预冷后的蔗糖溶液（0.5ml/100mg 肝组织），冰浴下研磨，直至组织变为淡粉色匀浆；

（4）取此匀浆液 1ml，加入预冷后的 Tris-HCl 缓冲液 9ml，充分混匀；

（5）冰浴下充以 CO，1～2 气泡/秒，通气 2 分钟。

5. 将通气完毕的溶液分别倒入两个比色杯中，一个作为样品杯，一个作为参照杯。向样品杯中加入连二亚硫酸钠 5mg，充分混匀。用参照杯调零后，分别在 450nm 和 490nm 处测定样品杯的吸光度。

6. 结果处理

（1）根据所测得的 OD 值计算 P-450 的含量：

P-450 含量（nmol/g 肝脏）＝[（A450－A490）/E·L]×50 000

公式中：

E：P-450 从 490nm 到 450nm 波长的示差光谱消光系数，本实验中 E＝104/cm·mmol·L

L：比色杯厚度（即光路长度）＝1cm

A：吸光度

（2）将结果填入表 1-2-1，并计算 P-450 的均数和标准差。

表 1-2-1　苯巴比妥钠和放线菌素 D 对肝药酶的作用

| Pheno | | | A. D. | | | N. S. | | |
|---|---|---|---|---|---|---|---|---|
| A450 | A490 | P-450 | A450 | A490 | P-450 | A450 | A490 | P-450 |
| | | | | | | | | |
| | | | | | | | | |
| Mean±SD | | | Mean±SD | | | Mean±SD | | |

（3）计算 P-450 升高百分率：（Pheno-N. S. ）/N. S.

计算 P-450 降低百分率：（N. S. -A. D. ）/N. S.

【注意事项】

1. 为了保护酶的活性，所有操作要快速，并尽量在冰浴上进行。

2. 断头放血时，血必须放净，因为血红素会影响实验结果。

3. 只取肝脏，不取胆囊，也勿破坏胆囊，因为胆红素会影响实验结果。

4. 通 CO 的速度不能过快或过慢，1～2 气泡/秒。

5. 在分光光度计上比色时，先测 A. D. ，再测 N. S. ，最后测 Pheno。

【思考题】

1. 根据本次的实验结果，分析不同组的 P-450 含量不同的原因。

2. 肝药酶诱导剂增加 P-450 含量、抑制剂减少 P-450 含量的意义是什么？

3. 结合本实验，探讨临床联合用药应注意哪些问题。

# 第二节　水杨酸钠血浆半衰期的测定

【实验目的】本实验通过分光光度法测定水杨酸钠的血药浓度，并计算其半衰期。

【实验原理】水杨酸钠在酸性环境中成为水杨酸，水杨酸与三氯化铁反应生成一种紫色络合物，在 520nm 波长时，该络合物的光密度值与水杨酸钠的浓度成正比。

【实验对象】家兔，体重 2～4kg，雌雄不限。

【实验器材与药品】

1. 实验器材　5ml 离心管 3 支，10ml 试管 3 支，5ml 吸管 3 支，1ml 吸管 1 支，1.5ml Eppendorf 管 3 支，10ml 注射器 2 支，50ml 烧杯 2 个，记号笔 1 支，玻璃棒 3 支，试管架 1 个，刀片 1 个，止血棉若干，离心机和分光光度计各 1 台。

2. 药品　10％水杨酸钠溶液、10％三氯醋酸溶液、10％三氯化铁溶液、1％肝素。

**【实验步骤】**

1. 取家兔 1 只,称重,耳缘静脉注射 1%肝素 1ml/kg。

2. 用刀片切开耳缘静脉使其自然滴血,取给药前血 1.3ml 置于 1.5ml Eppendorf 管中,编号,摇匀。

3. 从另一侧耳缘静脉注射 10%水杨酸钠溶液 2ml/kg,给药后 1 分钟及 30 分钟分别从耳缘静脉取血 1.3ml,置于 1.5ml Eppendorf 管中,编号,摇匀。

4. 取 3 支离心管,编号,各加入 10%三氯醋酸溶液 3.5ml,然后将给药前、给药后 2 分钟及 32 分钟的血样 1ml 分别加入各离心管中,混合均匀。

5. 将 3 支离心管同时离心,转速为 3000r/min,时间 5 分钟,沉淀血浆蛋白。

6. 吸取 3 支离心管中的上清液各 3ml,分别置于相应编号的 3 支试管中,每管加入 10%三氯化铁溶液 0.5ml,摇匀。

7. 以 1 号管作为对照调零,用分光光度计在 520nm 处测定 2 号和 3 号管的光密度值,分别记为 $D_1$ 和 $D_2$,依据下列公式计算水杨酸钠的血浆浓度半衰期:

$$t_{1/2} = \frac{0.301}{(\lg D_1 - \lg D_2)/\Delta t}$$

**【注意事项】**

1. 离心管和试管均应编号,以防混淆。

2. 耳缘静脉取血时不可把血管割断,以防血管反射性收缩,影响滴血。

3. 耳缘静脉取血时不可强行挤压组织以加速滴血,否则会造成组织间液混入血样,影响实验结果。

4. 水杨酸钠刺激性较强,注射时需要操作者之间相互配合,将兔头和兔耳固定牢固,但注意不要用力按压耳缘静脉根部,以免影响给药。

**【思考题】**

1. 临床上药物的半衰期有何实际意义?

2. 本实验中三氯醋酸有何作用?

# 第三节 磺胺嘧啶钠的血浆药物浓度测定及药代动力学参数的计算

**【实验目的】** 通过测定磺胺嘧啶钠的血浆药物浓度并计算药代动力学参数,了解磺胺类药物在体内随时间变化的代谢规律,掌握药代动力学参数的测定和计算方法。

**【实验原理】** 磺胺类药物苯环上的氨基在酸性环境中离子化生成铵类化合物,进而与亚硝酸钠发生重氮化反应,生成重氮盐。重氮盐在碱性环境中可与酚类化合物(如麝香草酚)发生偶联反应,生成橙红色的偶氮化合物,偶氮化合物的颜色深浅与磺胺类药物的浓度成正比。通过分光光度计测出药物标准品与待测品的光密度值,即可算出待测药物的浓度值。

**【实验对象】** 家兔,体重 2~4kg,雌雄不限。

**【实验器材与药品】**

1. 实验器材 手术剪、眼科剪各 1 把,止血钳 2 把,动脉夹 1 个,动脉插管 1 个,1.5ml Eppendorf 管 10 个、1ml、5ml、20ml 注射器各 1 支,10ml 离心管 10 支,试管 10 支,1000$\mu$l、200$\mu$l 移液器各 1 把,丝线、棉球若干,记号笔 1 支,离心机和分光光度计各 1 台。

2. 药品　20％磺胺嘧啶钠溶液、0.03％磺胺嘧啶钠溶液（标准液）、20％氨基甲酸乙酯、1％肝素、5％三氯醋酸溶液、0.5％亚硝酸钠溶液、0.5％麝香草酚溶液（用20％ NaOH 溶液配制）、2N 盐酸。

**【实验步骤】**

**（一）采血样**

1. 家兔称重后，耳缘静脉注射20％氨基甲酸乙酯麻醉5ml/kg。仰卧位固定于手术台上，颈部剪毛后于正中切开皮肤，分离一侧颈总动脉，远心端结扎，近心端夹动脉夹，在中间部位用眼科剪剪一小口后，插入动脉插管，结扎固定。

2. 耳缘静脉注射1％肝素1ml/kg。从颈动脉取血0.5ml，置于1.5ml eppendorf 管中，编号，摇匀。

3. 向另一侧耳缘静脉内快速注入20％磺胺嘧啶钠溶液1ml/kg，在注射后第1、3、5、15、30、60、90、120分钟分别从颈动脉取血0.3ml，置于1.5ml eppendorf 管中，编号，摇匀。

**（二）试管实验**

1. 将各试管编号，分别加入水1.8ml（标准管加1.6ml），各时间点血样0.2ml（注：标准管里加给药前血样），标准管中再加入0.2ml标准液（0.03％磺胺嘧啶钠溶液）。混匀。

2. 向各管中加入5％三氯醋酸溶液4.0ml，混匀，将试管中所有混合物移至离心管中离心，转速1000r/min，时间3分钟。

3. 吸取离心管中的上清液各2.0ml，分别置于相应编号的试管中，在每管中依次加入2N盐酸0.5ml、0.5％亚硝酸钠溶液0.5ml、0.5％麝香草酚溶液1.0ml，摇匀。

4. 以给药前的样品管调零，用分光光度计在480nm处测定各管的光密度值，记录于表1-2-2。

表1-2-2　磺胺嘧啶钠血浆药物浓度测定

| 组别 | | $H_2O$ | 血样 | 5％三氯醋酸 | 上清液 | 2N 盐酸 | 0.5％亚硝酸钠 | 0.5％麝香草酚 | A | C（％） | lgC |
|---|---|---|---|---|---|---|---|---|---|---|---|
| 给药前 | | 1.8 | 0.2 | 4.0 | | 2.0 | 0.5 | 0.5 | 1.0 | | |
| 给药后时间（分钟） | 1 | 1.8 | 0.2 | 4.0 | | 2.0 | 0.5 | 0.5 | 1.0 | | |
| | 3 | 1.8 | 0.2 | 4.0 | | 2.0 | 0.5 | 0.5 | 1.0 | | |
| | 5 | 1.8 | 0.2 | 4.0 | 离心1000r/min，3min | 2.0 | 0.5 | 0.5 | 1.0 | | |
| | 15 | 1.8 | 0.2 | 4.0 | | 2.0 | 0.5 | 0.5 | 1.0 | | |
| | 30 | 1.8 | 0.2 | 4.0 | | 2.0 | 0.5 | 0.5 | 1.0 | | |
| | 60 | 1.8 | 0.2 | 4.0 | | 2.0 | 0.5 | 0.5 | 1.0 | | |
| | 90 | 1.8 | 0.2 | 4.0 | | 2.0 | 0.5 | 0.5 | 1.0 | | |
| | 120 | 1.8 | 0.2 | 4.0 | | 2.0 | 0.5 | 0.5 | 1.0 | | |
| 标准管 | | 1.6* | 0.2 | 4.0 | | 2.0 | 0.5 | 0.5 | 1.0 | | |

* 标准管另外加标准液（0.03％磺胺嘧啶钠溶液）0.2ml

**（三）计算**

1. 在其他条件（波长、比色杯、吸收系数、溶液稀释倍数等）一致的情况下，同一种溶液浓

度与光密度成正比,故可用下述公式求出样品管的磺胺嘧啶钠血药浓度(%)

$$\frac{样品管光密度}{标准管光密度}=\frac{样品管浓度}{标准管浓度}$$

$$样品管浓度=\frac{标准管浓度}{标准管光密度}\times样品管光密度$$

2. 作图、计算

(1)以时间($t$)为横坐标,药物浓度的对数值($\lg C$)为纵坐标,描点连线后画出磺胺嘧啶钠的药-时曲线,并找出消除相和分布相之间的拐点。

(2)对拐点后(即消除相)的数据,以时间($t$)为 X,$\lg C$ 作为 Y,用直线回归法求出直线方程,即:

$$\lg C_t=\lg C_0-\frac{k}{2.303}t$$

转换后得到药物的药-时曲线方程式,即:

$$C_t=C_0 \cdot e^{-kt}$$

(3)计算药代动力学参数

①消除数率常数 $k=-2.303\times$斜率

②药物的表观分布容积为:

$$V_d=X/C$$

X:体内总药量,C 瞬时血药浓度(静脉注射时取初始浓度 $C_0$)

③药物的血浆半衰期为:

$$t_{1/2}=\frac{0.693}{k}$$

④血浆清除率为:

$$Cl=V_d\times k$$

**【注意事项】**

1. 耳缘静脉注射磺胺嘧啶钠时速度尽量快。

2. 取血时注意动脉插管不要脱落。

3. 每次取血前应先放掉两滴动脉插管里的血(为上次取血后残留血)。

4. 离心管和试管均应编号,以防混淆。

5. 做试管实验时,每加完一种试剂均应充分震荡混匀。

6. 做试管实验时,每种试剂的加样顺序绝对不能颠倒。

**【思考题】**

1. 试管实验结束后液体颜色深浅与磺胺嘧啶钠的浓度是否有关?

2. 试管实验的加药顺序是否可以颠倒?

# 第四节 尿液 pH 值对阿司匹林排泄的影响

**【实验目的】**学习尿液中水杨酸的检测方法,了解阿司匹林的体内代谢特点并掌握尿液 pH 值对阿司匹林排泄的影响。

**【实验原理】**阿司匹林在体内可水解为水杨酸,尿液 pH 值对水杨酸排泄影响非常大,当尿液呈酸性时仅排泄 5%,而尿液呈碱性时排泄约 85%。尿液中的水杨酸与三氯化铁反应可生成一种紫色络合物,溶液中紫色的深浅与水杨酸的浓度成正比。

【实验对象】大白鼠,200～300g,雌雄不限。

【实验器材与药品】

1. 实验器材　大鼠代谢笼9个,大鼠灌胃器3个,5ml注射器,10ml注射器,玻璃试管,移液器,pH计。

2. 药品　5%碳酸氢钠溶液,0.5%氯化铵溶液,2%水杨酸钠溶液,5%三氯化铁溶液,蒸馏水,1%呋塞米(速尿)。

【实验步骤】

1. 取大白鼠9只,称重并编号,按照体重组间一致的原则将其均分3组(每组3只):5%碳酸氢钠溶液组(A组),蒸馏水组(B组),0.5%氯化铵溶液(C组)。

2. A组5%碳酸氢钠溶液灌胃5ml/kg;B组蒸馏水灌胃5ml/kg;C组0.5%氯化铵溶液灌胃5ml/kg。

3. 15分钟后分别给三组大鼠灌胃蒸馏水20ml/kg。

4. 20分钟后分别给三组大鼠腹腔注射2%水杨酸钠溶液10ml/kg及1%速尿2ml/kg。

5. 收集给予2%水杨酸钠溶液后各鼠40分钟尿液,用pH计检测尿液的pH值。取各鼠尿液4ml加5%三氯化铁1ml,比较溶液颜色的差异。将结果记录于表1-2-3并分析。

表1-2-3　尿液pH值对阿司匹林排泄的影响

| 编号 | 体重(g) | 分组 | 尿液pH值 | 颜色深浅 |
|------|---------|------|----------|----------|
| 1 | | | | |
| 2 | | | | |
| 3 | | | | |
| 4 | | | | |
| 5 | | | | |
| 6 | | | | |
| 7 | | | | |
| 8 | | | | |
| 9 | | | | |

【注意事项】

1. 实验进行到步骤4后,再将集尿笼插入代谢笼中,以免收集尿液前将集尿笼污染。

2. 实验用试管、集尿笼应清洗干净,否则影响尿液pH,导致实验结果不准确。

【思考题】

1. 药物的排泄途径有哪些? 影响药物排泄的因素有哪些?

2. 体液pH值对药物的哪些体内过程有影响? 有何临床意义?

3. 实验中给予碳酸氢钠、氯化铵、蒸馏水、速尿等药物的目的各是什么?

## 第五节　静脉注射酚磺肽的药代动力学参数的计算

【实验目的】本实验通过观察酚磺肽(PSP)在动物体内随时间变化的代谢规律,掌握药代动力学参数的测定和计算方法,并比较正常家兔和肾功能受损家兔的药动学特点。

【实验原理】PSP静脉注射后迅速分布于全身,其血浆药物浓度与各组织器官的浓度之间保持动态平衡,此时整个机体可视作单一房室,即一室模型。血浆药物浓度的对数值与时间为线性关系,半衰期为恒定数值。

药物的对数浓度(lgC)与时间(t)的关系为:

$$\lg C_t = \lg C_0 - \frac{k}{2.303}t$$

药物血浆浓度半衰期为:

$$t_{1/2} = \frac{\ln 2}{k} = \frac{0.693}{k}$$

药物的表观分布容积为:

$$V_d = X/C_0$$

X:体内总药量,C瞬时血药浓度(静脉注射时取初始浓度$C_0$)

血浆清除率为:

$$Cl = V_d \times k$$

【实验对象】家兔2只,体重2~4kg,雌雄不限。

【实验器材与药品】

1. 实验器材 手术剪、眼科剪各一把,直止血钳2把,动脉夹1个,动脉插管1支,1ml、5ml、20ml注射器各1支,离心管12支,试管12支,5ml吸管1支,200$\mu$l移液器1把,丝线、棉球若干,记号笔1支,离心机和分光光度计各1台。

2. 药品 0.6% PSP溶液、6%升汞溶液、20%氨基甲酸乙酯、1%肝素、稀释液(含0.9% NaCl 29ml和1M NaOH 1ml)。

【实验步骤】

1. 制作肾衰模型 实验前48小时给家兔皮下注射6%升汞溶液(剂量0.2ml/kg)。

2. 取肾功能正常和肾功能受损家兔各一只,称重后,耳缘静脉注射20%氨基甲酸乙酯麻醉(5ml/kg),仰卧位固定于手术台上,颈部剪毛后于正中切开皮肤,分离一侧颈总动脉,远心端结扎,近心端夹动脉夹,在中间部位用眼科剪剪一小口后,插入动脉插管,结扎固定。

3. 耳缘静脉注射1%肝素1ml/kg,另一侧耳缘静脉注射0.6% PSP溶液0.2ml/kg,注射后2、5、10、15、20和25分钟分别从颈动脉取血2ml,分别置于已编号的离心管内。

4. 将各离心管同时离心,转速为3000r/min,时间5分钟,沉淀血浆蛋白。

5. 吸取离心管中的上清液各0.2ml,分别置于相应编号的试管中,每管加入稀释液3ml,摇匀。

6. 以稀释液调零,用分光光度计在520nm处测定各管的吸光度,将吸光度乘以8.13(各浓度PSP标准溶液测定吸光度后,由直线方程式计算得到吸光系数为8.13),再乘以稀释倍数(本实验为16),即为PSP的不同时间点的血浆药物浓度。

7. 算出各时间点药物浓度的对数值(lgC),以时间(t)为X,lgC作为Y,用直线回归分析法求出截距$\lg C_0$和斜率——$ke/2.303$,进而计算出$C_0$、$k$、$t_{1/2}$、$V_d$和$Cl$。

8. 汇总全班数据并进行统计学分析,比较肾功能正常兔和肾功能受损兔药动学参数的差异。

【注意事项】

1. 离心管和试管均应编号,以防混淆。

2. 取血时注意动脉插管不要脱落。

**【思考题】**

本实验对临床药物应用有何意义？

# 第六节 二室模型及药代动力学参数的测定

**【实验目的】**通过建立一房室和二房室模型，了解药代动力学参数的意义并掌握其计算方法。

**【实验原理】**房室模型如图 1-2-1 所示，在广口瓶内下部为 250ml 氯仿，上部为 300ml 蒸馏水。将广口瓶放在磁力搅拌器上匀速搅拌，使氯仿液面上升 10～15mm。瓶口处恒速输液泵相连，蒸馏水以 15ml/min 输入，瓶出口处放置器皿收集流出液。以水层代表血液，氯仿层代表组织。由于药物的理化性质不同，药物在水层和氯仿层的转运情况亦不同。本实验利用此房室模型可模拟水杨酸钠和水杨酸乙醇溶液在体内的转运情况，测定药物在水层中的浓度并计算药代动力学参数。

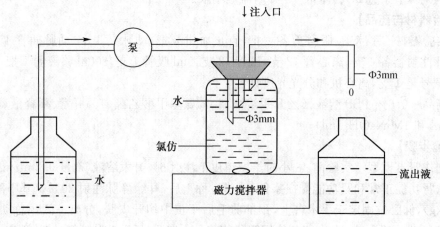

**图 1-2-1 房室模型装置**

**【实验对象】**无

**【实验器材与药品】**

1. 实验器材　广口瓶、注射器、吸管、试管、磁力搅拌器、恒速输液泵、分光光度计。

2. 药品　5%水杨酸钠溶液、5%水杨酸乙醇溶液、10%三氯化铁溶液、0.02%水杨酸钠标准液、氯仿。

**【实验步骤】**

**（一）一房室模型**

1. 标准曲线制备

（1）取 0.02%水杨酸钠标准液 0.05ml、0.1ml、0.2ml、0.4ml、0.8ml，分别置于不同试管中，另取一支试管不加标准液作为空白对照。

（2）各管加入蒸馏水至 3.5ml，再加入 10%三氯化铁溶液 0.5ml，摇匀。

（3）用分光光度计于 520nm 波长处测定光密度值。

（4）将水杨酸钠浓度和光密度值进行直线回归，得出标准曲线方程。

2. 水杨酸钠浓度测定

(1)开动恒速输液泵和磁力搅拌器,5分钟后收集流出液0.5ml作为空白对照。

(2)由注射口快速注入5％水杨酸钠溶液4ml于水层中,分别于给药后0.5、1、2、4、6、8、10、12、16、20、24、28分钟时收集流出液各0.5ml。

(3)各管加入蒸馏水3ml,再加入10％三氯化铁溶液0.5ml,摇匀。

(4)用分光光度计测定各管光密度值,根据标准曲线方程算出各管中水杨酸钠的浓度。

3. 描记药-时曲线

(1)以时间($t$)为横坐标,药物浓度的对数值($\lg C$)为纵坐标,描点连线后画出水杨酸钠的药-时曲线。

(2)时间($t$)为 $X$,$\lg C$ 作为 $Y$,用直线回归法求出直线方程,即:

$$\lg C_t = \lg C_0 - \frac{k}{2.303}t$$

转换后得到水杨酸钠的一房室模型药-时曲线方程式,即:

$$C_t = C_0 \cdot e^{-kt}$$

4. 计算药代动力学参数

(1)消除数率常数 $k = -2.303 \times$ 斜率

(2)药物的表观分布容积为:

$$V_d = X/C_0$$

X:体内总药量,C 瞬时血药浓度(静脉注射时取初始浓度 $C_0$)

(3)药物的血浆半衰期为:

$$t_{1/2} = \frac{0.693}{k}$$

(4)血浆清除率为:

$$Cl = V_d \times k$$

**(二)二房室模型**

1. 标准曲线的制备(同一房室模型)

2. 水杨酸浓度测定

(1)开动恒速输液泵和磁力搅拌器,5分钟后收集流出液0.5ml作为空白对照。

(2)由注射口快速注入5％水杨酸乙醇溶液4ml于水层中,分别于给药后0.5、1、2、4、6、8、10、12、16、20、24、28分钟时收集流出液各0.5ml。

(3)各管加入蒸馏水3ml,再加入10％三氯化铁溶液0.5ml,摇匀。

(4)用分光光度计测定各管光密度值,根据标准曲线方程算出各管中水杨酸钠的浓度。

3. 描记药-时曲线

(1)以时间($t$)为横坐标,药物浓度的对数值($\lg C$)为纵坐标,描点连线后画出水杨酸钠的药-时曲线(图1-2-2)。

(2)在水杨酸钠的药-时曲线上找出该线的拐点,拐点后部曲线呈直线,故将该段的血药浓度数据求回归直线(消除直线)方程,$C_2 = Be^{-\beta t}$,并算出外推线上相应时间的浓度值,再减去初始分布相中的实测浓度,即可得到一系列剩余浓度值,然后利用直线回归法求出初始分布相中剩余浓度的方程 $C_1 = Ae^{-\alpha t}$。将两个方程式合并即为水杨酸乙醇溶液的二房室模型药-时曲线方程式 $C = C_1 + C_2 = Ae^{-\alpha t} + Be^{-\beta t}$

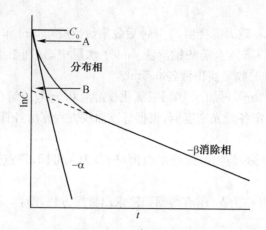

图 1-2-2　二室模型药物静注后血药浓度-时间半对数图

4. 计算药代动力学参数

(1)分布半衰期：$t_{1/2(\alpha)} = \dfrac{0.693}{\alpha}$

(2)消除半衰期：$t_{1/2(\beta)} = \dfrac{0.693}{\beta}$

(3)分布数率常数(从周边室到中央室)：$k_{21} = \dfrac{A\beta + B\alpha}{A + B}$

(4)消除数率常数：$k_{10} = \dfrac{\alpha\beta}{k_{21}}$

(5)分布数率常数(从中央室到周边室)：$k_{12} = \alpha + \beta - k_{21} - k_{10}$

(6)中央室容积：$V_c = \dfrac{X}{A + B}$

(7)周边室容积：$V_p = V_c \dfrac{k_{12}}{k_{21}}$

(8)表观分布容积：$V_d = \dfrac{V_c k_{10}}{\beta}$

(9)血浆清除率：$Cl = V_c \times k_{10}$

(10)曲线下面积：$AUC = \dfrac{A}{\alpha} + \dfrac{B}{\beta}$

【注意事项】

1. 房室模型装置在工作时不能有较大气泡。

2. 收集流出液的时间点要掌握清楚,若误差较大则可能会影响最终结果。

【思考题】

1. 上述药代动力学参数有何意义?

2. 房室模型的含义是什么?

(王　崴)

# 第三章　影响药物作用的因素

## 第一节　不同给药途径对药物作用的影响

【实验目的】观察同一药物不同给药途径对药物作用的影响。

【实验原理】不同给药途径可因药物吸收、分布、代谢、排泄的不同而使药物的效应强弱不同。硫酸镁腹腔注射给药抑制中枢及外周神经系统,使骨骼肌、心肌、血管平滑肌松弛,产生止痉、镇静和降压的的作用,而口服给药肠道很少吸收,从而增加肠容积,促进肠道推进性蠕动,产生泻下作用。本实验选择硫酸镁,以小鼠腹腔注射和灌胃两种给药方式,分别观察不同给药途径对药物作用的影响。

【实验对象】小鼠,体重 18~22g,雌雄不限。

【实验器材与药品】

1. 实验器材　鼠笼、注射器(1ml)、针头、小鼠灌胃针、电子天平。
2. 药品　10%硫酸镁溶液。

【实验步骤】

1. 小鼠随机分为 2 组,分别称重、标记,观察正常活动,并记录到表 1-3-1 中。
2. 取 10%硫酸镁溶液,第 1 组小鼠腹腔注射,第 2 组小鼠灌胃,剂量均为 0.2ml/10g,给药后置于鼠笼中观察其反应情况。

表 1-3-1　硫酸镁不同给药途径的药理学作用

| 分组 | 体重(g) | 药物剂量 | 给药途径 | 反应情况 |
|------|---------|----------|----------|----------|
| 1 | | | | |
| 2 | | | | |

【注意事项】小鼠灌胃动作要规范,灌胃针在通过会厌部位时要轻柔,随其吞咽动作缓慢进入胃部,而且进针不宜过深,以防穿透胃壁,将药注射进入腹腔。

【思考题】

给药途径不同时,药物作用为何会出现快慢、强弱的差异,甚至会出现完全不同的药理学作用?

## 第二节　剂量与剂型对药物作用的影响

【实验目的】观察同一药物、同一剂型、不同剂量对药物作用的影响以及同一药物、同一剂量、不同剂型对药物作用的影响。

【实验原理】药物剂量指用药量。剂量不同,机体对药物的反应程度,即药物的效应也不一样。例如巴比妥类药物,随着用药剂量增加,其药理学作用依次表现为镇静、催眠、抗惊厥、麻醉和中枢麻痹,最终出现中毒死亡。为了验证同一药物的不同剂量对药物作用的影响,本实验分别应用一种药物的 3 个不同剂量,观察药物效应出现的时间和强弱的区别。

影响药物效应的因素包括药物方面的因素和机体方面的因素,其中药物方面的影响包括药物剂型的影响。药物的剂型可影响药物的吸收和消除,如注射用药药物吸收的快慢顺序为水溶液>混悬液>油溶液。口服吸收率为水溶液>散剂>片剂。本实验观察同一药物的不同剂型对药物吸收速度和程度的影响。

【实验对象】小鼠,体重 18~22g,雌雄不限。蟾蜍,体重 50~100g,雌雄不限。

【实验器材与药品】

1. 实验器材 鼠笼、注射器(1ml)、电子天平。

2. 药品 0.025%、0.15%、0.25%戊巴比妥钠水溶液;0.04%硝酸士的宁水溶液、0.04%硝酸士的宁胶浆溶液(含阿拉伯凝胶 6%~8%)。

【实验步骤】

1. 小鼠随机分为 3 组,分别称重、标记,观察正常活动,并记录到表 1-3-2 中。

2. 3 组小鼠分别腹腔注射 0.2ml/10g 的 0.025%、0.15%、0.25%戊巴比妥钠溶液,给药后置于鼠笼中观察其反应情况。

3. 观察和比较给药前后小鼠的一般活动和翻正反射。

表 1-3-2 戊巴比妥钠水溶液不同给药剂量的药理学作用

| 分组 | 体重(g) | 药物剂量 | 反应情况 |
|---|---|---|---|
| 1 | | | |
| 2 | | | |
| 3 | | | |

4. 蟾蜍分别称重、标记,随机分为 2 组,每组 3 只,观察正常活动,并记录到表 1-3-3 中。

5. 对 2 组蟾蜍分别胸淋巴囊内注射 0.04%硝酸士的宁水溶液和 0.04%硝酸士的宁胶浆溶液,剂量均为 0.8ml/100g。

6. 给药后观察蟾蜍有无反射亢进现象,直至出现强直性惊厥,比较 2 组蟾蜍给药后发生强直性惊厥的时间以及惊厥的强度。

表 1-3-3 相同剂量硝酸士的宁不同给药剂型的药理学作用

| 分组 | 体重(g) | 药物剂型 | 反应情况 | 产生惊厥时间 | 惊厥强度 |
|---|---|---|---|---|---|
| 1 | | | | | |
| 2 | | | | | |

【注意事项】

1. 各组小鼠腹腔注射的药物剂量不同,但给药容积须一致。

2. 蟾蜍胸淋巴囊注射时,注射针头应穿过一部分肌肉再进入淋巴囊内,保证针头拔出时不会有药液外漏。

【思考题】

1. 为什么不同药物剂量会影响药物作用? 对临床用药有何意义?

2. 药物的常见剂型有哪些?

## 第三节　肾功能状态对药物作用的影响

【实验目的】观察肾功能状态对药物作用的影响，了解肾损伤模型的建立方法。

【实验原理】肾脏是无机汞蓄积的主要靶器官，在肾脏近曲小管细胞内含量最高。汞作用于线粒体、微粒体等结构，抑制多种含巯基酶的活性，干扰呼吸酶的活性，致使整个细胞受损、坏死，并引起抗原抗体免疫反应，导致抗原抗体复合物形成，致使肾小球发生病变。链霉素主要经肾脏排泄消除，肾功能状态不良，其消除的速度减慢，易引起急性中毒症状，包括肌张力减低、呼吸麻痹等。本实验首先选择氧化汞，建立小鼠肾功能损伤模型，继而腹腔注射硫酸链霉素，分别观察对照组和肾损伤组链霉素急性毒性反应的强弱。

【实验对象】小鼠，体重 18～22g，雌雄不限。

【实验器材与药品】

1. 实验器材　鼠笼、注射器(1ml)、针头、电子天平。

2. 药品　0.1％氧化汞溶液，2.5％硫酸链霉素溶液。

【实验步骤】

1. 小鼠随机分为对照组和肾功能损伤组，分别称重、标记，观察正常活动，并记录到表1-3-4 中。

2. 肾功能损伤组小鼠腹腔注射 0.1％氧化汞溶液，剂量为 0.1ml/10g；对照组小鼠腹腔注射相同剂量生理盐水。给药后置于鼠笼中 30 分钟，观察其中毒反应情况。

3. 各组小鼠腹腔注射 0.2ml/10g 的 2.5％硫酸链霉素溶液，注射后观察 30～60 分钟。

表 1-3-4　肾功能不良小鼠链霉素急性毒性反应表现

| 分组 | 体重(g) | 药物剂量 | 反应情况 |
| --- | --- | --- | --- |
| 对照组 | | | |
| 肾功能损伤组 | | | |

【注意事项】如室温低于 20℃，应及时给小鼠保暖。

【思考题】

1. 肾功能状态如何影响药物的作用？

2. 肾功能状态对临床用药有何指导意义？

## 第四节　肝功能状态对药物作用的影响

【实验目的】观察肝功能状态对药物作用的影响，了解肝损伤模型的建立方法。

【实验原理】四氯化碳是一种对肝细胞有严重毒性作用的化学物质。目前认为其导致肝损伤的主要机制与四氯化碳自身和其自由基代谢产物有关，四氯化碳在肝内经细胞色素 $P_{450}$ 2E1 代谢产生毒性代谢产物。戊巴比妥钠主要在肝内代谢失活，肝功能状态直接影响其药理作用的强弱和维持时间的长短。本实验采用四氯化碳建立小鼠急性肝损伤模型，继而戊巴妥钠灌胃给药，分别观察对照组和肝功能损伤组戊巴比妥钠药理学作用的强弱区别。

【实验对象】小鼠，体重 18～22g，雌雄不限。

**【实验器材与药品】**

1. 实验器材　鼠笼、注射器(1ml)、针头、小鼠灌胃针头、电子天平。

2. 药品　1%四氯化碳,0.25%戊巴比妥钠溶液。

**【实验步骤】**

1. 小鼠随机分为对照组和肝功能损伤组,分别称重、标记,观察正常活动,并记录到表1-3-5中。

2. 肝功能损伤组小鼠皮下注射 0.1ml/10g 的 1%四氯化碳溶液,对照组小鼠皮下注射相同剂量的生理盐水,给药后置于鼠笼中观察 1 小时。

3. 各组小鼠分别灌胃给予 0.2ml/10g 的戊巴比妥钠溶液,记录从给药后到出现翻正反射消失的时间。

表 1-3-5　肝功能不良小鼠戊巴比妥钠药理学作用表现

| 分组 | 体重(g) | 药物剂量 | 给药途径 | 反应情况 |
| --- | --- | --- | --- | --- |
| 对照组 | | | | |
| 肝功能损伤组 | | | | |

**【注意事项】**小鼠翻正反射消失以持续 1 分钟及以上为正常,1 分钟以内若能翻转则认为翻正反射未消失。

**【思考题】**

1. 肝功能状态如何影响药物的作用?

2. 肝功能状态对临床用药有何指导意义?

(强兆艳)

# 第二篇 作用于传出神经系统药物药理实验

## 第一章 传出神经系统药物对家兔瞳孔的影响

【实验目的】观察拟胆碱药、抗胆碱药和拟肾上腺素药对瞳孔的作用,并分析其作用机制。

【实验原理】瞳孔大小同时受胆碱能神经和肾上腺素能神经支配,瞳孔括约肌(虹膜环状肌)上以 M 胆碱受体分布占优。M 受体激动可使瞳孔括约肌向眼中心方向收缩,瞳孔缩小;拟胆碱药可兴奋 M 受体,使瞳孔括约肌收缩,瞳孔缩小;抗胆碱药阿托品能阻断瞳孔括约肌上的 M 受体,使瞳孔括约肌松弛,而瞳孔开大肌(虹膜辐射肌)仍保持原有张力,从而瞳孔扩大。瞳孔开大肌上 α 受体分布占优,α 受体激动可引起瞳孔开大肌向眼外周方向收缩,瞳孔扩大。拟肾上腺素药兴奋 α 受体,可使瞳孔开大肌收缩,瞳孔散大。

【实验对象】家兔,体重 2.0～2.5kg,雌雄不拘。

【实验器材与药品】

1. 实验器材 瞳孔测量尺,手电筒,兔盒,滴管。

2. 药品 1％阿托品,1％毛果芸香碱,0.5％毒扁豆碱,1％去氧肾上腺素(苯肾上腺素)。

【实验步骤】

1. 取家兔 2 只,称重后分为甲兔、乙兔,固定于兔盒中,剪去两眼睫毛。

2. 在适当的光线下,用测瞳尺测量两眼瞳孔的大小,记录正常瞳孔直径(以 mm 表示)。并用手电筒检测对光反射,操作方法为:用手电筒突然从一侧照射兔眼,如两眼瞳孔随光照而同时缩小,即为对光反射阳性,否则为阴性。

3. 甲兔左眼的结膜囊内滴入 2 滴 1％阿托品溶液、右眼滴入 1％毛果芸香碱溶液。滴眼方法为:用左手拇指、食指将下眼睑拉开成杯状,同时用中指压住鼻泪管,滴入药液,使其在眼睑内保留 1 分钟,与角膜充分接触。然后将手放开,任其溢出。乙兔左眼滴入 1％去氧肾上腺素溶液、右眼滴入 0.5％毒扁豆碱溶液。

4. 滴药 10 分钟后,在同样强度光线下,再测量两侧瞳孔直径大小和对光反射。如果滴毛果芸香碱和毒扁豆碱溶液的眼睛瞳孔已经缩小,则在这只眼内再分别滴入 1％阿托品和 1％去氧肾上腺素溶液各 2 滴,观察瞳孔大小和对光反射变化,并将结果记录到表 2-1-1 中。

表 2-1-1　传出神经系统药物对家兔瞳孔的作用

| 兔号 | 眼睛 | 给药情况 | 瞳孔大小（mm） | | 对光反射 | |
|---|---|---|---|---|---|---|
| | | | 给药前 | 给药后 | 给药前 | 给药后 |
| 甲 | 左 | 1%阿托品溶液 | | | | |
| | 右 | 1%毛果芸香碱 | | | | |
| | | 再滴 1%阿托品溶液 | | | | |
| 乙 | 左 | 1%去氧肾上腺素 | | | | |
| | 右 | 0.5%毒扁豆碱 | | | | |
| | | 再滴 1%去氧肾上腺素 | | | | |

【注意事项】

1. 测量瞳孔大小时不能刺激角膜，否则会影响瞳孔大小。

2. 测瞳时光照强度、角度和方向应尽量一致，以免影响测瞳结果。

3. 滴药时应用中指按压内眦部的鼻泪管，以防药液进入鼻腔，经鼻黏膜吸收。

【思考题】

根据实验结果，比较阿托品和毛果芸香碱对瞳孔的作用，并分析其作用机制。

# 第二章 毛果芸香碱和阿托品对小鼠腺体分泌的影响

【实验目的】观察毛果芸香碱和阿托品对不同腺体分泌的影响。

【实验原理】毛果芸香碱是胆碱受体激动药,可兴奋腺体 M 胆碱受体,使腺体(尤其是唾液腺与汗腺)的分泌增加;阿托品是胆碱受体阻断药,可阻断腺体 M 胆碱受体,拮抗毛果芸香碱的作用,使腺体的分泌量减少。

【实验对象】小鼠,体重 18~22g,雌雄不拘。

【实验器材与药品】

1. 实验器材　天平,烧杯,注射器,针头,滤纸。

2. 药品　0.1%毛果芸香碱,0.05%阿托品,生理盐水。

【实验步骤】

1. 取小鼠 3 只,称重编号。观察各鼠眼睛及口腔有分泌物,有无排便以及粪便软硬度。

2. 1 号小鼠腹腔注射生理盐水 0.2ml/10g,2 号小鼠腹腔注射 0.1%毛果芸香碱 0.2ml/10g,3 号小鼠腹腔注射 0.05%阿托品 0.2ml/10g。然后将小鼠分别罩在 3 个烧杯下(下面垫一张滤纸),观察小鼠泪液、唾液及排便变化。

3. 观察 15 分钟后,3 号小鼠再腹腔注射 0.1%毛果芸香碱 0.2ml/10g,观察小鼠泪液、唾液及排便变化(表 2-2-1)。

表 2-2-1　毛果芸香碱和阿托品对小鼠腺体分泌的影响

| 编号 | 给药情况 | 泪液 | 唾液 | 排便情况 |
|---|---|---|---|---|
| 1 | 生理盐水 | | | |
| 2 | 毛果芸香碱 | | | |
| 3 | 阿托品＋毛果芸香碱 | | | |

【注意事项】

1. 泪液和唾液分泌表示方法:用滤纸轻轻擦拭小鼠眼睛和嘴唇,以纸上水印大小判断,－(无)、＋(少)、＋＋(较多)。

2. 大小便表示方法:－(无)、＋(少)、＋＋(较多)。

【思考题】

毛果芸香碱和阿托品对腺体分泌有何影响? 作用机制是什么?

# 第三章 有机磷酸酯类农药中毒及解救

【实验目的】观察有机磷酸酯类急性中毒症状，以及阿托品和氯解磷定的解救作用，分析比较两种药物的解毒作用特点和机制。

【实验原理】有机磷酸酯类是广泛应用于防治农作物各种虫害的农药。有机磷酸酯类为难逆性抗胆碱酯酶药，进入体内后与胆碱酯酶迅速结合，形成磷酰化胆碱酯酶，使胆碱酯酶失去水解乙酰胆碱（ACh）的能力，造成 ACh 在体内大量蓄积，产生一系列中毒症状，包括 M 样症状、N 样症状以及中枢神经症状。阿托品为选择性 M 受体阻断剂，与 M 受体结合后能迅速缓解 M 样症状；阿托品大剂量时还可阻断 $N_1$ 受体，对抗有机磷酸酯类对神经节的兴奋作用，解除 $N_1$ 样症状；但阿托品不能阻断 $N_2$ 受体，对消除肌震颤无效，对胆碱酯酶也无复活作用。氯解磷定是一种胆碱酯酶复活药，能复活胆碱酯酶，恢复胆碱酯酶水解 ACh 的能力，彻底解除有机磷酸酯类急性中毒的症状和体征，是有机磷酸酯类中毒的特效解救药。但氯解磷定不能直接对抗体内积聚的乙酰胆碱的作用，因此在治疗中常联合应用阿托品。

【实验对象】家兔，体重 2.0~2.5kg，雌雄不拘。

【实验器材与药品】

1. 实验器材　兔固定盒，瞳孔测量尺，滤纸，棉球，注射器。
2. 药品　5％敌百虫（美曲膦酯）溶液，0.2％阿托品，2.5％氯解磷定。

【实验步骤】

1. 取家兔 2 只，称重后分为甲兔、乙兔，观察记录下列指标：一般情况、呼吸、唾液分泌、大小便、肌张力及有无肌震颤，测量瞳孔大小。

2. 甲、乙两兔分别经一侧耳缘静脉注射 5％敌百虫溶液（2ml/kg）。注射完毕后密切观察记录上述各项指标的变化（一般给药后 10~15 分钟出现症状）。

3. 待中毒症状明显时，给甲兔耳缘静脉注射 0.2％硫酸阿托品溶液（1ml/kg），给乙兔耳缘静脉注射 2.5％氯解磷定溶液（3ml/kg），之后每隔 5 分钟观察记录上述指标，直至中毒症状明显消失。

4. 待中毒症状明显消失时，给甲兔耳缘静脉补充注射 2.5％氯解磷定溶液（3ml/kg），给乙兔耳缘静脉补充注射 0.2％硫酸阿托品溶液（1ml/kg），观察记录各项指标变化到表 2-3-1 中。

表 2-3-1　有机磷酸酯类中毒及解救观察指标

| 观察指标 | 甲兔 | | | | 乙兔 | | | |
|---|---|---|---|---|---|---|---|---|
| | 中毒前 | 敌百虫后 | 阿托品 | 阿托品＋氯解磷定 | 中毒前 | 敌百虫后 | 氯解磷定 | 氯解磷定＋阿托品 |
| 一般情况 | | | | | | | | |
| 呼吸 | | | | | | | | |
| 唾液分泌 | | | | | | | | |
| 大小便 | | | | | | | | |

续表

| 观察指标 | 甲兔 | | | | 乙兔 | | | |
|---|---|---|---|---|---|---|---|---|
| | 中毒前 | 敌百虫后 | 阿托品 | 阿托品＋氯解磷定 | 中毒前 | 敌百虫后 | 氯解磷定 | 氯解磷定＋阿托品 |
| 肌张力 | | | | | | | | |
| 肌震颤 | | | | | | | | |
| 瞳孔大小 | | | | | | | | |

**【注意事项】**

1. 敌百虫可通过皮肤吸收,接触皮肤后应立即用清水冲洗。切勿用肥皂,因敌百虫在碱性环境中可转变为毒性更强的敌敌畏。

2. 敌百虫刺激性强,耳缘静脉给药时注意将家兔固定好,避免药液外漏。

3. 解救药物应事先准备好,待中毒症状明显后立即解救。

4. 测量瞳孔时,应保持光线强弱前后一致。

**【思考题】**

1. 有机磷酸酯类中毒的机制是什么? 中毒症状有哪些?

2. 有机磷酸酯类中毒应用什么药物解救? 解救机制是什么?

(胡　浩)

# 第四章 新斯的明对筒箭毒碱和琥珀胆碱肌松作用的影响

【实验目的】通过观察新斯的明对筒箭毒碱和琥珀胆碱对蟾蜍离体腹直肌的肌松作用,分析药物相互作用机制。

【实验原理】乙酰胆碱可以激动骨骼肌上的 $N_2$ 胆碱受体,使骨骼肌收缩;筒箭毒碱为非除极化型 $N_2$ 胆碱受体阻断剂,通过与乙酰胆碱竞争骨骼肌 $N_2$ 胆碱受体,而引起肌松作用。琥珀胆碱为除极化型 $N_2$ 胆碱受体阻断剂,产生与乙酰胆碱相似的除极化作用,但不易被胆碱酯酶水解,妨碍了复极化,而引起肌松作用。新斯的明主要通过抑制乙酰胆碱酯酶的活性,减少乙酰胆碱的破坏,使乙酰胆碱积聚,与非除极化型肌松药在神经肌肉接头处竞争受体结合,从而恢复正常的神经肌肉传递。新斯的明的抗胆碱酯酶活性使琥珀胆碱更难水解,加重其肌松作用。本实验观察新斯的明和琥珀胆碱,新斯的明和筒箭毒碱同时作用对蟾蜍腹直肌肌松作用的影响。

【实验对象】蟾蜍 60 只

【实验器材与药品】

1. 试剂 0.005％氯化筒箭毒碱 0.03％氯化琥珀酰胆碱,0.01％溴化新斯的明,生理盐水,林格液。

2. 器材 生物信号采集处理系统,张力换能器,蛙类手术器械,蛙板,蛙钉,麦氏浴槽,铁支架,双凹夹,培养皿,烧杯,丝线,注射器,滴管,95％$O_2$＋5％$CO_2$ 等。

【实验步骤】

1. 动物处理 将 60 只蟾蜍随机分为 6 组,为甲 A,甲 B,甲 C,乙 A,乙 B,乙 C,每组 10 只。

2. 实验操作

(1)制备离体腹直肌标本:用探针破坏蟾蜍的脑和脊髓,仰位固定在蛙板上。剪开腹部皮肤,暴露腹直肌,上起剑突,下止耻骨联合,一只蟾蜍有左右两块腹直肌,可看到比较清晰的分界线,用剪刀左右一分为二,在耻骨联合处穿线结扎,沿肌肉边界剪下肌肉,放入林格液中备用。

(2)将张力换能器与生物信号采集处理系统相连,并通过双凹夹固定在铁支架上,麦氏浴槽内加入 50ml 常温林格液。

(3)将张力换能器一端连接于离体腹直肌标本,另一端标本与通氧气的 L 型钩连接,使其置于 50ml 常温林格液麦氏浴槽内,打开氧气,调整气流使其不影响标本。腹直肌标本的前负荷为 5g 左右。

(4)给药顺序:

1)稳定 10 分钟描记一段正常曲线。加入氯乙酰胆碱溶液 0.2ml,观察腹直肌的收缩曲线,作用明显后立即用林格液换洗 3 次,待基线稳定。

2)甲 A 组分别加入林格液 0.4ml,甲 B 组加入氯化琥珀胆碱 0.2ml、林格液 0.2ml,甲 C 组分别加入氯化琥珀胆碱 0.2ml、新斯的明 0.2ml。观察腹直肌收缩曲线,记录各组腹直肌收缩幅度。

3）乙 A 组分别加入林格液 0.4ml，乙 B 组加入筒箭毒碱 0.2ml、林格液 0.2ml，乙 C 组分别加入筒箭毒碱 0.2ml、新斯的明 0.2ml。观察腹直肌的收缩曲线，记录各组腹直肌收缩幅度。

3. 实验数据处理　分别计算甲 A、甲 B、甲 C、乙 A、乙 B、乙 C 六组数据的平均数，标准差，并填入表 2-4-1。采用方差分析比较差异有无统计学意义。

表 2-4-1　各组腹直肌收缩幅度(mm)

| 组 \ 序 | 1 | 2 | 3 | 4 | 5 | 6 | 7 | 8 | 9 | 10 |
|---|---|---|---|---|---|---|---|---|---|---|
| 甲 A | | | | | | | | | | |
| 甲 B | | | | | | | | | | |
| 甲 C | | | | | | | | | | |
| 乙 A | | | | | | | | | | |
| 乙 B | | | | | | | | | | |
| 乙 C | | | | | | | | | | |

【注意事项】

1. 腹直肌标本对药物的敏感性有个体差异，蟾蜍腹直肌对药物较不敏感，因此给药量可以根据实际情况酌情增减。

2. 悬挂腹直肌时，相连的线必须竖直。

3. 加药时不要将药液滴在连线和麦氏浴槽壁上，应直接滴在液面上。

4. 每支注射器只能用来抽取一种药物，不要相互混淆。

5. 实验中不能随便改变仪器设置参数及标本的负荷量。

6. 腹直肌在加药前无自发的节律性收缩。

（金增亮）

# 第五章　肌松药对骨骼肌的松弛作用

【实验目的】观察新斯的明对除极化(琥珀胆碱)和非除极化(筒箭毒碱)型肌松药肌松作用的影响,学习麻醉大鼠腓神经-胫前肌标本的制备方法及其在肌松药研究中的应用。

【实验原理】肌松药分为除极化型和非除极化型两种。除极化型肌松药的代表药为琥珀胆碱,该药与神经肌肉接头处突触后膜上的 $N_2$ 受体结合后,可使突触后膜持久除极化,受体不能再对 ACh 起反应,从而使骨骼肌松弛。抗胆碱酯酶药新斯的明不能对抗其肌松作用,反而使其肌松作用加重。非除极化型肌松药的代表药为筒箭毒碱,该药与 ACh 竞争神经肌肉接头处突触后膜的 $N_2$ 受体,其肌松作用能被新斯的明解救。

【实验对象】雄性 SD 大鼠,150～200g。

【器材和药品】

1. 实验器材　生物信号采集处理系统,张力换能器,手术器械,棉线,橡皮泥,大头钉,铁架台等。

2. 实验药品　0.005％氯化筒箭毒碱,0.03％氯化琥珀胆碱,0.01％溴化新斯的明,20％乌拉坦,2％盐酸普鲁卡因,生理盐水。

【实验方法】

1. 调定生物信号采集处理系统有关参数(刺激强度 2V 左右,刺激间隔 990ms,波宽 4ms)。

2. 大鼠称重,20％乌拉坦腹腔注射(5ml/kg)麻醉。数分钟后翻正反射消失,即可进行实验。

3. 分离坐骨神经　在髋关节后,坐骨结节内侧凹陷处切开皮肤,钝性分离肌肉,暴露出一段坐骨神经(粗大白色神经),用浸有普鲁卡因的棉线,围绕坐骨神经打一个结,在坐骨神经干上做传导阻滞麻醉,排除下行干扰。

4. 分离腓神经　在膝关节外侧,剪开皮肤,钝性分离肌肉组织,分离腓神经,穿线备用,以备在此安装刺激电极,进行刺激实验。

5. 分离胫前肌　将大鼠仰卧位固定于手术台上,从后肢踝关节正前方向上剪开小腿皮肤,剪断踝关节前部横韧带,分离胫前肌肌腱,沿胫骨分离胫前肌(注意不要损伤血管),在踝部的胫前肌肌腱处扎线,于结扎线远端切断肌腱。

6. 连接仪器　手术操作完成后,将胫前肌与张力换能器相连接,腓神经处安放刺激电极。最适前负荷设定为 10g 左右。稳定一段时间后,于给药前记录一段正常的肌肉收缩曲线。

7. 腹腔注射 0.005％筒箭毒碱 0.5ml/100g,待收缩幅度被抑制了 20％时,立即由舌静脉匀速注射 0.01％新斯的明 0.1ml/100g。

8. 待肌肉收缩恢复后,腹腔注射 0.03％琥珀胆碱 0.4～0.8ml/100g,待收缩幅度被抑制了 20％时,立即由舌静脉匀速注射 0.01％新斯的明 0.1ml/100g。

9. 对所记录给药前后的胫前肌收缩图形进行分析,比较其收缩幅度并讨论分析结果。

**【注意事项】**

1. 腓神经位置较浅,很细,在横向与斜向纤维之间,向外下方走行。深层为胫神经,不可误认。

2. 沿胫骨分离胫前肌时,注意不要损伤血管。

3. 新斯的明静脉注射不宜过快,可静脉插管给药。

4. 每次注射药物后,需立即注射生理盐水 0.5～1.0ml,以便将插管内积存的药液全部注入静脉中。

**【思考题】**

根据作用机制肌松药分为哪两类,它们的区别是什么?

（金增亮）

# 第六章 传出神经系统药物对家兔离体肠道平滑肌的影响

【实验目的】利用离体兔十二指肠或上段空肠,观察拟胆碱药和抗胆碱药对肠平滑肌的作用,并分析其作用机制。

【实验原理】消化道平滑肌的运动具有促使消化液和食物混合、推进食糜、促进营养物质吸收的功能。如果将离体小肠平滑肌置于一定条件下(适宜的温度、气体、营养液等)可保持较长时间的节律性收缩和对化学药物的敏感性。由于肠平滑肌上分布着乙酰胆碱 M 受体,当副交感神经兴奋时,释放的乙酰胆碱激动肠道平滑肌的 M 受体,使肠平滑肌收缩。

【实验对象】家兔,体重 2.0～3.0kg,雌雄不限。

【实验器材与药品】

1. 实验器材　生物信号记录系统、超级恒温水浴、双层浴管、张力换能器、铁支架、双凹夹、螺旋夹、L 形钩、线钩、空气泵、培养皿、小烧杯、20ml 量筒、加样器、吸头、缝线、1g 砝码、手术器械、20ml 注射器、木棒、方盘。

2. 药品　蒂罗德液;$10^{-3}$M 氯乙酰胆碱溶液(分子量 181.7);$5×10^{-3}$M 硫酸阿托品溶液(分子量 694.84);$10^{-1}$M 氯化钡溶液(分子量 244.3)。

【实验步骤】

1. 启动超级恒温水浴,调节浴温至 32℃。

2. 开启微机及生物信号记录系统,将张力换能器与实验系统连接,调整选择合适的增益及扫描速度。在张力换能器上轻挂 1g 砝码,当记录线上升至 1g 处,取下砝码,记录线回原位。

3. 取家兔 1 只,木棒猛击枕部致死,迅速打开腹腔,取出上段小肠(以十二指肠为主)约 20cm,放入盛有蒂罗德液的烧杯中,用蒂罗德液将肠内容物冲洗干净,剪成 2cm 长的肠段,每小组取一段进行实验。

4. 浴管内加入 20ml 蒂罗德液。用 L 形钩和线钩对角位置钩住肠段两端,将肠段放入浴管内,固定 L 形钩使肠段处于液面下适当位置,通空气 1～2 个气泡/秒。线钩通过丝线挂于张力换能器上,调节浴管和张力换能器的位置,使丝线位于浴管中央位置。给予 1g 力前负荷,稳定 10 分钟。

5. 先描记一段正常曲线,然后依次加药并记录收缩曲线的变化,每次加药要做好标记,待肠收缩稳定后再加入下一种药物,每次加药后均不冲洗及换液。加药顺序如下:

(1)$10^{-3}$M 氯乙酰胆碱溶液 0.2ml;

(2)$5×10^{-3}$M 硫酸阿托品溶液 0.2ml;

(3)$10^{-3}$M 氯乙酰胆碱溶液 0.2ml;

(4)$10^{-1}$M 氯化钡溶液 0.2ml;

(5)$5×10^{-3}$M 硫酸阿托品溶液 0.2ml。

6. 实验结束后,打印实验结果。分析给药前后离体回肠平滑肌收缩曲线的节律、波形和幅度。收缩曲线的基线升高表示肠平滑肌紧张性增高,反之表示紧张性降低。收缩幅度增高,频率增快,表示活动增强,反之活动减弱。

**【注意事项】**

1. 制备肠段时动作要轻柔,避免损伤肠段。悬挂肠段要迅速,尽可能减少肠段的缺氧时间。

2. 悬挂标本时,连接标本与换能器的丝线必须完全游离,不可与浴管的管或L形钩接触。

3. 要将药直接加在液面上,加药时不可碰触丝线。

**【思考题】**

1. 在制备回肠平滑肌标本前,为什么不对动物进行麻醉处理?

2. 离体器官存活需要满足哪些条件? 离体肠平滑肌存活的条件是什么,在实验中怎样实现这些条件?

3. 在药物对离体肠平滑肌影响实验中,肠段应怎样悬挂,为什么?

(刘慧青)

# 第七章 传出神经系统药物对家兔血压和心率的影响

【实验目的】学习动脉血压的测量方法,以血压和心率为指标,观察肾上腺素受体和胆碱受体激动药与拮抗药对家兔心血管活动的影响。

【实验原理】心血管活动主要受肾上腺素能神经和胆碱能神经的调节,这两种神经的末梢可分别释放去甲肾上腺素和乙酰胆碱等神经递质,通过作用于心脏和血管的相应受体而发挥兴奋或抑制效应,从而调节血压和心率。

【实验对象】家兔,体重 2.0~3.0kg,雌雄不限。

【实验器材与药品】

1. 实验器材　生物信号记录系统、手术器械、压力换能器、心电图导联、金属针头、气管插管、动脉插管、玻璃分针、注射器、丝线、纱布等。

2. 药品　0.01mg/ml 氯乙酰胆碱溶液、0.5mg/ml 甲基硫酸新斯的明溶液、10mg/ml 硫酸阿托品溶液、0.1mg/ml 盐酸肾上腺素溶液、0.1mg/ml 重酒石酸去甲肾上腺素溶液、0.05mg/ml 硫酸异丙肾上腺素溶液、10mg/ml 甲磺酸酚妥拉明溶液、10mg/ml 盐酸普萘洛尔溶液、20%乌拉坦溶液、500U/ml 肝素溶液、生理盐水。

【实验步骤】

1. 家兔称重后,以 20%乌拉坦溶液 5~6ml/kg 耳缘静脉注射,麻醉后,仰卧位固定于手术台上。

2. 分离颈总动脉　剪去颈部毛,行 5~7cm 正中切口,钝性分离皮下组织和浅层肌肉,暴露气管,在甲状软骨下约 1cm 处做一倒 T 形切口,插入气管插管并结扎固定。将切口边缘的皮肤及其下方的肌肉向外侧拉开,在气管两侧可见纵行的颈总动脉鞘,鞘内走行有颈总动脉、迷走神经、交感神经和减压神经。用玻璃分针仔细分离一侧颈总动脉,穿线备用。

3. 动脉插管　将左侧颈总动脉远心端用线结扎,近心端用动脉夹夹闭,在动脉夹和结扎线之间靠近结扎线处用眼科剪剪一 V 形切口,向心方向插入与压力换能器相连并充满肝素溶液的动脉插管,用线结扎固定,保持动脉插管与动脉在同一直线上,用胶布将动脉插管固定于手术台上。放开动脉夹便可记录动脉血压。

4. 心电图连接　取 4 支金属针头,分别插入家兔四肢皮下,将心电图黄、黑、红 3 个导联分别与家兔右前肢、右后肢和左后肢的金属针头尾端连接,即可描记心电变化。

5. 取 20ml 注射器 1 支与头皮针相连,抽取一定生理盐水,行一侧耳缘静脉穿刺,回抽有回血时,用胶布将头皮针固定,以备给药和补液用。应不时推注少许生理盐水,以防止头皮针内凝血。

6. 描记正常曲线

7. 观察药物对心血管活动的影响

依次由耳缘静脉给予下列三组药物。每次给药后均注入少量生理盐水,以冲洗头皮针内残留药物。待血压恢复原水平或平稳后再给下一药物。

(1)观察拟胆碱药对家兔血压和心率的影响:①0.01mg/ml 氯乙酰胆碱溶液 0.05ml/kg;

②0.5mg/ml 甲基硫酸新斯的明溶液 0.1ml/kg；③重复①；④10mg/ml 硫酸阿托品溶液 0.2ml/kg；⑤重复①。

（2）观察拟肾上腺素药对家兔血压和心率的作用及 α 受体阻断药对其作用的影响：①0.1mg/ml 盐酸肾上腺素溶液 0.1ml/kg；②0.1mg/ml 重酒石酸去甲肾上腺素溶液 0.1ml/kg；③0.05mg/ml 硫酸异丙肾上腺素溶液 0.1ml/kg；④10mg/ml 甲磺酸酚妥拉明溶液 0.2ml/kg，缓慢注入；⑤5 分钟后，依次重复①、②、③。

（3）观察拟肾上腺素药对家兔血压和心率的作用及 β 受体阻断药对其作用的影响：①0.1mg/ml 盐酸肾上腺素溶液 0.1ml/kg；②0.1mg/ml 重酒石酸去甲肾上腺素溶液 0.1ml/kg；③0.05mg/ml 硫酸异丙肾上腺素溶液 0.1ml/kg；④10mg/ml 盐酸普萘洛尔溶液 0.1ml/kg，缓慢注入；⑤5 分钟后，依次重复①、②、③。

8. 实验结束后，打印并分析实验结果。

**【注意事项】**

1. 麻醉药推注应先快后慢，麻醉宁浅勿深，密切观察动物反应。

2. 手术动作宜轻柔，勿损伤血管及神经。

3. 实验过程中应时刻注意动物状况及仪器连接情况。

4. 每个实验项目结束后，应在各项观察指标基本恢复至原水平或平稳后再进行下一项。

5. 在实验过程中，应注意观察动物呼吸情况。

6. 因心率与血压扫描速度不同步，打印应分别进行。

**【思考题】**

1. 肾上腺素、去甲肾上腺素和异丙肾上腺素对血压和心率的作用有何异同？原理是什么？

2. 应用酚妥拉明后，肾上腺素对血压的作用有何变化，为什么？

3. 您认为本实验对于学习传出系统药物有何启发？

（刘慧青）

# 第三篇 作用于中枢神经系统药物药理实验

## 第一章 巴比妥类药物催眠作用

【实验目的】观察巴比妥类药物对家兔睡眠作用的起效快慢和持续时间的影响。

【实验原理】巴比妥类药物的药理作用具有明显的量效关系,随剂量的增加依次出现镇静、催眠等作用。催眠后的动物翻正反射消失,开始注射药物至翻正反射消失的时间为睡眠诱导时间;翻正反射消失至恢复的时间为睡眠持续时间。此类药物中脂溶性高者易透过生物膜,其潜伏期短,主要经肝药酶代谢,作用维持时间短。而脂溶性低的药物进入脑组织慢,起效慢,其大部分以原形经肾脏排泄,作用维持时间较长。

【实验对象】家兔,体重 2~3kg,雌雄不拘。

【实验器材与药品】

1. 实验器材 注射器(5ml、10ml),6 号针头,苦味酸,台式磅秤,兔固定箱,酒精棉球,干棉球。

2. 药品 3%苯巴比妥钠,1%戊巴比妥钠,1%硫喷妥钠。

【实验步骤】

1. 取家兔 5 只,称重,编号,观察活动情况后,按照表 3-1-1 的分组和剂量分别从耳缘静脉注射相应药物。

表 3-1-1 巴比妥类药物催眠作用实验的分组与给药剂量

| 动物编号 | 药物剂量 |
| --- | --- |
| 1 | 3%苯巴比妥钠 1ml/kg |
| 2 | 3%苯巴比妥钠 3ml/kg |
| 3 | 1%戊巴比妥钠 1ml/kg |
| 4 | 1%戊巴比妥钠 3ml/kg |
| 5 | 1%硫喷妥钠 1ml/kg |

2. 以家兔翻正反射消失作为观察指标,即将家兔置于仰卧位时,能立即翻正身位,如超过1 分钟不能自行站立,即为翻正反射消失。记录相关实验数据,填入表 3-1-2:

表 3-1-2　巴比妥类药物对家兔睡眠作用的影响

| 动物编号 | 药物剂量 | 给药时间 | 翻正反射 | | 催眠诱导时间 | 催眠持续时间 |
|---|---|---|---|---|---|---|
| | | | 消失时间 | 恢复时间 | | |
| 1 | | | | | | |
| 2 | | | | | | |
| 3 | | | | | | |
| 4 | | | | | | |
| 5 | | | | | | |

【注意事项】

1. 为避免动物死亡,给药后至恢复前均应给动物保暖。

2. 实验进行过程中必须保持环境安静。

【思考题】

根据实验结果,讨论影响上述药物催眠作用起效快慢、作用强弱和维持时间的因素。

（杨素荣　黄志力）

# 第二章 不同药物对氯胺酮麻醉小鼠的催醒作用比较

【实验目的】观察几种常用催醒药物对氯胺酮麻醉小鼠催醒作用的影响。

【实验原理】理想的全身麻醉是能保证患者手术期间无意识和感知，术中生命体征平稳，术后能很快从麻醉中苏醒的麻醉方法。氯胺酮是 N-甲基-D-门冬氨酸（NMDA）受体非竞争性拮抗药，主要用于全身麻醉，但常因反复多次应用造成苏醒延迟等不良反应。氨茶碱可作为一种全麻催醒药，其机制主要是抑制磷酸二酯酶，使 cAMP 降解减少，从而增加脑细胞内 cAMP 水平，竞争性阻断腺苷受体，间接影响中枢乙酰胆碱的浓度。盐酸多沙普仑是一种非特异性的全麻拮抗药，具有催醒作用。纳洛酮是阿片受体竞争性拮抗药，能减轻麻醉性镇痛药对中枢神经系统的抑制，另外也可能通过激活生理性觉醒系统而产生催醒作用。

【实验对象】昆明种小鼠，体重 18～20g，雄性。

【实验器材与药品】

1. 实验器材　1ml 注射器，电子秤，计时器。
2. 药品　0.02％盐酸纳洛酮、0.155％氨茶碱、1％盐酸多沙普仑、氯胺酮、生理盐水。

【实验步骤】

1. 小鼠腹腔注射 1.2％氯胺酮 10ml/kg，待翻正反射消失后 1 分钟，随机分为四组，各组分别腹腔注射 0.155％氨茶碱 10ml/kg、1％盐酸多沙普仑 10ml/kg、0.02％纳洛酮 10ml/kg、生理盐水 10ml/kg。

2. 观察小鼠翻正反射的恢复时间，即小鼠连续 3 次仰卧后 1 分钟内不能恢复站立为翻正反射消失，连续 3 次仰卧后恢复站立为翻正反射恢复。

3. 记录结果，填入表 3-2-1。

表 3-2-1　不同药物的催醒作用比较

| 组别 | 给药时间 | 翻正反射恢复时间 | 睡眠持续时间 |
| --- | --- | --- | --- |
| 氨茶碱组 | | | |
| 盐酸多沙普仑组 | | | |
| 纳洛酮组 | | | |
| 生理盐水组 | | | |

【注意事项】

1. 正确进行小鼠腹腔注射操作，减小操作不当造成的实验误差。
2. 实验过程中保持环境安静。

【思考题】根据实验结果，讨论以上催醒药物作用的强弱。

（杨素荣　黄志力）

# 第三章　苯巴比妥的抗惊厥作用

**【实验目的】**观察苯巴比妥的抗电惊厥作用。

**【实验原理】**电惊厥是用仪器产生电刺激,在小鼠头部形成强电流,兴奋大脑而产生全身强直性惊厥。小鼠惊厥时,呈现前肢屈曲、后肢伸直类似癫痫大发作的表现,可作为抗癫痫的动物模型,常用于抗癫痫药物的筛选实验或用于已知抗癫痫药物的对比实验。镇静催眠药苯巴比妥具有较强的抗惊厥作用,可用于治疗癫痫大发作以及癫痫持续状态。本实验制作电惊厥动物模型,观察苯巴比妥的抗惊厥作用。

**【实验对象】**昆明小鼠,体重 18～22g,雌雄不拘。

**【实验器材与药品】**

1. 实验器材　电刺激仪、导线和鳄鱼夹,小鼠实验笼具,注射器,天平,苦味酸溶液。
2. 药品　0.5%苯巴比妥钠溶液,生理盐水。

**【实验步骤】**

1. 设置电刺激仪参数为　电惊厥,单次,8Hz,80V。将输出电刺激的鳄鱼夹用生理盐水抹湿,分别夹在小鼠双耳上。启动电刺激,当小鼠出现前肢屈曲、后肢伸直的惊厥反应时,立即停止电刺激,记录电刺激参数及刺激时间。若未能诱发惊厥反应,可将参数设置为 4Hz 再测试。小鼠出现惊厥反应的为模型合格动物,用于本实验的药物效应观察。小鼠发生惊厥反应时立即停止电刺激,避免过度反应引起动物死亡。

2. 用上述方法筛选 6 只合格小鼠,称重,标记。将小鼠按照刺激参数强弱排序配对。按均衡随机分入实验组和对照组的笼具中。

3. 每次取配对的实验组和对照组小鼠,实验组腹腔注射 0.5%苯巴比妥钠 0.1ml/10g,对照组腹腔注射等量生理盐水 0.1ml/10g,记录给药时间。

4. 给药后 40 分钟,观察动物活动情况,并使用给药前相同刺激参数,再次电刺激小鼠,观察并记录各鼠是否出现挣扎反应或强直反应。将实验结果整理,填写在自行设计的结果统计分析表中。

**【注意事项】**

1. 实验室应通过预实验,确定每批实验小鼠的个体差异范围,即小鼠诱发惊厥反应的强度(刺激参数及刺激时间)的参考值。在实验过程中,依据参考值筛选电惊厥模型合格动物。

2. 实验时,如各鼠对原电惊厥阈表现出原有的反应为阴性(无效),如刺激时反应减弱或无反应为阳性(有效)。然后,可尝试逐渐增强刺激强度并观察是否还可诱发电惊厥反应。

3. 电刺激诱导的电惊厥动物模型适用于筛选癫痫大发作的药物。用化学试剂戊四氮(120mg/kg,皮下注射)诱发的惊厥模型,适用于筛选癫痫小发作药物。

4. 小鼠惊厥反应表现为前肢屈曲、后肢伸直。

**【思考题】**

1. 试用此电惊厥动物模型初筛结果进行实验设计,研究苯巴比妥钠对小鼠电惊厥的量效关系。

2. 从理论上比较抗癫痫药苯巴比妥、苯妥英和地西泮的作用异同点。如本实验增加0.5%苯妥英钠(50mg/kg)实验组,预期动物的活动情况会有哪些差异?

（林明栋）

# 第四章　氯丙嗪对小鼠激怒反应的影响

【实验目的】了解氯丙嗪的镇静安定作用。

【实验原理】氯丙嗪可通过阻断动物中脑-边缘系统和中脑-皮质通路中的多巴胺受体发挥安定和镇静作用,使动物对外界刺激(如电刺激)反应性降低,反应时间延长。

【实验对象】小鼠,2～3个月龄,雄性,体重25～30g。

【实验器材与药品】

1. 实验器材　药理生理多用仪、激怒反应箱、电子秤、1ml注射器。

2. 药品　0.1%盐酸氯丙嗪溶液、生理盐水。

【实验步骤】

1. 取小鼠4只,称重并标记,随机分为甲、乙两组,每组2只。

2. 调节刺激参数　工作状态:"激怒";刺激方:连续;时间:1秒;频率:8Hz;输出电压调至最小。

3. 将小鼠按照分组分别放入2个激怒盒中,接通电源,调节电压输出强度,逐渐由小增大,直至出现激怒反应,即前肢抬起、对峙、互相撕咬等动作为止。将此诱导出激怒反应的电压设为阈电压,重复激怒反应,并记录阈电压和潜伏期,作为各组小鼠激怒反应参数。

4. 甲组小鼠腹腔注射0.1%盐酸氯丙嗪溶液10ml/kg,乙组小鼠给予等量生理盐水。

5. 给药20分钟后,再将小鼠置于激怒箱中,分别用给药前的激怒反应参数刺激,观察并记录用药前后小鼠发生激怒反应的变化,填入表3-4-1中。

表3-4-1　氯丙嗪对小鼠激怒反应的抑制作用

| 小鼠分组 | 激怒反应 | | | |
| --- | --- | --- | --- | --- |
| | 用药前 | | 用药后 | |
| | 阈电压 | 潜伏期 | 阈电压 | 潜伏期 |
| 甲 | | | | |
| 乙 | | | | |

【注意事项】

1. 尽量选用体重近似的一对动物,不同组动物应分笼饲养。

2. 用药前后的刺激电压与频率需一致。刺激电压过低,不引起激怒;过高会使小鼠逃避,激怒反应不典型。

3. 实验前需筛选小鼠,剔除对激怒反应不敏感的动物。

4. 用药前,开始咬斗出现后,即停止刺激;用药后,观察咬斗反应的时间不宜过长,以3分钟为限,以免动物过度疲劳,影响实验结果。

5. 及时清理刺激盒中的尿液与粪便,保持干燥,以免引起短路。

【思考题】根据本次的实验结果,讨论氯丙嗪镇静作用的特点、机制及其临床应用。

(孙秀兰)

# 第五章 氯丙嗪的体温调节作用

【实验目的】了解氯丙嗪的降温作用及特点。

【实验原理】氯丙嗪可抑制体温调节中枢,使体温随外界环境温度的改变而变化。在外界环境温度低于机体正常温度时,可使实验动物的体温降到正常水平以下。

【实验对象】2~3个月龄雄性小鼠,体重25~30g。

【实验器材与药品】

1. 实验器材　电子体温计、1ml注射器、记号笔、大烧杯、镊子、冰箱。

2. 药品　液状石蜡、0.1%盐酸氯丙嗪溶液、生理盐水。

【实验步骤】

1. 取体重相近小鼠4只,称重,随机分为对照组和给药组,其中对照组小鼠标记为1、2号,给药组小鼠标记为3、4号。测量并记录每只动物的肛温,观察动物的一般情况,如活动度等。

2. 肛温测量方法:左手固定小鼠,右手将涂有液状石蜡的电子体温计插入小鼠肛门内约1.5~2cm,取出读数。测量三次体温,以三次的平均值为正常体温。

3. 对照组小鼠腹腔注射生理盐水10ml/kg,给药组小鼠腹腔注射0.1%盐酸氯丙嗪溶液10ml/kg。

4. 1号和3号小鼠分别放进大烧杯,置于室温观察;2号和4号小鼠分别放进大烧杯,置于冰箱中(10℃左右)。

5. 30分钟后,再次测量1~4号小鼠的肛温并记录,同时观察动物的活动度,并填入表3-5-1中。

表3-5-1　氯丙嗪对小鼠体温的调节作用

| 小鼠编号 | 给药前 | | 给药30min后 | |
|---|---|---|---|---|
| | 活动度 | 肛温 | 活动度 | 肛温 |
| 1 | | | | |
| 2 | | | | |
| 3 | | | | |
| 4 | | | | |

【注意事项】

1. 室温影响实验结果,必须在30℃以下进行实验。

2. 测体温时,动作需轻柔以免激惹动物。

3. 每只小白鼠最好固定用一支电子体温计,且每次插入深度和时间要一致。

【思考题】根据本次的实验结果,讨论氯丙嗪发挥降温作用的特点及机制。

(孙秀兰)

# 第六章　氯丙嗪的镇吐作用

【实验目的】观察氯丙嗪的镇吐作用。

【实验原理】阿扑吗啡(去水吗啡)能直接刺激延髓的化学感受区,反射性兴奋呕吐中枢,产生强烈的催吐效应。氯丙嗪小剂量时可以抑制催吐化学感受区,大剂量时则可直接抑制呕吐中枢。

【实验对象】狗,雄性,10kg左右。

【实验器材与药品】

1. 实验器　注射器(2ml、5ml)、体重秤。

2. 药品　2.5％氯丙嗪溶液、0.3％盐酸去水吗啡溶液。

【实验步骤】

1. 选取健康狗两只,分别标记为1和2号。观察其一般情况,包括活动度、有无流涎和呕吐等。

2. 1号狗肌内注射2.5％盐酸氯丙嗪溶液2ml/kg,2号狗肌内注射等量的生理盐水。

3. 10分钟后观察两只狗的活动情况,并分别皮下注射0.3％盐酸去水吗啡溶液0.033ml/kg,观察动物的呕吐反应,并填入表3-6-1。

表3-6-1　氯丙嗪对去水吗啡所致呕吐反应的抑制作用

| 动物编号 | 给药前 | 氯丙嗪/生理盐水注射10min后 | 去水吗啡注射后 |
|---|---|---|---|
| | 活动度 | 活动度 | 呕吐情况 |
| 1 | | | |
| 2 | | | |

【注意事项】实验结束后给2号狗注射氯丙嗪,以免动物过度呕吐。

【思考题】根据本次的实验结果,讨论氯丙嗪的镇吐作用机制及临床应用。

(孙秀兰)

# 第七章  氟哌啶醇对锥体外系的影响及东莨菪碱的对抗作用

【实验目的】观察氟哌啶醇所致的锥体外系症状,并了解东莨菪碱对氟哌啶醇所致小鼠前肢僵直持续时间的影响。

【实验原理】氟哌啶醇是多巴胺受体拮抗药,临床上用于治疗精神分裂症时常见锥体外系不良反应,包括僵直、震颤等症状。氟哌啶醇引起的小鼠僵直症状常作为研究帕金森综合征的动物模型之一,抗胆碱药可改善氟哌啶醇所致的锥体外系反应。

【实验对象】小鼠,2~3 个月龄,体重 25~30g,雌雄各半。

【实验器材与药品】

1. 实验器材  铁丝网、计时器、1ml 注射器、记号笔。

2. 药品  0.02％氟哌啶醇注射液、0.05％东莨菪碱注射液、生理盐水。

【实验步骤】

1. 取小鼠 30 只,随机分为对照组、模型组、治疗组三组,每组 10 只。

2. 对照组小鼠腹腔注射生理盐水 10ml/kg;模型组小鼠腹腔注射 0.02％氟哌啶醇 10ml/kg;治疗组小鼠先腹腔注射 0.05％东莨菪碱注射液 10ml/kg,15 分钟后注射相同剂量氟哌啶醇。

3. 给药 30 分钟后用悬吊法观察小鼠的僵直症状:将动物放于垂直的铁丝网上,头朝上,四肢抓网,记录小鼠闭眼趴伏于铁丝上持续不动的时间。比较不同组小鼠僵直的持续时间。

【注意事项】腹腔注射时,要注意规范操作,防止药液漏出。

【思考题】根据本次的实验结果,分析抗胆碱药对氟哌啶醇所致锥体外系反应的影响。

(孙秀兰)

# 第八章 氯胺酮对小鼠抑郁样行为的影响

【实验目的】观察氯胺酮对小鼠抑郁样行为的影响,认识氯胺酮在抗抑郁作用中的独特优势。

【实验原理】氯胺酮是一种临床广泛用于麻醉和镇痛的苯环己哌啶类麻醉药。近年来研究发现单次小剂量注射氯胺酮具有快速强大且持久的抗抑郁作用。抑制 N-甲基-D-天冬氨酸(NMDA)受体,使游离的谷氨酸增多,并进一步激活 α-氨基-3-羟基-5-甲基-4-异噁唑基丙酸(AMPA)受体可能是氯胺酮抗抑郁作用的主要机制;AMPA 受体介导 mTOR 通路的激活是氯胺酮抗抑郁作用的重要靶点。另外,神经营养因子、单胺类递质、炎症因子、代谢型谷氨酸受体、非阿片受体等也与氯胺酮的抗抑郁作用有关。

【实验对象】小鼠,2~3 个月龄,体重 25~30g,雄性。

【实验器材与药品】

1. 实验器材　小鼠尾部固定装置、玻璃烧杯(高 24cm,直径 13cm)、温度计、摄像机、计时器、1ml 注射器、记号笔。

2. 药品　0.1%盐酸氯胺酮注射液。

【实验步骤】

1. 取小鼠 40 只,随机分为对照组、低剂量组、中剂量组和高剂量组,每组 10 只。

2. 实验前 5 分钟,对照组小鼠皮下注射生理盐水 10ml/kg,低、中、高剂量组小鼠分别皮下注射 0.1%盐酸氯胺酮注射液 5ml/kg、10ml/kg、15ml/kg。

3. 用胶布固定小鼠尾端距离尾末 1cm 处,将小鼠倒挂于距离地面高度约 30cm 的铁杆上,用摄像机记录 6 分钟内小鼠的行为,在表 3-8-1 中记录"后 4 分钟内"小鼠的四肢与躯干完全不动的时间。

4. 小鼠分别放于水深 14cm 的玻璃烧杯中,水的温度为(22±1)℃。用摄像机记录 6 分钟内小鼠的行为,在表 3-8-1 中记录后"后 4 分钟内"小鼠的静止时间,当小鼠停止挣扎,但为保持其头部浮在水面上而做的一些必要的、轻微的动作也视为静止。

表 3-8-1　氯胺酮对小鼠抑郁样行为的影响

| 实验分组 | 注射剂量 | 后 4min 内不动时间 | |
| --- | --- | --- | --- |
| | | 强迫游泳实验 | 悬尾实验 |
| 对照组 | 10ml/kg | | |
| 低剂量组 | 5ml/kg | | |
| 中剂量组 | 10ml/kg | | |
| 高剂量组 | 15ml/kg | | |

【注意事项】

1. 皮下注射时,需注意规范操作,防止药物外漏。

2. 动物行为学实验保证实验环境的绝对安静。

【思考题】结合所学知识,分析氯胺酮抗抑郁作用的可能机制和不良反应。

(孙秀兰)

# 第九章 药物的镇痛作用

评价药物镇痛作用的方法很多,实验者可根据实验目的和实验条件,选择相应的疼痛刺激方法,主要涉及物理性(热、电、机械)和化学性刺激,制作动物的疼痛模型,筛选和评价镇痛药物。本章主要介绍常用的热刺激法中的小鼠热板法以及化学刺激法中的小鼠扭体法。

## 一、热刺激法——小鼠热板法

【实验目的】学习利用热板法建立小鼠疼痛模型的方法,比较盐酸吗啡和水杨酸钠的镇痛作用。

【实验原理】本实验属热刺激致痛模型。小鼠的足底无毛,皮肤裸露,将小鼠放在预热至$(55\pm0.5)$℃的热板上,其舔后足反应或跳跃反应可作为出现疼痛反应的指标。以产生疼痛反应的潜伏期为痛阈值,通过测定给药前后痛阈值的变化,评价药物的镇痛作用。

【实验对象】小鼠,体重$18\sim22g$,雌性。

【实验器材与药品】

1. 实验器材 电热板、鼠笼、天平、注射器(1ml)、针头、计时器。

2. 药品 0.1%盐酸吗啡溶液、2%水杨酸钠溶液、生理盐水、3%苦味酸溶液。

【实验步骤】

1. 筛选小鼠并测定正常痛阈 将小鼠放在预热至$(55\pm0.5)$℃的热板上,立即用计时器记录时间,密切观察小鼠的疼痛反应(舔后足反应或跳跃反应),以小鼠疼痛反应的潜伏期(从小鼠放在热板上到出现舔后足或跳跃反应的时间)为痛阈指标,记录痛阈时间值。每只小鼠测痛阈2次,每次间隔5分钟,取其平均值为正常痛阈(给药前痛阈)。以平均值在5~30秒为合格,筛选出合格小鼠15只。

2. 分组及给药 将筛选出的合格小鼠随机分为甲、乙、丙3组,每组5只,用3%苦味酸溶液编号并称重。甲组小鼠腹腔注射0.1%盐酸吗啡溶液0.15ml/10g(即15mg/kg),乙组小鼠腹腔注射2%水杨酸钠溶液0.15ml/10g(即300mg/kg),丙组小鼠腹腔注射生理盐水0.15ml/10g。

3. 测定给药后的痛阈 各小鼠在给药后20、60、90分钟各测定痛阈1次。对60秒内无痛反应的小鼠应立即取出,痛阈按60秒计算。

4. 记录实验结果,并按下列公式计算痛阈提高百分率,填入表3-9-1。计算出各组给药后各时间点的痛阈提高百分率的平均值和标准差,并进行统计学分析,评价两药的镇痛作用。

$$痛阈提高百分率=\frac{用药前痛阈}{用药后痛阈-用药前痛阈}\times100\%$$

(如用药后痛阈减去用药前痛阈为负数,则以零计算。)

表 3-9-1 盐酸吗啡和水杨酸钠对热刺激所致疼痛作用的比较

| 组别 | 小鼠编号 | 给药前痛阈(s) | 给药后痛阈(s) | | | 痛阈提高百分率(%) | | |
|------|----------|---------------|-------|-------|-------|-------|-------|-------|
| | | | 20min | 60min | 90min | 20min | 60min | 90min |
| 甲组 | 1 | | | | | | | |
| | 2 | | | | | | | |
| | 3 | | | | | | | |
| | 4 | | | | | | | |
| | 5 | | | | | | | |
| 乙组 | 1 | | | | | | | |
| | 2 | | | | | | | |
| | 3 | | | | | | | |
| | 4 | | | | | | | |
| | 5 | | | | | | | |
| 丙组 | 1 | | | | | | | |
| | 2 | | | | | | | |
| | 3 | | | | | | | |
| | 4 | | | | | | | |
| | 5 | | | | | | | |

【注意事项】

1. 雄性鼠可能因阴囊下垂,阴囊皮肤接触热板,并对疼痛较为敏感而影响实验结果,因此本实验应选用雌性小鼠。

2. 不同个体对热板刺激反应有不同表现,多数舔后足,故常采用舔后足为痛反应指标。有些动物反应易跳跃而不舔足,还有的小鼠只在热板上快速走动而不出现舔后足反应。舔后足反应为一保护性反应,而跳跃则为逃避反应,故实验中只宜取其一为指标,将发生其他反应的小鼠剔除。

3. 测定痛阈时,为防小鼠足部烫伤,一旦小鼠出现典型痛反应即应移离热板,60秒无痛反应也应立即移离热板。

4. 室温对此实验有一定影响,以 15～20℃为宜。过低时小鼠反应迟钝,过高则小鼠过于敏感,易引起跳跃,均会影响结果的准确性。

5. 热板反应有高位中枢参与,适合筛选和评价中枢性镇痛药,而外周性镇痛药在本模型上往往显示不出镇痛作用。另外,需要注意的是,一些非镇痛药如镇静药和肌松药等,在本模型上可出现假阳性结果。

【思考题】

联系实验结果比较吗啡和水杨酸钠的镇痛作用机制、特点以及临床应用。

### 二、化学刺激法——小鼠扭体法

【实验目的】学习化学刺激致痛模型的方法,比较盐酸吗啡和水杨酸钠的镇痛作用。

【实验原理】本实验属化学刺激致痛模型。将醋酸等化学刺激物质注入小鼠腹腔内,刺激脏层和壁层腹膜,引起深部较大面积较长时间的炎性疼痛,致使小鼠出现腹部内凹、躯干与后肢伸张,臀部高起等行为反应,称为扭体反应。该反应在注射后 15 分钟内出现频率高,故以注射后 15 分钟内发生的扭体次数或发生反应的小鼠数为疼痛定量指标,评价药物的镇痛作用。

【实验对象】小鼠,体重 18～22g,雌雄不限。

【实验器材与药品】

1. 实验器材　鼠笼、天平、注射器(1ml)、针头、小鼠灌胃针头。

2. 药品　0.1％盐酸吗啡溶液、4％水杨酸钠溶液、0.6％醋酸溶液、生理盐水、3％苦味酸溶液。

【实验步骤】

1. 取小鼠 15 只,随机分为甲、乙、丙 3 组,每组 5 只。用 3％苦味酸溶液进行小鼠编号并称重。甲组小鼠皮下注射 0.1％盐酸吗啡溶液 0.15ml/10g(即 15mg/kg),乙组小鼠灌胃给予 4％水杨酸钠溶液 0.15ml/10g(即 600mg/kg),丙组小鼠皮下注射生理盐水 0.15ml/10g。

2. 给药 30 分钟后,各小鼠腹腔注射 0.6％醋酸溶液 0.2ml/只。观察注射醋酸溶液后 15 分钟内发生扭体反应的小鼠数以及各小鼠发生的扭体次数,记录在表 3-9-2 和 3-9-3 中。分别按表中所给公式计算出各给药组的扭体反应抑制率,以及各组小鼠扭体反应次数的平均值和标准差,进行统计学分析,评价两药的镇痛作用。

表 3-9-2　腹腔注射醋酸后各组出现扭体反应的小鼠数

| 组别 | 实验鼠数(只) | 发生扭体反应的鼠数(只) | 扭体反应抑制率(％) |
|------|-------------|----------------------|-------------------|
| 甲 | 5 | | |
| 乙 | 5 | | |
| 丙 | 5 | | |

表中扭体反应抑制率(％)按下式计算:

$$扭体反应抑制率 = \frac{生理盐水组扭体小鼠数 - 给药组扭体小鼠数}{生理盐水组扭体动物数} \times 100\%$$

表 3-9-3　腹腔注射醋酸后各小鼠出现扭体反应的次数

| 组别 | 小鼠编号 | 扭体反应次数 |
|------|---------|-------------|
| 甲 | 1 | |
| | 2 | |
| | 3 | |
| | 4 | |
| | 5 | |

| 组别 | 小鼠编号 | 扭体反应次数 |
|------|----------|--------------|
| 乙 | 1 | |
| | 2 | |
| | 3 | |
| | 4 | |
| | 5 | |
| 丙 | 1 | |
| | 2 | |
| | 3 | |
| | 4 | |
| | 5 | |

**【注意事项】**

1. 醋酸溶液宜新鲜配制。

2. 室温宜恒定于 20℃，温度较低或高温时，小鼠扭体次数减少甚或不扭体。

3. 结果可采用"扭体"或"不扭体"小鼠数统计，亦可用扭体次数统计。

4. 本法是一种敏感、简便、重复性好的方法，中枢性镇痛药和外周性镇痛药在本模型上均可显示出镇痛作用。缺点是不能在同一动物进行时效分析，且缺乏特异性，不仅镇痛药有效，有些非镇痛药如中枢抑制药、利多卡因、阿托品等也可能出现阳性结果，必须结合其他实验结果，才能确定药物的镇痛作用。

**【思考题】**

结合实验结果，比较小鼠热板法和扭体法评价药物镇痛作用的异同点。

（朱　蕾）

# 第十章 尼可刹米对吗啡所致呼吸抑制作用的影响

【实验目的】学习常用的呼吸活动记录法,观察尼可刹米对吗啡所致呼吸抑制的对抗作用。

【实验原理】阿片类镇痛药吗啡具有呼吸抑制作用,且呼吸抑制的程度随剂量增加而增强,呼吸抑制是吗啡急性中毒致死的主要原因。该作用与其抑制脑干的呼吸中枢,降低中枢对血中 $CO_2$ 的敏感性,以及抑制脑桥呼吸调节中枢有关。呼吸兴奋药尼可刹米可直接或间接刺激颈动脉体化学感受器反射性兴奋呼吸中枢,增加呼吸中枢对 $CO_2$ 的敏感性,呼吸中枢受抑制时其兴奋作用更明显,故可对抗吗啡引起的呼吸抑制。

【实验对象】家兔,体重 $2\sim2.5kg$,雌雄不拘。

【实验器材与药品】

1. 实验器材　生理信号采集处理系统、计算机、兔固定箱、磅秤、鼻插管、铁支架、双凹夹、注射器(10ml)、针头。

2. 药品　1.5%盐酸吗啡溶液、2%尼可刹米溶液、液状石蜡。

【实验步骤】

1. 取家兔 1 只,称重后放置于兔固定箱内。将连以橡皮管的鼻插管涂上液状石蜡后插入家兔一侧鼻孔内,用胶布固定,使橡皮管的另一端与压力换能器相连。将压力换能器固定于铁支架上并将输出线连接于生理信号采集处理系统。待家兔呼吸平稳后,记录一段正常呼吸曲线。

2. 家兔耳缘静脉快速注射 1.5%盐酸吗啡溶液 3ml/kg(即 45mg/kg),记录呼吸曲线及呼吸变化,注意呼吸频率的改变。当出现明显的呼吸抑制时,立即缓慢静脉注射 2%尼可刹米溶液 2.5ml/kg(即 50mg/kg),观察家兔反应,记录呼吸曲线及呼吸变化,将实验结果填入表 3-10-1。

表 3-10-1　尼可刹米对吗啡所致呼吸抑制作用的影响

| 观察项目 | 给药前 | 注射盐酸吗啡溶液后 | 注射尼可刹米溶液后 |
|---|---|---|---|
| 呼吸曲线 | | | |
| 呼吸频率(次) | | | |

【注意事项】

1. 快速注射吗啡,以便血浆药物浓度能迅速达到引起呼吸抑制的浓度。

2. 注射尼可刹米的速度宜稍慢,否则可致惊厥。

【思考题】

1. 吗啡引起呼吸抑制的机理是什么?

2. 尼可刹米为什么能够对抗吗啡引起的呼吸抑制作用?使用时应注意什么?

（朱　蕾）

84

# 第十一章 麻醉药理学实验

## 第一节 普鲁卡因的传导麻醉作用

【实验目的】掌握传导麻醉方法,了解普鲁卡因的传导麻醉作用。

【实验原理】将局麻药注射到外周神经干活神经丛周围,可阻断神经冲动传导,使该神经支配区域产生麻醉作用。

【实验对象】蟾蜍

【实验器材与药品】

1. 实验器材 毁髓针、剪刀、镊子、脱脂棉、铁支架、铁夹、注射器(1ml),秒表,小烧杯,蛙板。

2. 药品 1%盐酸普鲁卡因,0.5%盐酸溶液。

【实验步骤】

1. 取蟾蜍1只,用毁髓针从枕骨大孔刺入向上破坏大脑。

2. 将蟾蜍仰卧固定于蛙板上,剖开胸腹腔,移去内脏,暴露两侧坐骨神经丛,用脱脂棉拭去胸腹腔内的体液。

3. 用铁夹夹住蟾蜍下颌部,将其悬吊在铁支架上。

4. 将两后肢趾蹼部浸入盛有0.5%盐酸溶液的小烧杯中,测定自浸入到引起缩腿反射所需的时间。当出现缩腿反射时,立即将趾蹼浸入清水中洗去盐酸,并擦干。

5. 在左侧坐骨神经丛(大腿背面内侧上1/3处)下面放置一个细小干棉球,然后用注射器向干棉球注入1%普鲁卡因溶液0.3ml,以另一侧后趾蹼作对照,给药后每隔5分钟将两趾蹼浸入盛有0.5%盐酸溶液的烧杯中,测定并记录两下肢缩腿反射的时间,共观察30分钟,将结果填入表3-11-1。

表3-11-1 普鲁卡因对蟾蜍缩腿反射的影响

| 注射点 | 药物 | 给药前缩腿反射时间(s) | 给药后不同时间缩腿反射 | | | | | |
|--------|------|----------------------|------|------|------|------|------|------|
| | | | 5min | 10min | 15min | 20min | 25min | 30min |
| 左后肢 | | | | | | | | |
| 右后肢 | | | | | | | | |

【注意事项】

1. 注射普鲁卡因的部位不要过高,以免引起对侧肢体麻醉。

2. 将后肢浸入盐酸溶液时,每次均应将整个趾蹼恰好浸入盐酸溶液中,浸入面积每次应一致,时间不超过30秒。

3. 每次用清水洗去足趾上的酸液后,均应用干纱布将足趾上的清水擦干。

【思考题】根据本次实验结果,分析传导麻醉法的特点和临床应用。

## 第二节　普鲁卡因和丁卡因表面麻醉作用比较

【实验目的】比较普鲁卡因和丁卡因的麻醉作用的影响。

【实验原理】局部麻醉药阻断神经细胞膜上电压门控钠通道,从而阻止神经冲动的产生和传导,产生局部麻醉作用。普鲁卡因对黏膜的穿透力弱,起效慢,作用时间短;丁卡因则黏膜穿透力强,作用迅速,持续时间长。

【实验对象】家兔,体重 $2.0 \sim 2.5 kg$,雌雄不拘。

【实验器材与药品】

1. 实验器材　兔固定盒,组织剪,加样器(1ml)。

2. 药品　1‰盐酸普鲁卡因,1‰盐酸丁卡因。

【实验步骤】

1. 取家兔 1 只,放入兔固定盒内,剪去上下眼睑睫毛。

2. 选用家兔坚硬胡须一根,轻触角膜上、中、下、左、右五处不同点,记录正常角膜反射(眨眼),全部阳性记为5/5,全部阴性记为0/5,依此类推。

3. 用拇指和食指将家兔左眼下眼睑往下拉,使结膜囊成杯状,并用中指压住鼻泪管。

4. 用 1ml 加样器取 0.5ml 1‰盐酸普鲁卡因,滴入结膜囊内,轻轻揉动下眼睑,使药液与角膜充分接触 1 分钟,然后任其溢流。

5. 同样方法在右眼内滴入等量的 1‰盐酸丁卡因。

6. 根据表 3-11-2 中的时间,测试角膜反射,比较两药麻醉作用有何区别。

表 3-11-2　普鲁卡因和丁卡因表面麻醉作用比较

| 眼 | 药物 | 用药前角膜反射 | 用药后角膜反射 | | | | | |
|---|---|---|---|---|---|---|---|---|
| | | | 5min | 10min | 15min | 20min | 25min | 30min |
| 左 | 普鲁卡因 | | | | | | | |
| 右 | 丁卡因 | | | | | | | |

【注意事项】

1. 家兔眼睫毛应提前剪短,以免测试时触及睫毛,引起眨眼反射。

2. 滴药时应压住鼻泪管,以防药液流入鼻泪管而吸收中毒。

3. 实验前后刺激角膜的兔须应用同一根,刺激力度一致。

4. 刺激角膜时兔须不可触及睫毛和眼睑,以免影响实验结果。

5. 除观察角膜反射外,也应注意观察用药后眼、眼睑有无痉挛、结膜有无充血水肿、角膜有无受损等毒性反应。

【思考题】根据本次实验结果,分析普鲁卡因和丁卡因的作用特点和用途。

## 第三节　肾上腺素对普鲁卡因浸润麻醉的增效作用

【实验目的】掌握浸润麻醉注射方法,观察肾上腺素对普鲁卡因浸润麻醉作用的影响。

【实验原理】普鲁卡因黏膜穿透力弱,起效慢,作用维持时间短。肾上腺素可使用药局部血管收缩,减少普鲁卡因的吸收,延长麻醉的作用时间。

【实验对象】豚鼠,体重 200～300g,雌雄不拘。

【实验器材与药品】

1. 实验器材　剪刀,刺激器,刺激电极,注射器(1ml),4 号针头,记号笔。

2. 药品　1%盐酸普鲁卡因,含 4μg/ml 盐酸肾上腺素的 1%盐酸普鲁卡因。

【实验步骤】

1. 取豚鼠 1 只,在背部两侧对称部位去毛,面积约 3cm² 区域。

2. 用刺激电极刺激去毛部位的皮肤,刺激参数为:频率 6Hz,波宽 10ms,双脉冲刺激,逐渐增加刺激电压,直至刺激皮肤处出现收缩反应为痛感指标,该刺激强度定为痛觉阈值。刺激方式按左、中、右、上、中、下顺序进行。

3. 在两侧剪毛区中心分别皮内注射(用 4 号针头刺入皮下组织,再反向刺入皮内)1%普鲁卡因和含 4μg/ml 盐酸肾上腺素的 1%盐酸普鲁卡因各 0.2ml,注射后该部位应出现皮丘。

4. 沿皮丘边缘用记号笔画圈标记,圆圈内为实验刺激区域。

5. 于给药后 5 分钟,10 分钟及以后每隔 10 分钟在标记圈内测其痛觉反应,共检测 60 分钟,将实验结果记入表 3-11-3,比较两种药物局麻的平均起效时间和平均持续时间,以及痛觉反应的阳性发生率。

表 3-11-3　肾上腺素对局部麻醉药的增效作用

| 注射点 | 注射药物 | 给药前痛觉阈值 | 给药后不同时间(min)痛觉阈值 | | | | | | |
|---|---|---|---|---|---|---|---|---|---|
| | | | 5 | 10 | 20 | 30 | 40 | 50 | 60 |
| 左侧 | | | | | | | | | |
| 右侧 | | | | | | | | | |

【注意事项】

1. 实验用的豚鼠体重不宜超过 300g,豚鼠过大,皮肤痛觉不敏感。

2. 豚鼠背部正中线附近皮肤较敏感,具有位置特异性,因此两种药物的注射点应对称,以使药效具有可比性。

3. 局部浸润注射要确保药液注入皮内,在局部形成皮丘。若药液注入皮下组织,会影响实验结果。

【思考题】根据本次实验结果,分析普鲁卡因溶液中加入少量肾上腺素的临床意义。

（王　芳　陈建国）

# 第四篇 作用于循环系统与血液系统的药物药理实验

## 第一章 强心苷对戊巴比妥钠引发急性心力衰竭的治疗

【实验目的】了解巴比妥类药物对心功能的影响；观察强心苷类药物对心功能不全的治疗作用。

【实验原理】中枢抑制药戊巴比妥钠等可抑制心肌功能，造成心肌收缩功能失调，使心肌收缩力降低 50%、左室 $\pm$dp/dt 降低 70%、心排血量降低 30%、中心静脉压升高。

【实验动物】家兔，2.5～3.0kg，雌雄不拘。

【实验器材和药品】

1. 实验器材　生物机能实验系统、恒速输液泵、吸尘器、手术器械（手术刀、剪毛剪、组织剪、眼科剪、眼科镊、止血钳）、动脉夹、注射器（5ml、10ml、20ml）、烧杯、针头、纱布、手术线、寸带、托盘、手术灯、家兔手术台。

2. 药品　毛花苷丙、0.2%肝素、生理盐水、20%乌拉坦溶液。

【实验步骤】

1. 取健康家兔，称重。以 20%乌拉坦溶液耳缘静脉注射 5ml/kg 麻醉，背位固定于手术台上，颈部及四肢的体毛剪去。

2. 沿家兔颈部正中切开皮肤，于气管两侧分离血管。分离左侧颈总动脉，用 2%肝素生理盐水排除颈总动脉插管内气泡，以免影响压力的传导，将连于压力换能器的动脉插管向心脏方向插入，测动脉血压（BP）。分离左侧颈外静脉并插管连接恒速输液泵，以备给药用。分离右侧颈总动脉，将连于压力换能器的心室导管向心方向插入左心室内，测定左室内压（LVSP）、左室舒张期末压（LVEDP），将 LVSP 信号经微分处理器，测定左室内压最大变化速率（$\pm$dp/dt）。

3. 用止血钳钝性分离气管，T 形剪开气管，插入气管插管并结扎固定，吸取气管插管内的分泌物保持气管通畅。调节小动物呼吸机，潮气量 12～15ml，呼一吸比为 1∶2，呼吸频率30～40 次/分钟，呼吸压力 1.5～2.5kPa。

4. 安放心电电极　手术完毕，于四肢皮下插入心电针电极，白色导线连接右上肢，黑色导线右下肢，红色导线左下肢，测定家兔 II 导联心电图（ECG）。

5. 毛花苷丙注射液用生理盐水按 1∶2 的比例稀释，备用。

6. 观察项目

（1）记录正常血流动力学各项指标：手术后稳定 10 分钟，生物功能实验系统记录 ECG、BP、LVSP、LVEDP、$\pm$dp/dt。

(2)复制心衰模型:开启恒速泵,以 3％戊巴比妥钠静脉恒速输入,输液速度为 0.5ml/min。以动脉平均压下降 40％～50％,±dp/dt 下降 70％为心衰模型复制成功,可停止给药。如有血压明显回升,可再输入药物,直到心衰模型稳定,准备抢救治疗。

(3)心衰模型复制成功后,采用静脉恒速给予西地兰溶液 1.0ml/min。连续输入药物,观察血流动力学各项指标 90 分钟内的变化,记录给药开始及结束时间。

(4)于心衰前、心衰期、给药(西地兰)后 10、20、30、45、60、90 分钟分别记录血流动力学各指标变化。

7. 实验结果计算

(1)药物治疗量:dp/dt 增至峰值 1/2 时的药物累计量。

(2)最大值有效量:dp/dt 增至峰值时的药物累计量。

【注意事项】

1. 恒速输液泵流速实验前已调好,实验中途不要随意变动,否则影响实验结果。

2. 复制心衰模型时,事先准备好治疗药物。

3. 动物个体差异大,血压下降太快出现意外,要及时抢救。

4. 压力换能器使用前要充满 0.2％肝素生理盐水,并注意相连的三通开关方向,防止血液回流到换能器中,如有血液,必须冲洗干净。

【思考题】

1. 强心苷对心衰的正性肌力作用有何特点?

2. 巴比妥类药物对心衰有何影响?

(纪影实)

# 第二章 强心苷对离体心脏的正性肌力作用

【实验目的】观察强心苷对离体心脏的正性肌力作用。

【实验原理】温血动物的离体心脏在恒温、充氧的洛氏液（Locke's）灌流下，能维持正常的搏动。灌注压使主动脉瓣关闭，灌流液通过主动脉内冠状血管开口，流入冠状血管，至腔静脉流出。从心脏插管侧枝注入药物，随灌流液很快到达心脏，可立即显现药物对心脏的作用。

【实验对象】Wistar 大鼠，体重 180～200g，雌雄不拘。

【实验器材与药品】

1. 实验器材　Langendorff 灌流装置，恒温浴槽，生物功能实验系统，蠕动泵，恒流泵，电子分析天平，蒸馏水，培养皿，烧杯，玻璃棒，注射器（5ml），眼科剪，眼科镊，血管夹等手术器械。

2. 药品　0.2%肝素，20%乌拉坦，0.01%毛花苷丙。

【实验步骤】

1. 配制洛氏液并过滤。洛氏液（Locke's）配方如下：

| 氯化钠 | 氯化钾 | 氯化钙 | 碳酸氢钠 | 葡萄糖 | 蒸馏水 |
|--------|--------|--------|----------|--------|--------|
| （NaCl） | （KCl） | （$CaCl_2$） | （$NaHCO_3$） | （Glucose） | （$H_2O$） |
| 9.0g | 0.42g | 0.24g | 0.1～0.3g | 1.0～2.5g | 加至 1000ml |

2. 调节恒温灌流装置　灌注装置使用前用循环水浴箱进行预热，心脏灌注的液体也经过蛇形管加热，以便将心脏的温度控制在（37±0.5）℃，将洛氏液倒入循环装置，尽可能排气泡并开始充氧，将盛有洛氏液的平皿置于冰上。

3. 离体心脏制备　大鼠腹腔注射 0.2%肝素 0.5ml/100g，腹腔注射 20%乌拉坦麻醉 0.5ml/kg 麻醉。将麻醉大鼠固定在实验台上，寻找解剖标志剑突，沿胸骨下缘剪开胸腔，轻轻剪开心包，游离心脏周围的结缔组织，并找到心底部的主动脉等血管结构。沿心底部迅速横断主动脉，将心脏取出并置入提前准备的装有洛氏液的平皿，轻轻挤去心腔中的残余血液，剪去多余组织，游离主动脉根部。在剪取心脏时，留取 2mm 以上的主动脉，以便将离体大鼠心脏悬挂于灌注装置上。

4. 修剪心脏，剪去多余的组织，在 30 秒内将心脏悬挂于 Langendorff 灌注装置上，并以 10ml/min 的流速向主动脉灌入 95%$O_2$-5% $CO_2$ 饱和的洛氏液。

5. 在大鼠心脏的左心房做一切口，将乳胶压力监测球囊缓慢通过切口并置入左心室。调节球囊容积将左室舒张末期压力（LVEDP）控制在 0～10mmHg 之间，然后保持球囊的容积固定不变。球囊的末端连接压力传感器并与电脑相连。

6. 稳定 10 分钟，采用生物机能实验系统记录左心室收缩压（LVSP）、左心室舒张末期压（LVEDP）、左心室内压上升最大速率（+dp/dt）及下降最大速率（-dp/dt）。

7. 从主动脉插管侧枝缓慢泵入强心苷，观察给药前、给药后 10、20、30、45、60、90 分钟的

LVSP、LVEDP 及±dp/dt 变化。

**【注意事项】**

1. 灌流液用洛氏液或 Krebs-Hensleit 液，必须新鲜蒸馏水配制。

2. 洛氏液使用之前过滤，用恒温水浴保持温度在(37±0.5)℃左右。

3. 灌流液必须恒定充满饱和氧气或 $95\%O_2$-$5\% CO_2$，灌流液应充满全部管道，开始灌流时，注意不要让气泡流入主动脉内，以免气体栓塞。

4. 动作要迅速，在 30 秒内将心脏悬挂于 Langendorff 灌注装置上。

5. 制备离体心脏时不要伤及窦房结，主动脉插管不宜过深，以免堵住冠状动脉口，更不要插入左心室内。

6. 灌流压力保持恒定，使灌流液面与心脏距离 50～80cm 高度。根据心脏大小调节一定高度。

**【思考题】**试述强心苷对在体和离体心脏的正性肌力作用的区别。

（纪影实）

# 第三章 强心苷中毒对心电图的影响及其解救

【实验目的】观察强心苷类药物对心电图的影响；理解利多卡因的抗心律失常作用。

【实验原理】强心苷抑制心肌细胞膜上 $Na^+$-$K^+$-ATP 酶,使 $Na^+$ 外流和 $K^+$ 内流减少,因而心肌细胞内缺钾,使细胞的静息电位或最大舒张电位减小,自律性提高,减慢传导速度而引起心律失常。中毒量的强心苷可引起暂时性除极化,导致异位节律,出现室性早搏。哇巴因对心脏的毒性表现为室性早搏(VP)、室性心动过速(VT)、室颤(VF)。利多卡因可轻度阻滞钠通道,促进 $K^+$ 外流,缓解心律失常。

【实验动物】豚鼠,300～350g,雌雄不拘。

【实验器材和药品】

1. 实验器材 生物信号采集处理系统,恒速输液泵,手术器械(手术刀、剪毛剪、组织剪、眼科剪、眼科镊、止血钳),动脉夹,注射器(5ml),烧杯,针头,纱布,手术线,手术灯,手术台。

2. 药品 0.0005％哇巴因,又称毒毛花苷 G,0.2％肝素,生理盐水,2％盐酸利多卡因溶液,20％乌拉坦溶液。

【实验步骤】

1. 取豚鼠 2 只,分为对照组和给药组。

2. 豚鼠称重,腹腔注射 20％乌拉坦溶液 5ml/kg 麻醉。待豚鼠角膜反射消失,腹部肌肉张力减退后,将豚鼠背位固定于手术台上,剪去颈部正中及四肢处的体毛。

3. 将豚鼠的四肢与心电电极相连,白色导线连接右上肢,黑色导线右下肢,红色导线左下肢,观察并记录一段正常的心电图(ECG)。

4. 切开颈部正中皮肤,在气管两侧钝性分离双侧颈外静脉,在颈外静脉下部穿两根线,一根结扎远心端,另一根近心脏端打活结备用,安装动脉夹。将一侧静脉剪口,并插管连接恒速输液泵,准备注射哇巴因;另一侧插管连接恒速输液泵。

5. 开启恒速输液泵,经颈外静脉持续输入哇巴因 5μg/min,密切观察心电图的变化,直至出现室早、阵发性室性心动过速,当出现持续心动过速时立即停止注射。记录哇巴因给药开始的时间、室早、阵发性室性心动过速、持续性室性心动过速等心律失常出现时间。给药组从另外一侧通路缓慢恒速输注 2％利多卡因 1.0ml/min,记录利多卡因给药开始的时间及 ECG 完全恢复正常的时间。对照组给予等容量的生理盐水。

6. 计算强心苷引起室早、室性心动过速时药物累计量,利多卡因抗心律失常的药物累计量。

【注意事项】

1. 恒速输液泵流速实验前已调好,实验中途不要随意变动,否则影响实验结果。

2. 仔细观察 ECG 的变化,严格掌握抢救指征。

3. 利多卡因的滴注速度宜慢,以免引起缓慢型心律失常。

【思考题】

1. 试述哇巴因引起心律失常的原理。

2. 试述利多卡因抗心律失常的原理。

(纪影实)

# 第四章　药物对大鼠心肌缺血再灌注损伤的影响

【实验目的】掌握大鼠急性心肌缺血再灌注损伤模型的建立方法,了解急性心肌缺血时心电图、血压、心肌梗死面积、血清酶学、病理学等指标的变化。

【实验原理】心肌梗死是严重危害人类健康的心血管疾病,也是主要致死因素之一。通过开胸结扎大鼠左冠状动脉前降支是最常用的心肌梗死模型制备方法。通过对受试药物的观察,了解药物治疗急性心肌缺血的效果,借此达到筛选抗心肌缺血药物的目的。

【实验动物】Wistar 大鼠,雄性,250~300g。

【实验器材和药品】

1. 实验器材　生物信号采集处理系统,生化分析仪,手术台,手术灯,常规手术器械,注射器(5ml),脱脂棉球,离心机,小动物呼吸机,恒温水浴箱,电子称,电子天平,开胸器,缝合针,缝合线。

2. 药品和试剂　20%氨基甲酸乙酯溶液,盐酸利多卡因注射液,0.2%肝素生理盐水,1%氯化三苯基四氮唑(TTC),伊文斯兰(Evens blue)染液,生理盐水,AST、CPK、LDH、SOD、MDA 检测试剂盒,硝酸甘油。

【实验步骤】

1. 将大鼠随机分为假手术组、模型组、治疗组。

2. 大鼠称重,腹腔注射 20%氨基甲酸乙酯溶液 0.5ml/100g 麻醉,待大鼠角膜反射消失,腹部肌肉张力减退后,将麻醉大鼠仰卧位固定于手术台,剪去颈部正中、左前胸、四肢处的体毛。

3. 将大鼠四肢与心电电极相连,白色导线连接右上肢,黑色导线右下肢,红色导线左下肢,观察麻醉后大鼠Ⅱ导联心电图。

4. 沿大鼠颈部正中切开皮肤,用止血钳钝性分离出气管,在气管旁边寻找右侧颈总动脉并分离,然后在右侧颈总动脉下部穿两根线,一根靠头端结扎,另一根靠心脏端打活结备用并安装动脉夹,然后将动脉剪口,插入连接压力换能器的颈总动脉插管,实时监测血压变化。

5. 沿大鼠气管剪一倒 T 形小口,插入气管插管并结扎固定,吸取气管插管内的分泌物保持气管通畅。调节小动物呼吸机,潮气量 8~12ml,呼－吸比为 1∶2,呼吸频率 60~70 次/分钟,呼吸压力 1.5~2.5kPa。

6. 沿大鼠剑突上方延体轴正中向颈部剪 2cm 左右开口,延胸肌走行方向用止血钳钝性分离使胸肌暴露肋骨,在第 4~5 肋间打开胸腔,立即将气管插管与呼吸机相连,观察大鼠胸部起伏幅度,保证呼吸压力为 1.5~2.5kPa。然后用开胸器牵拉肋骨,注意不要损伤肺部,以免大量出血,暴露心脏,破坏心包膜。稳定 30 分钟左右。

7. 造模前 20~30 分钟腹腔注射硝酸甘油 0.3mg/kg。

8. 轻按大鼠腹部,将心脏挤出胸腔,在肺动脉干与左心耳之间寻找左冠状动脉前降支主干,平左心耳下缘结扎左冠状动脉前降支,结扎动作要轻柔迅速,并使用活结,尽量减少对心脏的损伤,控制在 1 分钟内完成。结扎后将心脏放回胸腔。以Ⅱ导联 ST 段弓背向上抬高,持续

30 分钟以上作为模型成功的标志。一般缺血 30 分钟,再灌 2~4 小时。假手术组仅左冠状动脉下穿线不结扎。观察缺血和再灌期间血压、心电图等改变。

9. 再灌结束后,通过颈总动脉取血 5~8ml,然后将冠状动脉重新结扎,经颈总动脉缓慢静脉注射 2% Evens blue(EVB),2 分钟后处死动物,将心脏取出,用生理盐水洗净心脏内残血,剪下右心室,在结扎线下方将心脏切成大约 1~2mm 厚的心肌片 5 片,用生理盐水冲洗干净。心肌片被染成蓝色区域为有血流灌注区,未被染色区域为无血流灌注区,也称梗死危险区,对心肌片进行拍照。将 Evens blue 染色着色区域剔除,然后将 AAR 区心肌片放入 1% TTC 0.2M 磷酸盐缓冲液中,37℃染色 5 分钟,染色过程中不断摇动染色液使之与心肌充分接触,染色后立即用水冲洗掉多余的染料。梗死区不着色,非梗死区被 TTC 染为红色,对 TTC 染色后心肌片拍照。

10. 其他观察指标

(1)心电图和血压:一般Ⅱ导联心电图在缺血后 5 分钟表现为 ST 段明显抬高。心肌缺血后 5~20 分钟和再灌注 0~20 分钟期间是心律失常的集中发生区,尤其是室速和室颤等恶性心律失常发生时血压下降明显,严重影响心脏的血液灌注。

(2)心肌缺血与梗死范围的测量:将拍摄的照片经面积计算软件统计,计算出每片心肌片左心室面积(LV)、梗死区面积(infarction size,IS)。

$$心肌梗死面积(\%)=\frac{TTC\ 未染色面积和(IS)}{左心室总面积和(LV)}\times100\%$$

(3)血清酶学的测量:实验结束后大鼠腹主动脉取血,2500rpm 离心 10 分钟,取上清进行酶学检测,包括肌酸磷酸激酶(CK)、乳酸脱氢酶(LDH)、天冬氨酸转氨酶(AST)、超氧化物歧化酶(SOD)、丙二醛(MDA)等。

(4)病理组织学检查:将染色后的心肌片放入中性甲醛溶液中固定,进行后期的组织病理学检查。

【注意事项】

1. 结扎部位和深度是模型成功的关键,平左心耳根部进针,在肺动脉圆锥旁出针,深度为 0.3~0.5mm,缝线过浅易于脱落,血管结扎不完全,过深易致传导阻滞。

2. 注意严重心律失常,如室颤时常伴有血压迅速下降至 0,有些大鼠可自行恢复节律,当持续时间超过 30 秒仍未恢复者,可按压心脏和电刺激使其恢复心脏节律。

3. 连接压力换能器的颈总动脉插管使用前事先充满 2% 肝素生理盐水,以排除颈总动脉插管内气泡,以免影响压力的传导,并防止插管后血液在插管内凝固。

【思考题】

心肌缺血再灌注损伤的机制有哪些?

(纪影实)

# 第五章　药物对清醒肾型高血压大鼠的降压作用

【实验目的】学习肾动脉狭窄型高血压病理模型的制备及清醒大鼠血压测定的实验方法，观察药物对清醒肾型高血压大鼠的降压作用。

【实验原理】经手术方法造成大鼠肾动脉狭窄、肾缺血，引起肾素-血管紧张素-醛固酮系统的激活，造成持续稳定的血压升高。此模型可用于高血压发病机制研究以及抗高血压新化合物的活性筛选。

【实验对象】Wistar大鼠，体重180～200g，雌雄不拘。

【实验器材与药品】

1. 实验器材　大鼠肾动脉银夹（内径0.2mm）、手术消毒器械包、大鼠固定台、手术剪、眼科剪、眼科镊、蚊式止血钳、动静脉插管（PE-50）、气管插管、血压传感器、1ml注射器、生物功能实验系统、小动物电子秤、棉球、丝线、挑针、塑料垫板等。

2. 药品　0.1%卡托普利、4%戊巴比妥钠溶液、生理盐水、肝素生理盐水（100～200U/ml）。

【实验步骤】

1. 肾动脉狭窄性高血压病理模型制备

此手术全过程为无菌操作，所用器械均按外科无菌要求消毒。

大鼠称重后腹腔注射戊巴比妥钠40mg/kg，麻醉后俯卧位固定在鼠台上，去背毛，碘酒、酒精消毒，铺孔巾。在脊柱左侧，从肋下缘往下切开皮肤约3cm。用小号止血钳从腰肌和腹肌交界处分开，即可暴露出肾脏，仔细分离肾动脉，将内径为0.2mm的银夹套上后，依次缝合肌肉、皮肤。碘酒消毒伤口，放回动物笼。术后前三天注射青霉素G40 000U/100g。饲养、饮用生理盐水2～3周后，动物血压升高达峰值（约150mmHg），以后趋于稳定，即可用作实验性病理模型。

2. 清醒大鼠血压测定

取按上述方法制备的肾动脉狭窄型高血压大鼠，称重，使大鼠吸入乙醚处于浅麻醉状态，作颈动、静脉插管，将动脉导管结扎线结扎固定在紧靠附近的肌肉组织上。用钝头钢针塞住导管长端开口（或熔封导管开口），在颈部背侧作一长约0.5cm的皮肤切口，用小号弯形止血钳穿入该切口，朝对侧作颈动脉插管手术之正中切口方向推进。在皮肤与皮下组织间穿行，直至达对侧切口处，以止血钳尖端作引导，夹住导管回抽，将导管引出背侧皮肤。同法将静脉导管引出，检查并确认导管无扭曲，畅通后，作进一步结扎固定，缝合皮肤伤口，将动物放入特制清醒大鼠活动盒中，待大鼠清醒、自由活动后，将动脉导管连接到压力换能器即可进行实验。稳定记录血压10分钟后，缓慢静脉注射0.1%卡托普利1～2mg/kg。记录给药前后收缩压与舒张压变化。

【注意事项】

1. 肾动脉狭窄型高血压是否形成，常以血压较正常文献值（～110mmHg）增高25%以上为判断标准。

2. 银夹置于靠腹主动脉的 1/3 部位,成功率高;凹面朝腹侧以免脱落。

**【思考题】**

除肾动脉狭窄型高血压模型外,还有哪些病理性高血压实验模型可供使用?

（张　政　胡长平）

# 第六章　抗高血压药物对离体血管平滑肌的作用

【实验目的】学习离体动脉条实验方法,观察硝苯地平、维拉帕米对家兔离体主动脉条的作用。

【实验原理】$Ca^{2+}$在血管平滑肌兴奋-收缩耦联中起着耦联的作用。硝苯地平、维拉帕米可阻滞血管平滑肌细胞$Ca^{2+}$内流,舒张血管平滑肌,产生扩血管作用。在血管平滑肌上存在有高$K^+$激活的电压依赖性钙通道和去甲肾上腺素激活的受体调控性钙通道。采用离体兔主动脉螺旋条实验,通过张力换能器将药物作用于血管条产生的张力变化转换为电变化,用计算机生物信号记录系统以曲线的形式记录下来,即能反映两药对高$K^+$或去甲肾上腺素处理后平滑肌舒张与收缩的影响,并初步分析两药对血管钙离子通道的阻滞作用。

【实验对象】家兔,体重1.5～2.5kg,雌雄不拘。

【实验器材与药品】

1. 实验器材　离体实验装置(离体平滑肌槽)一套(包括麦氏浴管、万能支架、恒温水浴等)、生物功能实验系统、张力换能器、微量加样器、双凹夹、小烧杯、培养皿、通气钩、眼科剪、眼科镊。

2. 药品　$1\times10^{-5}$M维拉帕米溶液、$1\times10^{-4}$M硝苯地平溶液、$5\times10^{-5}$M去甲肾上腺素溶液、4M氯化钾溶液、克氏液。

【实验步骤】

1. 取家兔1只,耳缘静脉4%戊巴比妥钠40mg/kg麻醉。打开胸腔,暴露心脏,分离主动脉。从近心脏处剪取主动脉,置于培养皿(内置通以氧气的克氏液)中,仔细剔除血管周围组织,并将主动脉轻轻套在粗细相当的皮棒上,用眼科剪将主动脉条剪成宽4mm,长3～4cm的螺旋形条片。

2. 主动脉条两端分别穿线结扎,一端固定在离体器官恒温浴管的L形通气钩上,另一端固定在张力传感器上,调节前负荷为2g。浴管内盛有$(37\pm1)$℃克氏液20ml,连续通入95%$O_2$+5%$CO_2$(图4-6-1),稳定30分钟。

3. 记录主动脉条正常收缩曲线后,按下列顺序给药

(1)加入4M氯化钾0.1ml,待收缩达最大反应时停止记录,用克氏液反复冲洗标本3次。

(2)待收缩曲线恢复至加药前水平后,加入$1\times10^{-4}$M硝苯地平0.1ml,15分钟后重复步骤(1),记录主动脉条收缩曲线。

4. 更换主动脉条标本,稳定后,描记正常收缩曲线,按下列顺序给药

(1)加入$5\times10^{-5}$M去甲肾上腺素0.1ml,待作用达高峰时停止记录,用克氏液反复冲洗标本3次。

(2)待收缩曲线恢复到加药前水平,加入$1\times10^{-5}$M维拉帕米0.2ml,15分钟后重复步骤

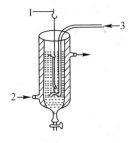

**图4-6-1　家兔离体主动脉条装置**
1. 张力换能器;2. 恒温水浴;3. 氧气

（1），记录主动脉条收缩曲线。

　　5. 分析主动脉条收缩曲线变化与药物的关系。

【注意事项】

　　1. 血管标本勿用手拿，应用镊子轻轻夹起，且不可用力牵拉，亦不可在空气中暴露过久，以免失活。

　　2. 克氏液必须新鲜配制。

　　3. 输入浴管气泡宜小而均匀。

【思考题】

　　1. 从本实验结果，分析维拉帕米、硝苯地平的抗高血压作用机制。

　　2. 硝苯地平治疗高血压的特点。

（张　政　胡长平）

# 第七章　普萘洛尔对抗肾上腺素诱发家兔心律失常的作用

【实验目的】学习肾上腺素诱发家兔心律失常的方法,观察普萘洛尔对肾上腺素诱发心律失常的对抗作用。

【实验原理】大剂量的肾上腺素可提高心肌的自律性而导致心律失常(室性早搏、室性心动过速、心室颤动)。

【实验对象】家兔,2.5～3.0kg,雌雄不拘。

【实验器材与药品】

1. 实验器材　生物信号采集处理系统、心电图机、人工呼吸机、婴儿称、秒表、兔手术台、注射器(20ml)。

2. 药品　20％乌拉坦、1∶5000肾上腺素、1％普萘洛尔。

【实验步骤】

1. 家兔用20％乌拉坦5ml/kg进行耳缘静脉注射麻醉。

2. 采用生物信号采集处理系统记录正常Ⅱ导心电图,将针形电极分别插入四肢皮下,连接顺序为:红色电极→右前肢;绿色电极→左后肢;黑色电极→右后肢。将电极另外一端连接至生物信号采集处理系统采集相应通道。

3. 从兔耳缘静脉快速注射1∶5000肾上腺素0.5ml/kg,分别在注射后立即、30秒、1分钟、3分钟、5分钟时描记心电图,观察并记录室性早搏、二联律等室性心律失常心电图。待恢复窦性心律5分钟后,从耳缘静脉注射1％普萘洛尔0.5ml/kg,记录1分钟后,按前面方法给予肾上腺素,观察记录心电图变化。

【注意事项】

1. 肾上腺素诱发的心律失常持续时间较短,需及时观察精确记录心律失常发生时间和持续时间。

2. 实验也可分为预防给药组和对照组,给药组在注射肾上腺素前静脉给予普萘洛尔,比较两组在心律失常发生及持续时间上的差别。

【思考题】

普萘洛尔主要用于何种心律失常的治疗? 作用机制和作用特点是什么?

(张　妍)

# 第八章 利多卡因对哇巴因诱发心律失常的治疗作用

【实验目的】学习哇巴因诱发心律失常的方法,观察利多卡因对哇巴因诱发心律失常的治疗作用。

【实验原理】哇巴因抑制心肌细胞膜上的 $Na^+$-$K^+$-ATP 酶,使心肌细胞内缺 $K^+$,心肌细胞静息电位、最大舒张电位绝对值减少,引起心室肌自律性增高,导致心律失常。

【实验对象】家兔,2.5~3.0kg,雌雄不拘。

【实验器材与药品】

1. 实验器材　生物信号采集处理系统、心电图机、人工呼吸机、兔手术台、注射器(20ml)。

2. 药品　20％乌拉坦、0.01％哇巴因、0.5％利多卡因。

【实验步骤】

1. 家兔称重后,耳缘静脉注射 20％乌拉坦 5ml/kg 麻醉,背位固定于兔手术台上。

2. 采用生物信号采集处理系统记录正常Ⅱ导心电图,将针形电极分别插入四肢皮下,连接顺序为:红色电极→右前肢;绿色电极→左后肢;黑色电极→右后肢。将电极另外一端连接至生物信号采集处理系统采集相应通道。

3. 家兔耳缘静脉注射 0.01％哇巴因 0.15ml/kg,记录给药后 30 秒、1 分钟、3 分钟、5 分钟、7 分钟、9 分钟、10 分钟的心电图,如 10 分钟未出现心律失常,再适当增量直至出现心律失常为止,立刻静脉注射 0.5％利多卡因 1ml/kg,按上述时间重复记录心电图变化,观察利多卡因的抗心律失常作用。

【注意事项】

1. 利多卡因要稀释到 0.5％,且应缓慢静脉注射,否则可引起利多卡因中毒,造成动物死亡。

2. 哇巴因诱发的心律失常以频发室性早搏和室性心动过速为多见。

【思考题】

利多卡因主要用于何种心律失常？机制和作用特点是什么？

（张　妍）

# 第九章　普萘洛尔和奎尼丁对氯化钡诱发心律失常的预防作用

【实验目的】学习氯化钡诱发心律失常的方法,观察普萘洛尔和奎尼丁对氯化钡诱发心律失常的预防作用。

【实验原理】氯化钡增加浦氏纤维 $Na^+$ 内向电流,提高最大舒张期电位除极化速率而诱发心律失常。

【实验对象】大鼠 220～250g,雌雄不拘。

【实验器材与药品】

1. 实验器材　人工呼吸机、心电图机、生物信号采集处理系统、大鼠手术台、注射器(1ml)。

2. 药品　10%水合氯醛、0.3%氯化钡、0.1%普萘洛尔、0.5%奎尼丁、生理盐水。

【实验步骤】

1. 取大鼠 3 只,称重,编号。

2. 大鼠腹腔注射 10%水合氯醛 0.75～1ml/kg,麻醉后背位固定于大鼠手术台上,作股静脉插管。

3. 采用生物信号采集处理系统记录标准电压和Ⅱ导心电图,将针形电极分别插入四肢皮下,连接顺序为:红色电极→右前肢;绿色电极→左后肢;黑色电极→右后肢。将电极另外一端连接至生物信号采集处理系统采集相应通道。

4. 取两只大鼠分别于静脉导管给予 0.1%普萘洛尔 2ml/kg 和 0.5%奎尼丁 2ml/kg,另一只静脉给予等容积生理盐水作为对照,然后分别记录给药后 1、3 和 5 分钟的心电图。

5. 5 分钟后静脉注射氯化钡 0.67～1.32ml/kg,立即记录心电图,随后记录给药后 15 秒、30 秒及 1、3、5、10、15、20 和 30 分钟的心电图,观察并记录室性早搏、二联律、室速、室颤等室性心律失常发生频率及持续时间,同时观察并记录动物的存活情况。

【注意事项】

1. 氯化钡需新鲜配制,快速注入。

2. 普萘洛尔和奎尼丁需缓慢静注。

3. 心律失常大多发生在静注氯化钡过程中或注射后 30 秒时,需注意观察。

4. 水合氯醛有时也可引起心律失常。

【思考题】

比较普萘洛尔和奎尼丁治疗心律失常的作用特点?

(张　妍)

# 第十章　枸橼酸钠和肝素的体外抗凝血作用

【实验目的】学习体外试管法观察枸橼酸钠和肝素的体外抗凝血作用。

【实验原理】枸橼酸钠的枸橼酸根与血中钙离子形成难解离的络合物,降低血中钙离子含量而抑制凝血过程,常用作体外抗凝剂。

肝素通过催化血浆中抗凝血酶Ⅲ(AT-Ⅲ)对一些凝血酶和凝血因子的相互作用,"封闭"凝血因子活性中心,发挥显著的抗凝作用。其明显增强 AT-Ⅲ 与凝血酶的亲和力,加速凝血酶失活。AT-Ⅲ可抑制内源性和共同通路活化的凝血因子,使凝血酶、因子Ⅸa、Ⅹa、Ⅺa、Ⅻa失活,产生强大的体内、体外抗凝血作用。

【实验对象】家兔,2～3kg,雌雄不拘。

【实验器材与药品】

1. 实验器材　试管(内径 8mm)、试管架、刻度吸管或加样器、长玻棒、注射器(10ml)、恒温水浴、计时器。

2. 药品:4%枸橼酸钠溶液、4U/ml肝素溶液、生理盐水、3%氯化钙溶液。

【实验步骤】

1. 取试管 6 支标号,每样本做双份重复实验。按照标号顺序依次在每 2 支中分别加入生理盐水 0.1ml,4%枸橼酸钠溶液 0.1ml 和 4U/ml 肝素溶液 0.1ml,备用。

| 实验分组<br>(试管标号) | 第一组<br>(1.2) | 第二组<br>(3.4) | 第三组<br>(5.6) |
|---|---|---|---|
| 各组试剂 | 生理盐水 0.1ml | 枸橼酸钠溶液 0.1ml | 肝素溶液 0.1ml |
| 新鲜兔血 | 0.9ml | 0.9ml | 0.9ml |
| 处理与计时 | 混匀,37±0.5℃恒温水浴中,启动计时器。 | | |
| 观察凝血 | 血液凝固(时间) | 血液不凝 | 血液不凝 |
| 再处理观察凝血 | | 氯化钙溶液　3滴 | 氯化钙溶液　3滴 |

2. 取家兔 1 只,用心脏穿刺取血法取血 6ml。在上述 6 只试管中各加入 0.9ml 兔血,充分混匀后,放入(37±0.5)℃恒温水浴中,启动计时器。

3. 每间隔 30 秒将试管轻轻倾斜,观察血液从流动到凝固状态的变化,直至加入生理盐水的试管缓慢倒置时,血液不流动呈现血液凝固为止。

4. 如果枸橼酸钠溶液和肝素溶液实验组试管不出现凝血现象,再各加入 3%氯化钙溶液 3 滴,混匀,再次观察凝血现象,记录结果,并比较生理盐水、枸橼酸钠溶液和肝素溶液实验组的凝血时间。

【注意事项】

1. 家兔心脏穿刺采血应迅速、准确,避免血液在注射器内凝固,并尽量减少组织液和气泡混入。可用家兔麻醉行颈动脉分离,置管采血法。必要时,对采血针头,注射器和盛血容器进行硅化表面处理防止凝血。

2. 体外试管法实验需选用标准的试管,要求试管质量,尤其是试管直径粗细均匀。试管质量或直径大小与凝血时间有一定关系。

3. 应尽量缩短从采血到将试管置于恒温水浴的时间。但将兔血加入备用试管时,要轻轻将药物溶液和血液充分混匀,使药物溶液与血液及时产生效应。

4. 恒温水浴的温度应控制好,过高或过低均可使凝血时间延长。

5. 在倾斜试管时,动作要轻,倾斜度应尽量小(<30°),以减少血液与管壁的接触。

【思考题】

1. 试比较肝素和枸橼酸钠的抗凝血作用特点。

2. 枸橼酸钠用于采血,患者在输血量大时会产生抽搐,用什么药物防治?

3. 肝素应用过量引起的出血用何药对抗?为什么?

(林明栋)

# 第十一章 药物对双香豆素抗凝作用的影响

【实验目的】学习低凝血症的动物模型的建立方法,用于观察促凝血药物对双香豆素抗凝作用的影响。

【实验原理】利用口服抗凝药双香豆素制作低凝血症动物模型,观察促凝血药维生素 $K_1$ 的作用。

【实验对象】小鼠,体重 $18\sim22g$,性别相同。

【实验器材与药品】

1. 实验器材 鼠笼,小动物电子秤,注射器(1ml),小鼠灌胃器,毛细玻管(内径 1mm,长度 10cm)和(或)载玻片,大头针,计时器,棉球。

2. 药品 0.25%双香豆素混悬液、0.1%维生素 $K_1$ 溶液、蒸馏水、生理盐水。

【实验步骤】

1. 取小鼠 6 只,称重,编号,随机分为甲、乙、丙 3 组,每组 2 只。甲组小鼠灌胃给予蒸馏水 0.2ml/10g,乙、丙组小鼠灌胃给予 0.25%双香豆素混悬液 0.2ml/10g,记录低凝血症动物模型制作的开始时间。16 小时后,甲、乙组小鼠分别腹腔注射生理盐水 0.2ml/10g,丙组小鼠腹腔注射 0.1%维生素 $K_1$ 溶液 0.2ml/10g。

2. 低凝血症模型制作 24 小时后,采用毛细玻管法或玻片法测定凝血时间。

(1)毛细玻管法:左手固定小鼠,右手持毛细玻管,刺入小鼠眼内眦部,使血液注满玻管后迅速拔出,并启动计时器。每隔 30 秒折断玻管 0.5~1.0cm,并轻轻向左右拉开,观察到有血丝出现时,即为小鼠的毛细玻管法凝血时间,正常值一般为 2~7 分钟。

(2)玻片法:固定小鼠,用眼科弯镊迅速摘除小鼠一侧眼球,即有血液流出,于载玻片两端各滴血,形成直径约 5mm 血滴。启动计时器,每隔 30 秒用洁净的大头针自血滴边缘向中间挑动一次,直至针头挑出血丝(纤维蛋白丝)为止。此时,挑另一侧的血滴验证。取两端平均值为该小鼠的玻片法凝血时间。

汇总各组实验结果,计算 3 组小鼠的平均凝血时间,并进行均数之间差异的显著性检验,评价药物对凝血时间的影响。

【注意事项】

1. 模型制作前,小鼠应禁食 2~4 小时。

2. 吸取双香豆素混悬液时要充分摇匀,避免给药量的误差对模型的影响。

3. 应通过预实验优化模型制作方式,如多次给药加速模型的制作周期,便于实验课的准备和实际操作的进行。

4. 凝血时间受室温影响,温度越低凝血时间越长。本实验最好在 15~25℃恒温的实验室内进行。

5. 毛细玻管采血后不宜长时间拿在手中,以免体温影响凝血时间。

6. 玻片法在每次挑血滴时,不应从各个方向多次挑动,以免影响纤维蛋白形成。

【思考题】

根据实验结果分析双香豆素和维生素 $K_1$ 对凝血时间的影响及其作用机理、临床用途。

(林明栋)

# 第五篇 作用于内脏系统的药物药理实验

## 第一章 呋塞米与高渗葡萄糖对家兔的利尿作用

【实验目的】了解急性利尿药实验的方法,观察呋塞米和高渗葡萄糖的利尿作用。

【实验原理】通过收集给药前后单位时间的尿量,计算单位时间内尿量增加的毫升数,分析利尿药的起效时间及作用维持时间。呋塞米是高效利尿药,又称速尿、呋喃苯胺酸,主要作用于髓袢升支粗段的上皮细胞,阻断此段管腔膜上的 $Na^+$-$K^+$-$2Cl^-$ 同向转运体,导致管腔内的 $Na^+$、$K^+$、$Cl^-$ 浓度升高,尿液浓缩功能下降,间质液渗透压随之下降,从而降低肾对尿液的稀释功能,产生强大的利尿作用。高渗葡萄糖为渗透性利尿药,近曲小管对葡萄糖的重吸收是有一定的限度的,该限度为肾糖阈。当一次大量静注 50％葡萄糖溶液,超过其重吸收的极限,便可以在管腔液中形成高渗透压,多余的葡萄糖随尿排出,同时带走大量的水产生利尿作用。但是,葡萄糖可从血管中扩散到组织中,且易被代谢利用,故作用较弱。

【实验对象】家兔,体重 2～3kg,雌雄不拘。

【实验器材与药品】

1. 实验器材 手术器械一套、兔箱、兔手术台、兔开口器、导尿管(灌胃用)、电子秤、量筒、烧杯、10ml 注射器、膀胱插管、记滴装置。

2. 药品 20％乌拉坦溶液、1％呋塞米溶液、50％葡萄糖注射液、生理盐水。

【实验步骤】

1. 取家兔一只,称重后置于兔箱中,灌胃给予约 37℃温水 40ml/kg。20 分钟后,自耳缘静脉注射 20％乌拉坦溶液 5ml/kg 麻醉,将兔背位交叉固定在手术台上。

2. 剪去下腹兔毛,自趾骨联合向上沿中线作 4cm 长的皮肤切口,沿腹白线切开腹壁即见膀胱。用止血钳将膀胱引出创口外。此时在膀胱外壁两侧可看到输尿管及其入口。在膀胱顶(尖端处)分别用两止血钳夹住,在两止血钳中间夹破膀胱壁,注意切勿损伤血管。插入膀胱插管,用粗线结扎切口固定插管。用注射器自膀胱插管的侧支橡皮管注入生理盐水,使之充满插管及膀胱。此时可见膀胱插管针头处有液体流出,排尽插管内的气泡,关闭侧支橡皮管上的三通,将插管平放,注意勿使膀胱壁紧贴插管内口,将橡皮管针头接入记滴装置。

3. 自耳缘静脉注射 50％葡萄糖 5ml/kg,每 5 分钟收集并记录一次尿量,连续 6 次。给予生理盐水以补充排出的尿量,待尿量恢复正常后,再静脉注射给予 1％呋塞米溶液 0.4ml/kg,同样每隔 5 分钟收集并记录一次尿量,连续 6 次,将结果填入表 5-1-1 中。

表 5-1-1　给药前后不同时间的尿量

| 注射药物 | 不同时间(min)尿量(ml) | | | | | |
|---|---|---|---|---|---|---|
| | 5 | 10 | 15 | 20 | 25 | 30 |
| 给药前 | | | | | | |
| 50%葡萄糖 | | | | | | |
| 1%呋塞米溶液 | | | | | | |

单位时间内增加尿量$(ml)=$给药后单位时间内尿量$-$给药前单位时间内尿量

【注意事项】

1. 膀胱切口要注意避开血管,且切口一定要切开脏层;膀胱插管的结扎线勿扎住输尿管。

2. 静注高渗葡萄糖和呋塞米溶液后,一般分别在 1～2 分钟和 3 分钟即发挥利尿作用,如无尿滴出,应检查导管内是否凝血或输尿管扭曲。

3. 需等前一药物作用基本消失,尿量恢复正常后方可以注入后一种药物。

【思考题】

1. 利尿药和脱水药的定义各是什么? 本实验能不能看出二者的区别?

2. 本实验的给药顺序能否颠倒? 为什么?

（铁　璐）

# 第二章  药物对胃酸分泌的影响

【实验目的】观察注射用兰索拉唑对幽门结扎诱导的急性胃溃疡的治疗作用。

【实验原理】胃酸由胃黏膜的壁细胞所分泌,各种神经和体液因子,如乙酰胆碱、组胺和胃泌素均能作用于壁细胞的相应受体,激活环腺苷酸,作用于质子泵($H^+$-$K^+$-ATP 酶)促进胃酸分泌。兰索拉唑在壁细胞分泌小管内的酸性环境中,形成活性亚磺酰胺代谢物,这些活性代谢物将质子泵的巯基氧化,使其失活,抑制胃酸分泌的最后环节,胃液 pH 值升高。

【实验对象】Wistar 大鼠,体重 200～220g,雌雄不限。实验前禁食 36 小时,不禁水。

【实验器材与药品】

1. 实验器材  剪刀、止血钳、小镊子、眼科剪、手术线、酒精棉球、干棉球、纱布、注射器(1ml、20ml)、离心管(10ml)、小烧杯、大头针、pH 测定仪,相机等。

2. 药品  0.9％生理盐水注射液、0.3％和0.6％注射用兰索拉唑、10％甲醛溶液、10％水合氯醛。

【实验步骤】

1. 取大鼠 3 只,称重、编号,分为生理盐水组、兰索拉唑低剂量组和兰索拉唑高剂量组。

2. 大鼠腹腔注射 10％水合氯醛 3ml/kg 麻醉,麻醉后仰卧位固定于大鼠手术台。剪去胸骨剑突向下 5cm 范围的鼠毛,酒精消毒剪毛部位。低剂量组大鼠舌下静脉注射 0.3％兰索拉唑 1ml/kg,高剂量组大鼠舌下静脉注射 0.6％兰索拉唑 1ml/kg,生理盐水组大鼠舌下静脉注射生理盐水 1ml/kg。

3. 行腹部正中切口,找到胃幽门部位,在幽门和十二指肠交界处完全结扎,缝合腹部切口,用酒精消毒手术野。

4. 手术后大鼠禁食禁水 18 小时,期间观察大鼠状态。然后腹腔注射 10％水合氯醛 3ml/kg 麻醉,麻醉后沿原手术切口剖开腹腔,结扎贲门,剪开幽门,收集胃液后,2000 转/分离心 10 分钟,取上清测定胃液量和胃液 pH 值。

5. 处死大鼠,再次结扎幽门端,取出全胃和食管,从食管注入 10％甲醛溶液 10ml 于胃内,结扎贲门,并将全胃浸泡在 10％甲醛溶液中。30 分钟后,沿胃大弯剪开并平展全胃,肉眼观察胃黏膜损伤程度,计算胃溃疡指数和溃疡抑制率。计算方法如表 5-2-1 和公式所示:

表 5-2-1  胃溃疡指数的判定

| 溃疡指数 | 肉眼可见的胃损伤 |
| --- | --- |
| 0 | 无 |
| 0.5 | 弥漫性充血 |
| 1 | 1 到 2 个小糜烂 |
| 1.5 | 3 到 6 个小糜烂 |
| 2 | 7 到 10 个小糜烂 |

续表

| 溃疡指数 | 肉眼可见的胃损伤 |
|---|---|
| 2.5 | 多于 10 个小糜烂 |
| 3 | 1 个明显的糜烂加上 0 到 4 个小糜烂 |
| 3.5 | 1 个明显的糜烂加上 5 个或更多的小糜烂 |
| 4 | 2 个明显的糜烂加上 0 到 4 个小糜烂 |
| 4.5 | 2 个明显的糜烂加上 5 个或更多的小糜烂 |
| 5 | 3 个或者更多明显的糜烂 |

小糜烂指溃疡长径＜2mm；明显溃疡指溃疡长径≥2mm

溃疡抑制率的计算：

$$溃疡抑制率＝[1－(给药组溃疡指数/模型组溃疡指数)]×100\%$$

6. 将实验结果记录于表 5-2-2。

表 5-2-2    药物对胃溃疡及胃酸分泌的影响

| 组别 | 溃疡指数 | 溃疡抑制率 | 胃液量 | 胃液 pH |
|---|---|---|---|---|
| 生理盐水组 | | | | |
| 兰索拉唑低剂量组 | | | | |
| 兰索拉唑高剂量组 | | | | |

【注意事项】

1. 大鼠麻醉要确切，以防舌下静脉给药时动物挣扎导致注射失败。

2. 收集胃液时，将麻醉大鼠的头部朝上，防止胃液从食管漏出。

【思考题】

根据本次实验结果，分析兰索拉唑治疗急性胃溃疡的机制。

（李　晶）

# 第三章　药物对肠蠕动的影响

【实验目的】观察硫酸镁、阿托品、新斯的明等药物对小鼠肠蠕动的影响。

【实验原理】胃肠道平滑肌的兴奋性、传导性和收缩性受神经和体液等多方面因素调节。药物可通过调节胃肠平滑肌的功能来治疗消化系统疾病。本实验通过比较多种药物对肠道平滑肌张力和肠蠕动速度的改变，了解药物对肠蠕动的影响。

【实验对象】小鼠，体重18～22g，雌雄不拘。实验前禁食12小时。

【实验器材与药品】

1. 实验器材　小鼠灌胃器、10ml注射器、电子天平、大烧杯、剪刀、眼科镊、量尺和棉球等。

2. 药品　20％硫酸镁溶液、0.02％硫酸阿托品溶液、0.03％甲基硫酸新斯的明溶液、生理盐水，以上溶液每100ml加墨汁2ml。

【实验步骤】

1. 取小鼠4只，称重、编号，分为生理盐水组、硫酸镁组、阿托品组和新斯的明组。

2. 生理盐水组小鼠灌胃给予生理盐水溶液0.2ml/10g；硫酸镁组小鼠灌胃给予20％硫酸镁溶液0.2ml/10g；阿托品组小鼠灌胃给予0.02％硫酸阿托品溶液0.2ml/10g；新斯的明组小鼠灌胃给予0.03％甲基硫酸新斯的明溶液0.2ml/10g。每只小鼠给药后立即记录开始时间。

3. 给药40分钟后，采用颈椎脱臼处死小鼠，立即打开腹腔，先观察肠管颜色、舒张或收缩，肠蠕动等情况3分钟，记录每分钟肠蠕动次数。然后将小肠从幽门到回盲部全部剪下，剔除肠系膜，将肠管拉成直线放于实验台上，测量小肠总长度及肠道内墨汁向前推动的最远距离，计算墨汁推进百分率，记录于表5-3-1。

墨汁推进率＝墨汁移动的距离(cm)/小肠总长度(cm)×100％

表5-3-1　药物对小鼠肠蠕动的影响

| 组别 | 墨汁推进率 | 观察到的现象 |
|---|---|---|
| 生理盐水组 | | |
| 硫酸镁组 | | |
| 硫酸阿托品组 | | |
| 新斯的明组 | | |

【注意事项】小鼠灌胃给药时切勿刺破食管或误入气管。

【思考题】根据实验结果，分析硫酸镁、阿托品和新斯的明影响肠蠕动的机理。

（李　晶）

# 第四章　硫酸镁和液状石蜡的导泻作用

**【实验目的】** 观察硫酸镁和液状石蜡的导泻作用。

**【实验原理】** 硫酸镁易溶于水,水中的镁离子和硫酸根离子均不易被肠壁所吸收,使肠道内渗透压升高,体内的水分向肠腔移动,使肠腔容积增加、肠壁扩张,从而刺激肠壁的传入神经末梢,反射性地引起肠道蠕动增加而导泻。因为是作用于全部肠段,因此导泻作用快且强。液状石蜡属于矿物油,不被肠道吸收,对肠道和粪便有润滑作用,亦可阻止粪便中的水分被肠壁吸收,起到软化粪便而发挥导泻作用。

**【实验对象】** 小鼠,体重18～22g,雌雄不拘。实验前禁食6小时以上,不禁水。

**【实验器材与药品】**

1. 实验器材　注射器(2.5ml,10ml)、小鼠灌胃器、剪刀、眼科镊、小鼠手术台、记号笔、量尺、棉球等。

2. 药品　卡红生理盐水溶液(1g卡红＋1.2g氯化钠溶于水至100ml)、卡红硫酸镁溶液(1g卡红＋10g硫酸镁溶于水至100ml)、卡红液状石蜡(0.1g卡红＋液状石蜡10ml,搅拌30分钟)。

**【实验步骤】**

1. 取小鼠3只,编号,分为卡红生理盐水组、卡红硫酸镁组、卡红液状石蜡组,每组小鼠分别灌胃给予相应药物0.5ml/10g体重。

2. 40分钟后将各组小鼠颈椎脱臼处死,固定于小鼠手术台上,沿腹正中线剖开腹腔,观察并比较各组肠蠕动和肠腔膨胀情况,记录每分钟肠蠕动次数。

3. 小心分离幽门部至直肠段肠系膜,将肠管拉直,测量各组小鼠肠管内卡红离开幽门的距离,并将结果记录于表5-4-1。

表5-4-1　硫酸镁和液状石蜡的导泻作用

| 组别 | 卡红离开幽门的距离 | 观察到的现象 |
|---|---|---|
| 卡红生理盐水组 | | |
| 卡红硫酸镁组 | | |
| 卡红液状石蜡组 | | |

**【注意事项】** 小鼠灌胃时不要误入气管或插破食管。

**【思考题】**

1. 硫酸镁导泻的原理和临床应用。

2. 液状石蜡导泻的原理。

（李　晶）

110

# 第五章 药物对大鼠的利胆作用

【实验目的】采用胆管引流法观察金胆片对大鼠的利胆作用。

【实验原理】肝脏分泌胆汁后储存于胆囊中,然后经胆总管流入十二指肠,从胆总管收集胆汁可反映胆汁的分泌与排泄,而胆汁分泌及排泄可反映肝脏功能是否正常。由于胆汁是人体消化系统分泌的重要消化液,如果胆汁的排泄产生障碍,则易造成胆囊炎和胆结石的产生。我国很多中药组方具有舒肝解瘀、软坚散结、利胆排石作用。本实验采用胆管引流法测定药物对正常大鼠胆汁量的影响,进而观察药物对大鼠的利胆作用。

【实验对象】Wistar 大鼠,体重 200~220g,雌雄不拘。实验前禁食 12 小时,不禁水。

【实验器材与药品】

1. 实验器材 大鼠手术台、剪刀、止血钳、小镊子、眼科剪、手术线、胆管插管、注射器(1ml、20ml)、离心管(10ml)、酒精棉球、干棉球、纱布、小烧杯等。

2. 药品 金胆片(规格:100mg/片)、生理盐水、10%水合氯醛。

【实验步骤】

1. 取大鼠 3 只称重,分为生理盐水组、金胆片低剂量组(100mg/kg)和金胆片高剂量组(200mg/kg)。

2. 大鼠腹腔注射 10%水合氯醛 3ml/kg 麻醉,仰卧位固定于手术台上,沿腹部正中线切开约 2cm,打开腹腔,在十二指肠降部肠系膜中找到白色透明韧性胆管,先分离出十二指肠乳头端的胆管约 2cm,再向肝脏方向插入直径 0.7~1mm 的塑料细管,待有淡黄色胆汁流出入管后,用丝线结扎导管引出腹腔,用 10ml 离心管收集胆汁,缝合腹腔,用盐水纱布覆盖,稳定 15~20 分钟。

3. 各组分别于十二指肠给予相应药物,收集给药后 0~1 小时、1~2 小时、2~3 小时三个时间段内胆汁流量,并进行组间比较(表 5-5-1)。

表 5-5-1 药物对胆汁流量的影响

| 组别 | 胆汁流量(ml) | | |
|---|---|---|---|
| | 0-1h | 1-2h | 2-3h |
| 生理盐水组 | | | |
| 金胆片低剂量组 | | | |
| 金胆片高剂量组 | | | |

【注意事项】

1. 大鼠开腹手术后,注意将伤口用纱布覆盖,保持体温。

2. 金胆片为片剂,使用前需充分研磨,然后加入适量生理盐水混合均匀再进行十二指肠给药。

【思考题】分析金胆片的利胆作用机制。

(李 晶)

111

# 第六章　可待因对小鼠咳嗽反射的抑制作用

【实验目的】通过化学刺激法的气雾吸入途径,使小鼠吸入辣椒素,刺激呼吸道黏膜化学感受器,反射性引起咳嗽。观察可待因对咳嗽反射的抑制作用,验证可待因的镇咳作用机制。

【实验原理】咳嗽反射属于防御性呼吸反射,咳嗽反射弧包括四个环节:(1)呼吸道神经末梢感受器,包括机械感受器、化学感觉器和肺牵张感受器。(2)传入神经,为迷走神经纤维。(3)延髓咳嗽中枢,位于延髓背侧部,邻近呼吸中枢。(4)传出神经,包括迷走神经传出纤维、喉上神经和脑神经。它们协同完成咳嗽运动。咳嗽反射起始于迷走传入神经的激活,目前认为至少有两种不同亚型的迷走神经纤维引起咳嗽反射,一种为低阈值的机械感受器纤维,对持续超阈值的机械刺激快速适应,称为快适应感受器纤维,是引起咳嗽反射的主要的迷走传入神经亚型;另一种迷走神经亚型为辣椒素敏感纤维,它类似于躯体感觉系统的伤害感受器感觉纤维,包括无髓鞘支气管肺 C 纤维和有髓鞘 Aδ 纤维,对机械刺激的阈值高,对化学刺激敏感,可直接或间接引起咳嗽。其中无髓鞘 C 纤维对辣椒素、枸橼酸等敏感。豚鼠枸橼酸法和小鼠辣椒素引咳法是常用的评价或筛选具有镇咳作用的动物模型。

可待因为中枢性镇咳药,可通过激动延髓孤束核阿片受体,抑制咳嗽中枢而产生镇咳作用。

【实验对象】ICR 或昆明种小鼠,体重 25～30g,雌雄不拘。

【实验器材与药品】

1. 实验器材　电子天平、生物信号采集系统、压力换能器、小鼠体积描记箱、超声雾化器、注射器(1ml)、记号笔。

2. 药品　辣椒素(用 10％ tween 80 和 10％乙醇以 1:1 溶解配制成 30$\mu$M)、0.15％盐酸可待因注射液、0.5％地西泮注射液、生理盐水。

【实验步骤】

1. 取小鼠 6 只,称重编号。首先每只鼠肌内注射 0.5％地西泮 5ml/kg,以减少小鼠活动对实验结果的干扰。实验时将小鼠放入特制的小鼠体积描记箱中,用压力换能器将小鼠呼吸频率和潮气量信号传入生物信号采集系统,稳定 1 分钟后,用超声雾化器以 1ml/min 雾化吸入 30$\mu$M 辣椒素 2 分钟。观察小鼠的自主活动、呼吸状态及特点,记录小鼠从雾化吸入开始后 3 分钟内的咳嗽次数。咳嗽次数小于 5 次/分钟或大于 40 次/分钟者弃之。

2. 间隔 2 天后,将筛选出来的合格小鼠随机分为 2 组,每组 1～3 只。可待因组小鼠腹腔注射 0.15％盐酸可待因注射液 0.1ml/kg;生理盐水组小鼠腹腔注射生理盐水 0.1ml/10g。给药后 1 小时按上述方法引咳,计数自雾化吸入开始后 3 分钟内的咳嗽次数,填入表 5-6-1,并计算咳嗽抑制率。

咳嗽抑制率(％)=(生理盐水组平均咳嗽次数-可待因组平均咳嗽次数)/生理盐水组平均咳嗽次数×100％

表 5-6-1　可待因对辣椒素引起小鼠咳嗽的抑制作用

| 组别 | 编号 | 体重 | 给药剂量 | 咳嗽次数 |
|------|------|------|----------|----------|
| 生理盐水组 | 1 | | | |
| | 2 | | | |
| | 3 | | | |
| 可待因组 | 1 | | | |
| | 2 | | | |
| | 3 | | | |

【注意事项】

1. 小鼠咳嗽评价标准以其腹肌收缩(缩胸)同时张大嘴为准,有时可有咳嗽声。

2. 小鼠腹腔注射时宜头低尾高,从左下腹进针,以避免损伤肝脏,也应避免将药液注入皮下、血管、肠腔或膀胱。

【思考题】

根据本次的实验结果,分析辣椒素诱导咳嗽的机制及可待因的影响。

（汤慧芳）

# 第七章 药物对豚鼠离体气管环的作用

【实验目的】学习离体豚鼠气管环的制备方法,观察药物对气管平滑肌的收缩或松弛作用,并分析药物的作用机制。

【实验原理】豚鼠离体气管平滑肌主要分布有 $\beta_2$ 受体、M 受体、$H_1$ 受体及半胱氨酰白三烯受体。$\beta_2$ 受体兴奋引起气管平滑肌舒张,M 受体、$H_1$ 受体及半胱胺酰白三烯受体兴奋引起气管平滑肌收缩。沙丁胺醇是 $\beta_2$ 受体激动药,可使平滑肌松弛。乙酰胆碱和组胺分别是 M 受体和 $H_1$ 受体的激动剂,可使平滑肌收缩。通过观察药物对离体气管平滑肌的松弛作用来评价药物的支气管扩张作用。

【实验对象】豚鼠,体重 $400\sim500g$,雌雄不拘。

【实验器材与药品】

1. 实验器材 生物信号采集处理系统、张力换能器、麦氏浴槽、恒温水浴箱、手术器械、培养皿、铁支架、双凹夹、棉线、注射器、记号笔。

2. 药品 氯乙酰胆碱(Ach)、$\beta_2$ 受体激动药沙丁胺醇、M 受体阻断药异丙托溴铵、2‰戊巴比妥钠。

3. Krebs-Henseleit(K-H)液(mM):NaCl 118,$CaCl_2$ 2.5,$MgSO_4$ 1.2,$NaHCO_3$ 24.9,$KH_2PO_4$ 1.2,KCl 4.7,glucose 5.6,pH=7.4。

【实验步骤】

1. 每只豚鼠称重后腹腔注射 2‰戊巴比妥钠 2.5ml/kg,深度麻醉后腹主动脉放血处死,然后迅速打开胸腔及颈部,取出气管,仔细剥离气管周围的结缔组织,用手术刀片沿软骨环将气管横切成约 5mm 左右的气管环,再用线将气管环结扎成一串,4 个气管环为一个标本。将标本固定于 20ml 麦氏浴槽中,另一侧气管环与张力换能器连接。静息张力 2g,并通过生物信号采集系统记录气管环的张力。麦氏浴槽中盛有 20ml K-H 液,并持续通 95% $O_2$+5% $CO_2$ 的混合气体,维持温度在 $(32\pm0.5)$℃,平衡 1 小时,其间每 20 分钟换液 1 次。

2. 标本平衡 1 小时后,加入 $3.0\mu M$ ACh,标本产生最大收缩反应(约 3 分钟)后,用 K-H 液反复冲洗标本 40 分钟。采用累积剂量加药法分别加入 $10^{-6}M$ ACh $200\mu l$,$10^{-5}\sim10^{-1}M$ ACh 各 $180\mu l$,使浴槽内 ACh 终浓度为 $10^{-8}\sim10^{-3}M$,如表 5-7-1 所示。观察并记录离体气管平滑肌在不同浓度 ACh 作用下收缩张力的变化(表 5-7-2),计算收缩百分比,建立 ACh 的收缩反应量效曲线。

3. 用 K-H 液冲洗气管环 3 次,每次 5 分钟。在浴槽内加入 K-H 液 20ml,稳定 20 分钟。加入 $10^{-3}M$ 异丙托溴铵 $200\mu l$ 预孵 5 分钟,同样按照上述累积剂量加药法加入 Ach,观察并记录离体气管平滑肌在不同浓度 ACh 作用下收缩张力的变化,计算收缩百分比。ACh 诱发的收缩反应以百分率表示,收缩百分率(%)=[(药后值-药前值)/第一次加入 $3\mu M$ ACh 的收缩最大值]×100。

4. ACh 预收缩达到平台,以其引起离体气管平滑肌收缩幅度为 100%。用累积剂量加药法加入异丙托溴铵,浓度从 $10^{-6}\sim10^{-1}M$,使浴槽内异丙托溴铵终浓度为 $10^{-8}\sim10^{-3}M$。观察并记录离体气管平滑肌在不同浓度异丙托溴铵作用下收缩张力的变化(表5-7-3),计算舒张百分比。实验结束时,加入$10^{-1}$M沙丁胺醇使标本达到最大舒张。

　　舒张百分率(%)=[(药后值－药前值)/沙丁胺醇的最大舒张值]×100。

　　实验数据以均值±SD表示。根据药物诱发的收缩或舒张反应量效曲线,分别计算$EC_{50}$值和$E_{max}$值。

**表 5-7-1　ACh 累积给药的顺序**

| 加药顺序 | 加药浓度及剂量 | ACh 终浓度(浴槽容积 20ml) |
|---|---|---|
| 1 | $10^{-6}$ M ACh $200\mu$l | $10^{-8}$ M |
| 2 | $10^{-5}$ M ACh $180\mu$l | $10^{-7}$ M |
| 3 | $10^{-4}$ M ACh $180\mu$l | $10^{-6}$ M |
| 4 | $10^{-3}$ M ACh $180\mu$l | $10^{-5}$ M |
| 5 | $10^{-2}$ M ACh $180\mu$l | $10^{-4}$ M |
| 6 | $10^{-1}$ M ACh $180\mu$l | $10^{-3}$ M |

**表 5-7-2　不同浓度 Ach 对离体气管环收缩张力的影响**

| 组别 | 不同浓度 Ach 处理后的张力(g) | | | | | | |
|---|---|---|---|---|---|---|---|
| | 加药前 | $10^{-8}$ M | $10^{-7}$ M | $10^{-6}$ M | $10^{-5}$ M | $10^{-4}$ M | $10^{-3}$ M |
| 1 | | | | | | | |
| 2 | | | | | | | |
| 3 | | | | | | | |
| 4 | | | | | | | |
| 5 | | | | | | | |
| 6 | | | | | | | |
| 7 | | | | | | | |
| 8 | | | | | | | |

**表 5-7-3　异丙托溴铵对离体气管环收缩张力变化**

| 组别 | 不同浓度异丙托溴铵处理后的张力(g) | | | | | | |
|---|---|---|---|---|---|---|---|
| | 加药前 | $10^{-8}$ M | $10^{-7}$ M | $10^{-6}$ M | $10^{-5}$ M | $10^{-4}$ M | $10^{-3}$ M |
| 1 | | | | | | | |
| 2 | | | | | | | |
| 3 | | | | | | | |
| 4 | | | | | | | |
| 5 | | | | | | | |
| 6 | | | | | | | |
| 7 | | | | | | | |
| 8 | | | | | | | |

**【注意事项】**

1. 分离气管时动作要快而轻巧,避免扯伤或用镊子夹伤气管平滑肌。在固定和加负荷过程中须避免拉扯气管平滑肌。

2. 气管平滑肌在加药前无自发的节律性收缩,基线稳定后即可给药。

3. 实验过程中供氧要充分,取下的气管需要放在饱和氧的 K-H 液里进行操作。实验过程中如基线升高或不易恢复到原来水平,可充分供氧,促进恢复。

**【思考题】**

异丙托溴铵、乙酰胆碱、沙丁胺醇在气管平滑肌上所显示的作用机制有何异同? 有何临床意义?

（汤慧芳）

# 第八章　氨茶碱对组胺-乙酰胆碱诱发豚鼠哮喘的影响

【实验目的】学习乙酰胆碱和组胺喷雾制备豚鼠哮喘模型的方法,观察氨茶碱的平喘作用。

【实验原理】哮喘是一种以气道慢性炎症和气道高反应性为特征的疾病,其发病机制包括呼吸道炎症、支气管平滑肌痉挛、黏膜充血水肿及呼吸道腺体分泌亢进等多个环节。凡能够缓解喘息症状的药物统称为平喘药。气雾吸入乙酰胆碱和组胺可引起豚鼠支气管痉挛、窒息,导致其抽搐而跌倒,因此,这种动物模型可用于观察支气管平滑肌松弛药的平喘作用。

【实验对象】豚鼠,体重150～200g,雌雄不拘。

【实验器材与药品】

1. 实验器材　喷雾箱、空气压缩机、玻璃钟罩(容积2L)、秒表、1ml注射器、记号笔。

2. 药品　2%氯乙酰胆碱溶液、0.4%磷酸组织胺溶液、12.5%氨茶碱溶液、生理盐水。

【实验步骤】

1. 实验前一天,将豚鼠分别放入玻璃钟罩内,以53～67kPa的压力喷入2%氯乙酰胆碱溶液和0.4%磷酸组织胺溶液混合液(2:1)8～15秒,密切观察动物的反应。动物一般是先呼吸加深加快,继而发生呼吸困难,最后出现抽搐和跌倒。如见到豚鼠跌倒,应立即取出,以免死亡,并记录引喘潜伏期(从喷雾开始到抽搐跌倒的时间),一般不超过150秒超过150秒者可认为不敏感,予以淘汰。

2. 实验当天取筛选出的敏感豚鼠2只,称重,给药组豚鼠腹腔注射12.5%氨茶碱(1ml/kg),对照组豚鼠腹腔注射等容量的生理盐水。30分钟后,将两只豚鼠分别置于玻璃钟罩内,同前法进行喷雾和测定其引喘潜伏期,若超过6分钟仍不出现哮喘者,即取出按6分钟计。实验结果记录于表5-8-1。

表 5-8-1　氨茶碱对豚鼠的平喘作用

| 分组 | 引喘潜伏期(s) | | 抽搐发生(Yes/No) | 引喘喷雾后反应 |
| --- | --- | --- | --- | --- |
| | 给药前 | 给药后 | | |
| 对照组 | | | | |
| 给药组 | | | | |

【注意事项】

1. 豚鼠必须选用年幼豚鼠,体重不超过250g,引喘潜伏期不超过150秒。

2. 每只豚鼠每天只能测引喘潜伏期1次,如同一天内测多次,会影响实验结果。多次接触组胺,部分豚鼠可能出现耐受现象。

3. 判断药物有无平喘作用的指标,为用药后引喘潜伏期明显延长或用药后动物不会因呼吸困难、窒息而跌倒,一般观察6分钟,不跌倒者引喘潜伏期以6分钟计算。

【思考题】

比较常用平喘药的作用特点和临床应用。

(汤慧芳)

# 第九章　药物的祛痰作用

【实验目的】观察祛痰药对酚红呼吸道排泄的影响,学习祛痰药筛选方法及作用机制。

【实验原理】指示剂酚红自小鼠腹腔注射并经腹腔吸收后,可部分由支气管黏液腺分泌入气道,有祛痰作用的药物使支气管分泌液增加的同时,其由呼吸道黏膜排出的酚红也随之增加,因而可从药物对气管内酚红排泄量的影响来观察其祛痰作用。酚红在碱性溶液中呈红色,将从呼吸道中洗出的液体,用比色法(分光光度计)测出酚红的排泄量,间接推断药物的祛痰能力。

【实验对象】ICR 或昆明种小鼠,体重 20～25g,雌雄不拘。

【实验器材与药品】

1. 实验器材　1ml 注射器、记号笔、手术器械(包括眼科剪、镊子、棉线等)、大头针、5ml 试管、分光光度计。

2. 药品　受试药物、0.8%盐酸溴己新、1M NaOH 溶液、0.25%酚红溶液、生理盐水。

【实验步骤】

1. 取小鼠 3 只,禁食 8～12 小时,不禁水。随机分为 3 组,称重、编号,分别灌胃给予适当剂量的受试药物、0.8%盐酸溴己新 10ml/kg、等体积的生理盐水。

2. 给药 30 分钟后,每只小鼠腹腔注射 0.25%酚红溶液 20ml/kg。再间隔 30 分钟,颈椎脱臼处死动物,将小鼠仰卧位用大头针固定于木板上,低温放置 1 小时,待小鼠僵硬后解剖分离气管,取喉结下至肺门的主气管,每一气管放入一只 5ml 试管内,加生理盐水 1.5ml,震荡洗涤 30 分钟后,加 1M NaOH 0.1ml,混匀后 150g 离心 10 分钟,取上清。用分光光度计在 546nm 波长下测定吸光度值。记录实验结果,填入表 5-9-1。

3. 酚红标准曲线的绘制　根据 0.3125、0.625、1.25、2.5、5.0μg/ml 浓度酚红溶液在 546nm 波长下测得的吸光度值绘制标准曲线。用直线回归方程计算出吸光度值与实际酚红含量的对应关系。

表 5-9-1　药物对小鼠气道酚红排泄的作用

| 组别 | 编号 | 给药剂量 | 体重 | 酚红吸光度值 | 酚红排泄量(μg) |
|------|------|----------|------|--------------|----------------|
| 受试药物 | 1 | | | | |
| 溴己新 | 2 | | | | |
| 生理盐水 | 3 | | | | |

【注意事项】

1. 剥离气管时操作要轻柔,勿损伤甲状腺及周围血管。

2. 气管周围组织要去除干净,气管段周围若黏附有血液应立即用吸水纸吸净,以免将血液带进冲洗液而影响比色。

【思考题】

1. 所有的祛痰药物都能用酚红排泄实验来验证吗？为什么？

2. 根据实验结果，说明药物祛痰作用的强弱，并结合临床应用进行比较。

（汤慧芳）

# 第十章 缩宫素和麦角新碱对离体子宫的作用

【实验目的】学习离体子宫实验方法,观察缩宫素和麦角新碱对离体大鼠(也可用小鼠进行实验)子宫的作用。

【实验原理】小剂量缩宫素可促进子宫(尤其是妊娠末期子宫)的节律性收缩,对子宫底部产生节律性收缩,对子宫颈产生松弛作用,促进胎儿娩出,大剂量缩宫素则引起子宫强直性收缩,雌激素可提高子宫平滑肌对缩宫素的敏感性。与缩宫素比较,麦角新碱作用强而持久,对子宫底和子宫颈作用无明显差异,较大剂量即可产生强直性收缩。

【实验对象】成熟的雌性未孕大鼠,体重 180～240g。

【实验器材与药品】

1. 实验器材　手术器械 1 套(手术剪、镊子等)、恒温水浴箱、离体器官实验装置以及记录装置、张力换能器、手术线、平皿、缝合针、1ml 注射器、氧气袋。

2. 实验药品　10U/ml 缩宫素溶液、0.1％己烯雌酚、0.5g/L 麦角新碱溶液。

【实验步骤】

1. 于实验前 24 小时给予大鼠肌内注射 0.1％己烯雌酚溶液 0.1ml/100g,使大鼠处于动情期。

2. 向浴槽内加入乐氏液(Locke's solution)30ml,调节水浴温度在(37±0.5)℃,连续缓慢向浴槽内通入 95％ $O_2$ 和 5％ $CO_2$ 的混合气体(1～2 个气泡/秒)。

3. 取大鼠 1 只,颈椎脱臼处死,迅速剪开腹腔,找出子宫(呈 V 形,子宫两端与卵巢相连,下端连接宫颈),轻轻剥离子宫,避免牵拉,取出子宫,迅速置于盛有乐氏液的培养皿内,仔细清除子宫上残留的结缔组织和脂肪组织,然后将子宫的两角相连处剪开,取一侧子宫条用于实验,另一条可置于乐氏液内 4℃冷藏备用,用线结扎两端,一端连接到 L 形钩上,置于浴槽底部,另一端与张力换能器相连。给予前负荷(一般以 1g 比较适宜)。静置约 10～20 分钟,使子宫平滑肌稳定,描记一段正常子宫平滑肌收缩曲线。实验过程中连续均匀地向浴槽内通入混合气体。

4. 依次向浴槽内加入生理盐水(对照)、不同浓度的缩宫素(0.1U/ml,1U/ml,10U/ml)或不同浓度的麦角新碱(0.005g/L,0.05g/L,0.5g/L),给药体积均为 0.3ml,给药同时记录子宫收缩曲线,观察药物对子宫平滑肌收缩频率和强度的影响。每次加药后,待达到最大作用后,即可用乐氏液冲洗 3 次,等恢复正常时再加下一药物。

【注意事项】

1. 在实验过程中,应保持温度恒定。

2. 通入气泡不宜太急太大,以免冲击子宫而影响实验,一般 1～2 个/秒。

3. 实验过程中浴槽内乐氏液应能浸没子宫,用量须一致,更换的乐氏液应事先温热,与浴槽内液一致。

4. 制作标本时动作应轻柔,切勿过度牵拉或损伤子宫。禁止用力牵拉张力换能器。

5. 向浴槽加药时,避免触碰连接线,也不要把药滴在管壁上。实验过程中换能器的灵敏度以及标本的前负荷不能改变。

**【思考题】**

分析缩宫素和麦角新碱对子宫的作用特点,并说明其临床应用和注意事项。

(李军霞)

# 第六篇 作用于自体活性物质及内分泌系统的药物

## 第一章 阿司匹林对发热家兔的解热作用

【实验目的】观察阿司匹林对人工发热动物的解热作用。

【实验原理】注射外源性致热原促使家兔前列腺素合成和释放,使其体温升高。阿司匹林则可通过抑制花生四烯酸环氧酶从而抑制前列腺素的合成,使发热体体温迅速降低到正常,而对正常体温一般无影响。

【实验对象】健康成年家兔,体重 2kg 左右,雌雄不拘。

【实验器材与药品】

1. 实验器材　体温计、注射器(1ml、5ml)、针头、酒精棉球、电子秤、兔盒。

2. 药品　注射用前列腺素、注射用精氨酸阿司匹林。

【实验步骤】

1. 取家兔称 1 只,称重。

2. 将体温计插入家兔肛门,深度为 3.5～5cm(保持 3～5 分钟),测定正常体温 2～3 次,体温波动较大者不宜用于本实验。

3. 从兔耳缘静脉注射 0.002%前列腺素 0.3ml/kg,每隔 30 分钟测一次体温。

4. 待体温升高 1℃以上时,耳缘静脉注射入 0.02%阿司匹林 1ml/kg。给药后每隔 30 分钟测量体温一次,共 2～3 次,观察兔体温的变化情况并记录实验结果,填入表 6-1-1。

表 6-1-1　阿司匹林对发热家兔体温的影响

| 正常体温(℃) | 发热后体温(℃) | 给药后体温(℃) | | | |
|---|---|---|---|---|---|
| | | 0.5h | 1.0h | 1.5h | 2.0h |
| | | | | | |

【注意事项】

1. 选用母兔时,应是未孕的。

2. 测体温前应使家兔安静,将体温计刻度甩至 35℃以下,头端涂以液状石蜡,轻轻插入肛门 3.5～5cm,扶住体温计,3～5 分钟后取出读数。

3. 家兔正常体温一般在 38.5℃～39.5℃,体温过高者对致热原反应不良。

【思考题】

根据实验结果分析阿司匹林的解热特点及其临床应用。

(刘　雅　李晓辉)

# 第二章　阿司匹林对大鼠炎症部位前列腺素合成的影响

【实验目的】观察阿司匹林抗炎作用。

【实验原理】角叉菜胶局部注射激活中性粒细胞生成花生四烯酸,在细胞微粒体中的环氧酶催化下,生成前列腺素,主要是 PEG$_2$。阿司匹林作为环氧酶抑制剂从而抑制前列腺素的合成,缓解炎症反应。同时,抑制溶酶体酶的释放及白细胞活力等,也可能与其抗炎作用有关。PGE$_2$ 在碱性液中脱水异构化为 PGB$_1$,用紫外分光光度法在 278nm 波长处,可以通过 PGB$_1$ 特定吸收峰定量测定 PGE$_2$ 含量。

【实验对象】SD 大鼠,体重 150～180g,雌雄不拘。

【实验器材与药品】

1. 实验器材　足趾容积测量仪、电子秤、注射器(1ml、5ml)、紫外分光光度计。

2. 药品　1‰角叉菜胶、0.5％阿司匹林、生理盐水、0.5M 氢氧化钠溶液、甲醇。

【实验步骤】

1. 取大鼠 12 只,随机分为阿司匹林给药组和模型组,分别给予 0.5％阿司匹林 20ml/kg 或等体积生理盐水灌胃。

2. 给药后 30 分钟,将动物后肢拉直,先自足跖中部皮下向上注入 1‰角叉菜 0.05ml,然后掉转针头向下注入 0.05ml。

3. 分别于注入后 5 分钟、30 分钟、1 小时、2 小时、4 小时、6 小时,用足趾容积测量仪测量致炎侧足爪容积,以各鼠致炎前、后足爪容积的差值为肿胀度。比较各组足趾肿胀度的差异,并填入表 6-2-1。

4. 处死大鼠后,于踝关节上方 0.5cm 处剪下炎性足爪,称重、剥皮、剪碎组织,浸泡于 7ml 生理盐水中 1 小时,3000 转/分钟离心浸泡液 10 分钟。

5. 取上清并加入 0.5M 氢氧化钠溶液 2ml,在 50℃水浴中异构化 20 分钟,加入甲醇 5ml。混匀后,用紫外分光光度计于波长 278nm 处测定其吸光度(A)值。以每克炎性组织的吸光度表示组织中的 PGE$_2$ 含量,并填入表 6-2-2。

表 6-2-1　阿司匹林对大鼠足爪肿胀的影响

| 分组 | 肿胀度(ml) | | | | | |
| --- | --- | --- | --- | --- | --- | --- |
| | 5min | 30min | 1h | 2h | 4h | 6h |
| 模型组 | | | | | | |
| 给药组 | | | | | | |

表 6-2-2　阿司匹林对大鼠肿胀足爪中 PGE$_2$ 含量的影响

| 分组 | 吸光度 | PEG$_2$ 含量 |
| --- | --- | --- |
| 模型组 | | |
| 给药组 | | |

**【注意事项】**

1. 剪炎性足爪以髁关节处骨性标志为准。

2. 角叉菜胶研成细粉，用生理盐水混悬，用内切式匀浆器充分打匀。

**【思考题】**

根据实验结果分析阿司匹林的抗炎特点及其临床应用。

（刘　雅　李晓辉）

# 第三章 糖皮质激素对二甲苯所致小鼠耳部急性渗出性炎症的影响

【实验目的】观察糖皮质激素的抗炎作用。

【实验原理】致炎剂二甲苯具有强烈的化学刺激性,涂抹于动物耳部皮肤可直接损伤皮肤,进而引起某些致炎物质如组胺、缓激肽和纤维蛋白酶等释放,使局部毛细血管通透性增加,浆液渗出,细胞浸润,发生急性炎症反应。糖皮质激素属于非特异性抗炎药物,对各种原因所致的炎症均有明显的抑制作用,既能减轻炎症早期的毛细血管扩张,浆液渗出和细胞浸润,防止细胞肿胀;也能延缓炎症后期的肉芽组织生成,防止粘连和瘢痕形成。本实验利用二甲苯刺激小鼠耳部皮肤,制作急性炎症病理模型,根据致炎一侧耳与另一侧耳的重量差,计算肿胀度来确定药物的抗炎作用。

【实验对象】小鼠,18～22g,雌雄不拘。

【实验器材与药品】

1. 实验器材　剪刀、镊子、注射器(1ml)、微量进样器、打孔器(直径 9mm)、木锤、木板、电子天平。

2. 药品　5%氢化可的松、二甲苯。

【实验步骤】

1. 取小鼠 10 只,编号,称重后随机分为两组,甲组腹腔注射 5%氢化可的松 10ml/kg,乙组注射等体积生理盐水,记录给药时间。

2. 给药 30 分钟后,两组小鼠于左侧耳郭前后两面均匀涂抹 0.02ml 二甲苯致炎并记录时间,右侧耳作为对照。

3. 耳部致炎 4 小时后颈椎脱臼处死小鼠。沿耳郭基线剪下两耳,用打孔器于同一部位各打一个耳片并称重,以每只小鼠致炎一侧耳片重量减去对照一侧耳片重量即为肿胀度,将实验结果填入表 6-3-1 并进行统计学处理。

表 6-3-1　氢化可的松对小鼠致炎耳片肿胀度的影响

| 组别 | 小鼠数量<br>(n) | 左耳片重量<br>(g) | 右耳片重量<br>(g) | 肿胀度(g) |
|------|------|------|------|------|
| 生理盐水组 | | | | |
| 氢化可的松组 | | | | |

【注意事项】

1. 涂致炎剂的部位应与取下的耳片相吻合。

2. 打孔器应锋利。取得良好结果的关键在于准确地在左右耳的同一部位打下耳片并称重。

3. 温度、湿度应恒定,并要及时称重。

**【思考题】**

氢化可的松抗炎作用的机制是什么?

（王　华）

# 第四章　糖皮质激素对鸡卵蛋白所致豚鼠过敏性休克的影响

【实验目的】掌握过敏性休克的基本实验方法,理解糖皮质激素的抗休克作用。

【实验原理】预先给动物注射少量异种蛋白或者血清,经过一定时间的致敏后,当第二次再注射相同的异种蛋白或者血清时即可引起过敏性休克。此发病机制与临床上常见的青霉素等药物及异种蛋白引起的人类过敏性休克相同。鸡卵蛋白对于豚鼠是一种异源性蛋白,可作为抗原刺激豚鼠机体产生相应的抗体。当豚鼠机体再次接触这一异源蛋白时,可发生抗原—抗体反应,导致过敏性休克。糖皮质激素类药物对体液免疫和细胞免疫的多个环节均有抑制作用,可对抗过敏性休克。本实验先用鸡卵蛋白使豚鼠致敏,然后观察地塞米松的抗过敏性休克作用。

【实验对象】豚鼠,200~250g,雌雄不拘。

【实验器材与药品】

1. 实验器材　注射器(1ml)、大钟罩、空气压缩泵及喷雾装置。

2. 药品　10%鸡卵蛋白生理盐水、0.5%地塞米松溶液。

【实验步骤】

1. 取豚鼠2只,称重、编号。以10%鸡卵蛋白腹腔和皮下各注射1ml预先致敏,三周后可供实验。

2. 地塞米松组豚鼠腹腔注射0.5%地塞米松溶液10ml/kg,对照组豚鼠腹腔注射等体积生理盐水,观察记录呼吸、活动等有无变化。

3. 1~1.5小时后,将两只豚鼠置于同一钟罩内,以空气压缩泵连接喷雾装置,喷雾新鲜10%鸡卵蛋白生理盐水1分钟,密切观察和记录动物呼吸、活动的变化及其发生时间。实验结果填入表6-4-1中。

表 6-4-1　地塞米松的抗休克作用

| 分组 | 第二次鸡卵蛋白攻击后反应 | |
| --- | --- | --- |
| | 休克潜伏期(min) | 休克表现 |
| 对照组 | | |
| 地塞米松组 | | |

【注意事项】

1. 10%鸡卵蛋白生理盐水制备:取新鲜鸡蛋蛋清5ml,加入生理盐水45ml搅拌混匀即可。第二次抗原攻击所用10%鸡卵蛋白生理盐水应当时配制。

2. 过敏性休克症状主要有呼吸困难、咳嗽、窒息、抽搐、跌倒和死亡。

3. 休克潜伏期是指从第二次抗原攻击至休克开始发生之间的一段时间,如果第二次鸡卵蛋白攻击后 30 分钟内未发生休克，一般不会再发生。

【思考题】

糖皮质激素抗过敏性休克的作用机制是什么？

（王　华）

# 第五章　甲状腺素对耗氧量的影响

【实验目的】观察正常小鼠的耗氧量以及甲状腺素对耗氧量的影响,理解甲状腺素对机体代谢的影响。

【实验原理】甲状腺素能促进机体组织细胞的氧化过程,增加耗氧量和产热量,提高动物的基础代谢率。当甲状腺功能亢进时,机体耗氧量和产热量增加,$CO_2$ 产生也多。

【实验对象】小鼠,18～22g,雌雄各半。

【实验器材与药品】

1. 实验器材　鼠笼、鼠饮水器、灌胃管、广口瓶(200ml)、耗氧量测量装置。

2. 药品　优甲乐(左甲状腺素钠片,100μg)。

【实验步骤】

1. 将健康小白鼠按性别、体重平均分为对照组与给药组,每组 10～15 只。

2. 给药组小鼠灌胃给予甲状腺激素制剂,每日 5mg,连续给药 2 周。对照组小鼠灌胃给予等容积生理盐水,末次给药后 1 小时开始实验。

3. 实验方法有两种,可选择其中一种进行实验

(1)耗氧实验:将每只小鼠分别放入含有 10g 钠石灰的 200ml 广口瓶中,瓶口密封后,立即记时,观察小鼠从瓶塞密封到动物窒息呼吸停止时间,为缺氧生存时间。统计出全组动物的实验结果,计算出平均生存时间,比较实验组与对照组的平均生存时间。

(2)耗氧量:将一只小鼠放入干燥器内,盖好盖子,使装置密闭。注射入 $O_2$,使检压计的水柱由零点开始上升,当上升到 50～100mm 水柱时,停止通氧气,立刻开始记录时间。小鼠吸入 $O_2$,呼出 $CO_2$,而 $CO_2$ 被干燥器内的钠石灰吸收,装置内气体容积减少,则水检压计液面下降。实验进行 20(或 30)分钟时,停止实验,记录水检压计的水柱刻度,并立刻将滴定管内的水放入装置中,使供水检压计的液面恢复到实验开始时的高度为止(50 或 100mm 水柱)。记录由滴定管放入装置中的水容积,即为 20(或 30)分钟内该动物的耗氧量,可用 ml 表示,亦可按体重计算为 ml/100g/20(或 30)分钟。以同法再测其他小鼠的耗氧量。统计出全组动物的实验结果,计算出每组动物的平均耗氧量,比较实验组与对照组的平均耗氧量。

【注意事项】

1. 应预先作预备实验,决定放置钠石灰的量和通入装置中 $O_2$ 的量。

2. 动物的活动与耗氧量在上、下午有不同,并与实验室温度有关。因此,需保持室温相对恒定(20℃～25℃)。

【思考题】

甲状腺素促使氧耗量增加的机制是什么?

(王　华)

129

# 第六章 胰岛素和格列本脲对家兔血糖的影响

【实验目的】观察胰岛素和格列本脲对家兔血糖的调节作用。

【实验原理】胰岛素是由胰岛 β 细胞分泌的一种蛋白质激素,通过增加血糖的利用和减少其来源而降低血糖。格列本脲是磺酰脲类口服降糖药,通过促进胰岛素分泌而发挥降糖作用。

【实验对象】家兔,体重 2kg 左右,雌雄不拘。

【实验器材与药品】

1. 实验器材 注射器(5ml、20ml)、开口器、尿管、大烧杯、6 号针头、微量血糖测定仪及试纸、磅秤。

2. 药品 1000U/ml 肝素(用生理盐水配制)、2U/ml 胰岛素(用生理盐水配制)、2%格列本脲(用 0.3%羧甲基纤维素钠配制)。

【实验步骤】

1. 取家兔 2 只,编号、称重。

2. 耳缘静脉注射 1000U/ml 肝素 1ml/kg,并取空白血 1 滴,用于检测给药前血糖。

3. 1 号家兔皮下注射 2U/ml 胰岛素 1ml/kg,2 号家兔灌胃 2%格列本脲 4.5ml/kg。

4. 给药后 15、30、60、90 分钟分别经耳缘静脉采血 1 滴,检测血糖,将结果填入表 6-6-1 中。

表 6-6-1 胰岛素和格列本脲对家兔血糖的影响

| 给药情况 | 血糖(mM) | | | | |
|---|---|---|---|---|---|
| | 给药前 | 给药后 15min | 30min | 60min | 90min |
| 胰岛素 | | | | | |
| 格列本脲 | | | | | |

【注意事项】

家兔实验前禁食 12 小时。

【思考题】

胰岛素和格列本脲给药途径有何差异?原因何在?

（敫 英）

# 第七章 胰岛素引起的低血糖反应及解救

【实验目的】观察过量胰岛素对小鼠引起的低血糖效应。

【实验原理】胰岛素是由胰岛 β 细胞分泌的一种蛋白质激素,通过增加血糖的利用和减少其来源而降低血糖。临床可用于各型糖尿病的治疗,但当用量过大时易导致低血糖反应。

【实验对象】小鼠,体重 18～22g,雌雄不拘。

【实验器材与药品】

1. 实验器材　大烧杯、托盘、1ml 注射器。

2. 药品　5U/ml 胰岛素(用生理盐水配制)、生理盐水、50％葡萄糖注射液。

【实验步骤】

1. 取小鼠 2 只,编号、称重。

2. 两只小鼠均皮下注射 5U/ml 胰岛素 0.2ml/10g,观察小鼠姿势及活动情况。

3. 待小鼠出现反应后,1 号小鼠腹腔注射 50％葡萄糖 0.1ml/10g,2 号小鼠腹腔注射生理盐水 0.1ml/10g,观察小鼠姿势和活动情况,将结果填入表 6-7-1 中。

表 6-7-1　胰岛素引起的低血糖反应及解救

| 编号 | 给药情况 | | 表现 |
| --- | --- | --- | --- |
| | 胰岛素 | 葡萄糖 | |
| 1 | | | |
| 2 | | | |

【注意事项】

小鼠实验禁食 24 小时。

【思考题】

根据本实验结果,分析胰岛素过量的主要毒性作用及发生机制。

（敖　英）

# 第七篇 化学治疗药物

## 第一章 抗菌药物体外抑菌实验

【实验目的】通过体外抑菌实验初步了解抗菌药物的抗菌作用,学习测定抗生素抑菌实验的一般方法(试管法及纸片法),掌握各类抗生素抗菌作用等方面的不同。

【实验原理】观察抗菌药物的抗菌活性,通常有体外和体内实验两种方法。常用体外实验筛选抗菌药物,或测试细菌对药物的敏感性。判定细菌对各种药物的敏感性或耐药性,临床上称为药物敏感性实验。基本的实验方法有稀释法(常用试管法),试管法是将含有倍比稀释抗生素的培养基,依次分装在一系列的试管里,并且于各试管内加入实验菌,在一定的温度内经过一定时间培养,观察不同含量的药物对细菌的抗菌作用,以判定细菌对药物的敏感性,观察其最低抑菌浓度 MIC。由于实验菌在不同浓度抗生素的培养基中生长速度不同,则混浊程度不同,则可用观察法观察混浊程度,但可因多种因素造成误差,用透光度等可校正以上误差。稀释法可分为液体培养基稀释法(包括试管法)和固体培养基稀释法。此外还有扩散法(如纸片法,可用塑料泡沫或牛津杯替代纸片),是微生物实验中灵敏度较高、广泛采用的一种方法。应用抗生素白纸片在接种有细菌的培养基内的扩散作用,有效药物可致纸片周围出现一圈不长菌的区域,称抑菌圈。抑菌圈越大,表示药物抑菌作用越强,即此菌对该药敏感度越高。实验时可用已知有效抗菌药物做对照,可由二者抑菌圈的大小,测知待测药物与已知抗菌药物抑菌作用是否相似。纸片法可参考以下标准记录结果:抑菌圈小于 10mm,表示不敏感;10mm表示轻度敏感;11~15mm 表示中度敏感;16~20mm 表示高度敏感。

【实验器材和药品】

1. 实验器材 灭菌小试管(2ml)、试管架、吸管(0.5ml,2ml)、灭菌小棉签、小镊子、圆形滤纸(直径为 6mm)、培养皿、灭菌牛肉膏汤、肉汤琼脂平板、金黄色葡萄球菌 209-P 标准株。

2. 药品 青霉素、链霉素、四环素、氯霉素、红霉素、碘酊。

【实验步骤】

1. 试管法 取灭菌小试管 10 只,按 1~10 编号,排列于试管架上。无菌操作,分别加入牛肉膏汤 0.5ml。用吸管吸取 40U/ml 的青霉素药液 0.5ml 放入第 1 管,并反复吸匀。从第 1 管吸出 0.5ml 放入第 2 管,吸匀后吸出 0.5ml 放入第 3 管,依此法逐管稀释至第 9 管。第 10 管不加药液作为对照管。

各试管加入 0.5ml 新鲜配置的稀释浓度为 $10^{-4}$M 的金黄色葡萄球菌 209-P 菌液,放入孵箱内于 37℃孵育 24 小时后取出,肉眼观察细菌生长情况并将结果记录于表 7-1-1 中。细菌不生长的最小浓度为青霉素对金黄色葡萄球菌的 MIC。

表 7-1-1 试管法结果记录

| 管号 | 1 | 2 | 3 | 4 | 5 | 6 | 7 | 8 | 9 | 10 |
|------|---|---|---|---|---|---|---|---|---|----|
| 稀释倍数 | 1 | 1/2 | 1/4 | 1/8 | 1/16 | 1/32 | 1/64 | 1/128 | 1/156 | 0 |
| 稀释浓度 | 10 | 5 | 2.5 | 1.25 | 0.625 | 0.313 | 0.16 | 0.08 | 0.04 | — |
| 有无混浊 | | | | | | | | | | |

2. 纸片法 以灭菌小棉签蘸取金黄色葡萄球菌液,以刚浸湿整个棉签为度,轻轻地从4个不同方向平行交叉划线,使菌液均匀涂布于整个琼脂平板表面。

取 2000U/ml 青霉素、2000μg/ml 链霉素、四环素、氯霉素、红霉素、2.5%的碘酊各 2ml 分装于试管中。用无菌小镊子取圆形滤纸 12 张,每两张浸于同一种药液中,浸透后取出,沥去过多的药液。将 2 片含一种药液的滤纸分别放在已接种细菌的琼脂平板表面的不同区域。为了使位置间隔准确,最好事先在皿底用标记笔做上记号。

将培养皿放入孵箱内于 37℃ 孵育 24 小时,观察纸片周围有无抑菌圈,将结果记录于表 7-1-2 中。测量抑菌圈的直径,比较各药的抗菌效力。

表 7-1-2 纸片法结果记录

| 药物 | 抑菌圈直径(mm) |
|------|---------------|
| 青霉素 | |
| 链霉素 | |
| 四环素 | |
| 氯霉素 | |
| 红霉素 | |
| 碘酊 | |

【注意事项】

1. 由于培养基的质量和药液的浓度,都会影响试验结果,因此,必须设立对照。一般需设细菌对照和稀释液对照。判定结果时,前者在不加药情况下,细菌应能在培养基内正常生长;稀释液对照应无抗菌作用。

2. 应根据试验菌的营养需要进行配制培养基。倾注平板时,厚度合适(约 5～6mm),不可太薄,一般 90mm 直径的培养皿,倾注培养基 18～20ml 为宜。培养基内应尽量避免有抗菌药物的拮抗物质,如钙、镁离子能减低氨基苷类的抗菌活性。细菌接种量应恒定,如太多,抑菌圈变小,能产酶的菌株更可破坏药物的抗菌活性。

【附注】

牛肉膏汤液体培养基的制备

培养基组成:牛肉膏 0.3%、蛋白胨 1%、氯化钠 0.5%。

配制时先用加热的蒸馏水将上述 3 种物质溶化,再加蒸馏水至 100ml,然后用 20%氢氧化钠调节 pH 值至 6.9～7.0(适用于金黄色葡萄球菌等培养)。用三角烧瓶包装好,以 15～20Pa

压力灭菌 20 分钟。

**【思考题】**

比较青霉素、链霉素和广谱抗生素在抗菌作用、临床应用及不良反应等方面的不同点。

（朱　玲）

# 第二章　抗菌药物体内抗菌实验

【实验目的】观察宿主、细菌、药物三者相互作用,以加深对抗菌药物的药理作用的认识,并学习抗菌药的体内实验方法。

【实验原理】对于初步认为有抗菌作用的药物,还应进行体内实验,以便观察宿主、细菌、药物三者相互作用的动态条件,并可观察某些药物通过机体生化代谢,其中间或最终产物是否具有抑菌或杀菌作用。利用动物感染制成的病理模型是抗菌药物化疗筛选的基本操作技术,不但可以进行药物筛选,还可以观察药物的毒副作用。药物是否有化疗效果,能否推荐试用于临床,需在较为完整的动物实验的基础上才能肯定。体内实验结果与动物的种属、菌株的毒力、接种菌量和感染途径密切相关,进行实验时宜注意。常用实验动物有小鼠、豚鼠、家兔等。

【实验对象】小鼠,18～22g,雌雄不拘。

【实验器材和药品】

1. 实验器材　1ml 注射器,常用菌种(金葡菌、痢疾杆菌、大肠杆菌、变形杆菌、绿脓杆菌、肺炎球菌或链球菌)。

2. 药品　碘酒、75％酒精、硫化钡、淀粉。

【实验步骤】

1. 接种法　接种部位应用碘酒、酒精消毒,必要时剪去腹部的毛,或使用新鲜配制的脱毛剂(以硫化钡、淀粉等量混合,用少量水调成糊状)。

(1)接种途径:有多种途径,常用的有皮下注射、肌内注射、腹腔注射、静脉注射等,必要时可经脑、心、鼻、气管内接种。小鼠多用腹腔接种感染。

(2)菌种及菌量:按细菌对小鼠的毒力可分为:高毒力细菌如溶血性链球菌、肺炎球菌、巴氏杆菌等;低毒力细菌如金葡菌、奈瑟氏脑膜炎球菌、大肠杆菌、痢疾杆菌、变形杆菌、绿脓杆菌等。

(3)取保存的典型菌株或临床分离出来的致病菌,宜选择毒力强的细菌,否则应强化毒力(可加 5％胃膜素);最好选择已知对药物较敏感的菌株,否则不易找到保护量。将选好的菌株移种于培养基中,于 37℃培养 16～18 小时。

(4)将菌液用生理盐水以 10 倍顺序稀释为 $10^{-1}$、$10^{-2}$、$10^{-3}$……。各无菌试管内放稀释好的不同浓度的菌液 1ml,另加 5％胃膜素 9ml,即分别为 $10^{-2}$、$10^{-3}$、$10^{-4}$……的菌悬液备用。

(5)选健康小鼠进行预试,每组 3～5 只,每鼠腹腔注射不同浓度菌液 0.5ml,观察其死亡情况。实验时宜选最小致死量(MLD),即感染后引起 80％～100％小鼠死亡的菌悬液浓度。

常用病菌稀释度与死亡时间见表 7-2-1。

表 7-2-1　常用病菌稀释度与死亡时间

| 菌株 | 金葡菌 | 痢疾杆菌 | 大肠杆菌 | 变形杆菌 | 绿脓杆菌 | 肺炎球菌或链球菌 |
|---|---|---|---|---|---|---|
| 稀释度（M） | $10^{-2}$，$10^{-3}$ | $10^{-1}$ | $10^{-4}$，$10^{-4}$ | $10^{-4}$，$10^{-5}$ | $10^{-3}$，$10^{-4}$ | 不稀释 |
| 死亡时间（h） | 24 | 24 | 24 | 24~48 | 48~72 | 24~48 |

2. 取小鼠，随机分组，每组 5 只，以预试中选定的适当稀释浓度的菌悬液感染各组小鼠，每鼠腹腔注射 0.5ml；另设不给药阴性对照组。实验组以待试药物治疗，给予药物的剂量应不超过小鼠的最大耐受量。一般在感染接种后 1、6 及 12 小时以灌胃或腹腔注射给药一次，也可在感染接种前预先给药。

通常于感染接种后 24 小时（48 小时）计数各组小鼠死亡数，并与对照组比较作统计处理。如治疗组小鼠的死亡率显著小于对照组，即说明该药有效，可考虑重复实验或用其他动物验证。亦可以动物反应（死亡百分率）作纵坐标，以药物的对数剂量作横坐标绘制"量—效反应曲线"，即可求出该药的半数有效量（$ED_{50}$），并可根据下式计算其治疗指数（化疗指数）。

$$治疗指数 = \frac{LD_{50}}{ED_{50}}（或 = \frac{LD_5}{ED_{95}}）$$

求得治疗指数后，即可对所试药物作大致的评估，并可用于与其他抗菌药物作比较。治疗指数愈大，表示药物治疗的安全范围愈大。

3. 感染完毕，将动物隔离与喂养并逐日观察。观察时间可根据接种细菌的毒力及接种量而定，一般观察 5~7 天。注意饲养管理情况是否适合，编号标志有无失落或错误，隔离与消毒是否符合常规要求。

接种后，应根据实验要求经常观察动物的食欲、活动情况，必要时检查体温、体重、局部反应及血液学指标，并仔细注意其病情变化。发现动物在观察期死亡，应立即进行解剖，暂时不能解剖的应冷藏，但搁置时间不易过久；如预订观察时间已到，动物仍未出现病变，也应将其处死，进行解剖。

4. 结果评价　一般以生存时间或生存率评价，亦可以死亡率作评价。此外，还应检查脏器有无细菌。对某一药物作出早期疗效评价，除生存率外，还应作细菌学检查。若脏器有细菌，即使量少，仍有患病死亡的可能。

5. 动物解剖法　动物经接种后，可因患病而死亡，由于肠道菌丛的繁殖，可使组织腐烂，从而使内脏污染，动物尸检应在死后尽早进行，必要时可暂存冰箱中。

解剖时注意肉眼观察，体表（特别是接种部位）有无病变，再按一定顺序切开皮肤、胸腹腔，肉眼观察内脏变化情况，其步骤如下：

待解剖的动物以 5% 苯酚消毒 10 分钟。取搪瓷盘，内铺消毒液浸过的纱布，动物胸腹朝上，用大头针固定四肢，碘酒消毒；以有钩镊子提起皮肤，用剪刀伸入，沿正中线剪开，四肢皮肤用剪刀剪开（勿伤及肌层），将皮肤向两侧剥离，暴露出整个胸腹部，观察皮肤组织及淋巴结有无水肿、出血、肿大等病变。

另取无菌剪刀沿正中线自阴部至横膈肌为止剪开，观察腹腔液的多少及性质，并作涂片、培养；再横行切开，观察腹部脏器，切取部分脏器，分别置于无菌平皿中，供培养或作涂片标本；切开横膈肌，剪开胸骨两侧软肋骨，翻起胸骨，观察胸部脏器及胸腔液有无变化，并取胸腔液、心包液、心脏血或凝块、肺块作涂片或培养。

取重要脏器部分组织固定于 10％甲醛溶液内,作病理切片观察。必要时切开颅骨,刮取脑组织作有关检查。

解剖完毕,用垫在尸体外面的纸包好,将其焚烧或深埋,或高压灭菌。所用器械均应煮沸消毒,解剖台用消毒剂擦洗干净。

【注意事项】

1. 最好能设置标准菌株等对小鼠的 100％最小致死量(100％MLD)

2. 可通过不同临床菌株、标准菌株感染的小鼠模型的给药治疗,测定药物的 50％有效剂量(ED50)和 95％可信限。

【思考题】

宿主、细菌、药物三者相互作用的关系是什么?

（朱　玲）

# 第三章　青霉素 G 钠盐和钾盐快速静脉注射的毒性

【实验目的】比较青霉素 G 钾盐与钠盐快速静注的毒性。

【实验原理】理论效价青霉素钠 1670U≈1mg，青霉素钾 1598U≈1mg。

青霉素毒性很低，但若快速静脉注射，或大量滴注钾、钠盐可能引起高血钾、高血钠症，而钾盐肌注加剧疼痛。这其中尤以钾盐反应明显，快速或大量静注青霉素钾盐可能引起高血钾，尤其在肾功能低下，更易引起。高钾血症对机体主要表现为肌无力和心传导异常，局部刺激疼痛、硬结、红肿。原因为骨骼肌细胞静息电位过小，快速钠通道失活以致动作电位后细胞丧失了形成兴奋的能力，亦即肌细胞处于去极化阻滞状态而不能兴奋。而随着血钾浓度的升高，心肌兴奋性和传导性可出现双相性变化，起始增高，房室传导加速；其后严重降低，出现房室传导减慢，或发生单向传导阻滞，因而诱发折返性异位心律，由于严重传导阻滞和心肌兴奋性消失可能导致心跳停止。可以改用钠盐或静注钙剂等方法进行治疗。而快速静注钠盐，虽然较钾盐少见和危险性小，但若滴注过多也可能造成细胞外流量增多的高钠血症。在小儿，过度的钠负荷较易引起脑细胞脱水、脑损伤和死亡。对此应当立即停止钠输入，并适当补充水分；在原发性醛固酮增多症和 Cushing 综合征时，由于肾小管的远侧部分对钠、水的重吸收增加，患者有水、钠潴留。因此大剂量静脉给药应监测血清离子浓度，避免高血钠或高血钾症。

【实验对象】小鼠，18～22g，雌雄不拘。

【实验器材和药品】

1. 实验器材　针头及注射器(1ml)、小鼠固定器、烧杯等。

2. 药品　10 万 U/ml 的青霉素 G 钾盐及钠盐溶液各一瓶。

【实验步骤】

取小鼠 2 只，称重、编号，分别尾静脉注射 10 万 U/ml 之青霉素 G 钠盐及钾盐溶液 0.1ml/10g。然后观察其活动情况，有无死亡。

【注意事项】

1. 青霉素 G 其晶粉在室温中稳定，易溶于水，水溶液在室温中不稳定，故需在临用前配置。

2. 青霉素 G 不能口服，一般为注射给药，此外可引起过敏反应，甚至过敏性休克的产生。因此必须掌握注射的速度与剂量，否则容易造成不良反应。

【思考题】

青霉素 G 钠与钾盐快速静注会产生什么结果？临床应用青霉素 G 钾应注意什么问题？

（朱　玲）

138

# 第四章 链霉素的毒性反应及氯化钙的解救作用

【实验目的】观察链霉素的中毒症状，以及氯化钙对其毒性的解救作用。

【实验原理】乙酰胆碱的释放需要 $Ca^{2+}$ 的参与，链霉素可与体液 $Ca^{2+}$ 络合，降低 $Ca^{2+}$ 含量，或与 $Ca^{2+}$ 竞争，阻断其进入突触前膜，进而抑制前膜释放乙酰胆碱，阻断神经肌肉接头处信号传递，表现为四肢肌肉松弛和呼吸肌麻痹，严重者可因呼吸停止而死亡。氯化钙可对抗链霉素的神经肌肉阻断作用。

【实验对象】家兔，雌雄不拘，体重 2～2.5kg。

【实验器材与药品】

1. 实验器材　动物秤、手术剪、10ml 注射器、兔固定盒。

2. 药品　25％硫酸链霉素注射液、5％氯化钙注射液、0.9％生理盐水。

【实验步骤】

1. 取家兔 2 只，称重、编号，将两后肢外侧毛剪去备用，观察家兔正常活动情况、呼吸情况及肌张力。

2. 在两只家兔后肢肌肉内注射 25％链霉素 2.5ml/kg，给药后观察两兔的反应情况，待家兔出现中毒症状（如肌震颤、四肢瘫软或呼吸麻痹等）时，选择其中一只家兔立即耳缘静脉注射 5％氯化钙 2ml/kg 进行救治，注意观察以上中毒症状的变化情况。同时，另一只家兔耳缘静脉注射等量的生理盐水用作对照。

3. 将实验结果记录于表 7-4-1 并进行分析

表 7-4-1　链霉素的毒性反应及氯化钙的解救作用

| 家兔 | 体重(kg) | 处理阶段 | 呼吸 | 体位 | 四肢肌张力 |
|---|---|---|---|---|---|
| 甲 | | 用药前 | | | |
| | | 给予链霉素后 | | | |
| | | 给予生理盐水后 | | | |
| 乙 | | 用药前 | | | |
| | | 给予链霉素后 | | | |
| | | 给予氯化钙后 | | | |

【注意事项】

1. 链霉素肌内注射后毒性反应发生较慢，一般于用药后 10 分钟开始出现反应，并逐渐加重。

2. 氯化钙以静脉注射效果好，如静脉注射有困难，可肌内注射或腹腔注射，但往往需要重复给药。中毒症状一出现，立即给予抢救效果较好，如中毒过深抢救，家兔可能死亡，氯化钙应事先抽好备用，以便及时抢救。若实验所用剂量不能完全对抗链霉素的中毒症状，可酌情再追加剂量，但勿过量或注射速度过快。

**【讨论题】**

1. 链霉素中毒表现以及毒性发生机制是什么？
2. 如何防治链霉素的毒性反应？钙盐缓解链霉素中毒的机制是什么？
3. 氨基苷类药物应避免和哪些药物合用？

（李军霞）

# 第五章　磺胺类药物对肾脏的毒性

**【实验目的】** 观察磺胺甲噁唑对肾脏的毒性。

**【实验原理】** 磺胺类药物及其乙酰化代谢产物可在尿中形成沉淀,特别是在中性或酸性尿液更易沉淀而引起结晶尿,结晶可沉积在肾小管,引起肾功能损伤,出现血尿、尿痛等症状。用药时适当增加饮水量,服用碳酸氢钠碱化尿液,能预防结晶尿的形成,减少磺胺类对肾脏的损害。

**【实验对象】** 小鼠,雌雄不拘,18~22g。

**【实验器材与药品】**

1. 实验器材　小鼠灌胃器、载玻片、光学显微镜、鼠笼。

2. 药品　20%磺胺甲噁唑混悬液,10%碳酸氢钠溶液,生理盐水。

**【实验步骤】**

1. 取小鼠3只,称重、编号,1号和2号小鼠给予生理盐水灌胃0.2ml/10g,3号小鼠给予10%碳酸氢钠灌胃0.2ml/10g。

2. 15分钟后,1号和3号小鼠灌胃给予20%磺胺甲噁唑混悬液0.2ml/10g,2号小鼠灌胃给予等体积生理盐水

3. 灌胃1小时后,收集三只小鼠尿液,分别滴于载玻片上,在光学显微镜下检查尿中有无结晶出现。

4. 在镜检找到结晶后,滴一滴碳酸氢钠溶液,观察结晶是否消失或减少。

**【注意事项】**

可用不同方法收集尿液:①将载玻片直接置于鼠笼下;②用毛细滴管吸取小鼠尿液,滴于载玻片上;③轻轻压小鼠下腹部,使其直接排尿于载玻片上。

**【思考题】**

1. 磺胺类药物引起肾损害的原因是什么?

2. 如何减少磺胺类药物对肾脏的损伤?

(李军霞)

# 第八篇 作用于免疫系统的
药物及基因治疗

## 第一章 可的松对单核巨噬细胞吞噬功能的影响(小鼠碳粒廓清法)

【实验目的】观察糖皮质激素对单核巨噬细胞吞噬功能的影响。

【实验原理】吞噬试验旨在观察单核巨噬细胞的非特异性吞噬功能,因此常常被作为观察药物对机体非特异性免疫功能影响的重要指标。碳末作为一种异物,静注入血液循环后,可迅速被肝、脾血管内固定的巨噬细胞吞噬,从而将其从血液中清除。正常小鼠肝脏 Kuffer 细胞能吞噬约 90% 碳粒,脾脏巨噬细胞约吞噬 10%。自定量静注碳末起计时,间隔一定时间取静脉血,测定血中碳粒浓度,根据血流中碳粒被清除的速度,可以表明单核巨噬细胞的吞噬功能。

【实验对象】小鼠,体重 20~30g,雌雄不拘。

【实验器材与药品】

1. 实验器材 电子天平、离心管(5ml)、刻度吸管(2ml)、采血吸管(20μl)、洗耳球、注射器(1ml)、剪刀、镊子、分光光度计、小鼠固定器。

2. 药品 2.5% 醋酸可的松、碳末溶液(1:3 稀释的印度墨汁或 1.6% 胶体碳溶液)、0.1% 碳酸钠、苦味酸、肝素。

【方法与步骤】

1. 取小鼠 6 只,称重、编号,随机分为对照组和给药组。给药组小鼠腹腔注射 2.5% 醋酸可的松 10ml/kg,对照组小鼠腹腔注射等容积生理盐水,记录给药时间。

2. 30 分钟后,各组小鼠立即尾静脉注射碳末溶液 10ml/kg,并记录时间。

3. 注射碳末溶液后 1 分钟和 9 分钟分别用小镊子或针头行眼球后静脉丛穿刺,待血液流出后,用事先经肝素溶液湿润的采血吸管吸取血液 20μl。立即将血液置于含有 2ml 的 0.1% 碳酸钠的离心管中摇匀。离心(1000r/min,10 分钟),并将上清液用吸管吸至比色杯中,在分光光度计 650nm 波长处测定光密度值。

4. 采血后即可颈椎脱臼处死小鼠,取肝、脾,用滤纸吸干后称重,计算吞噬指数。

5. 碳粒吞噬指数的计算 在一定范围内,碳粒的清除速率与其剂量呈指数函数关系,即吞噬速率与血浆碳粒浓度的对数成正比,而与已吞噬的碳量成反比,即:

$$K = \frac{\lg OD_1 - \lg OD_2}{t_2 - t_1}$$

式中 K 表示吞噬速率,$OD_1$、$OD_2$ 为两次血样的光密度值,$t_1$ 和 $t_2$ 为两次采血时间。

K 值的大小除与吞噬细胞的吞噬活性有关外,还与小鼠肝、脾重量有关。因此,一般以校

正的吞噬指数 α 表示。

$$\alpha = \sqrt[3]{K} \cdot \frac{W}{W_{LS}}$$

式中 α 为校正后的吞噬指数，W 为小鼠体重，$W_{LS}$ 为肝、脾重量。α 值表明小鼠单核吞噬细胞系统吞噬清除碳粒的功能。

根据 α 值设计表格，将全班结果进行统计学处理，比较对照组和给药组差异的显著性。

【注意事项】

1. 印度墨汁在临用前用生理盐水稀释 3 倍，经超声处理后，3000r/min 离心 15 分钟，弃去沉淀物后供用，以免凝聚的碳粒阻塞毛细血管，引起动物死亡。

2. 注入碳粒的量应适宜。若剂量过大，肝实质细胞亦可摄取若干碳粒；若剂量过小，实际测得的是肝血流量而不是吞噬功能。

3. 在尾静脉注药前，可先将小鼠尾巴用 45℃～50℃温水浸泡或用灯泡照数分钟，使局部血管扩张，便于注射。注射器抽取碳末溶液后应将气泡排尽。

4. 采血速度要快，以防凝血；若发生凝血，应重新采血并记时间，按实际时间间隔进行计算。采血时动作要温和，使小鼠在采血完毕后仍保持良好状态。

【思考题】

1. 为什么每只动物至少要采取 2 次血？

2. 计算吞噬指数时为什么要考虑肝、脾重量与体重？

（张　蓉　梅其炳）

# 第二章　糖皮质激素对迟发型超敏反应的影响

【实验目的】观察地塞米松对二硝基氟苯诱导的迟发型超敏反应的抑制作用。

【实验原理】依赖 T 细胞的迟发型超敏反应是致敏机体在抗原攻击 24～48 小时后发生的组织损伤。半抗原二硝基氟苯（DNFB）的稀释液涂抹于小鼠腹壁皮肤后，可与皮肤蛋白结合形成完全抗原，从而刺激 T 淋巴细胞增殖为致敏淋巴细胞。机体致敏 4～7 天后，再次将 DNFB 涂抹于皮肤，则抗原攻击部位出现迟发型炎症反应。在炎症反应的高峰期测定组织肿胀程度可代表迟发型超敏反应强度。

【实验对象】小鼠，体重 20～30g，雌雄不拘。

【实验器材与药品】

1. 实验器材　电子天平、剪刀、剃毛刀片、注射器（1ml）、打孔器、微量注射器。

2. 药品　0.2％地塞米松磷酸钠溶液、生理盐水、1％DNFB 溶液、1∶1 丙酮麻油溶液。

【方法与步骤】

1. 取小鼠 2 只，称重、编号。1 号小鼠肌内注射 0.2％地塞米松磷酸钠溶液 0.04ml/10g，2 号小鼠肌内注射生理盐水 0.04ml/10g。

2. 给药次日，用剃毛刀片将小鼠腹部去毛，范围约 3cm×3cm。用微量注射器取 1％DNFB 溶液 50μl，均匀涂抹在剃毛区内致敏。

3. 致敏后第 5 天，将 1％DNFB 溶液 10μl 均匀涂抹于每只小鼠右耳（两面）进行抗原攻击。每只小鼠左耳则均匀涂抹 1∶1 丙酮麻油溶液 10μl 作为对照。

4. 抗原攻击 24 小时后，处死小鼠，沿耳郭基线剪下左、右耳郭，用打孔器于同一部位分别取下直径为 8mm 的耳片，称重；以左、右耳片重量之差作为肿胀度。根据全班实验结果，对给药组和对照组的小鼠耳肿胀度进行 f 检验，以判断差异的显著性。

【结果与处理】

将实验数据填入表 8-2-1。

表 8-2-1　糖皮质激素对迟发型超敏反应的影响

| 药物 | 剂量与途径 | 本组鼠耳肿胀度<br>$(X \pm SD)$/mg | 全班鼠耳肿胀度<br>$(X \pm SD)$/mg | 平均鼠耳肿胀度<br>差异的显著性 |
|---|---|---|---|---|
| 地塞米松磷酸钠 | | | | |
| 生理盐水 | | | | |

【注意事项】

1. DNFB 溶液应在临用前配制。首先配制 1∶1 丙酮麻油溶液备用，然后称取所需量的 DNFB，置于清洁、干燥的小瓶之中，倾入事先配好的丙酮麻油溶液适量，盖好并用胶布密封，摇匀后用微量注射器通过瓶盖取用。

2. 实验中应避免 DNFB 接触操作者皮肤。

3. 小鼠腹部既要尽量去毛,又要避免皮肤破损。

4. 也可在致敏次日再次涂抹 DNFB 溶液强化,于致敏后第 7 天进行抗原攻击。

5. 实验过程中环境温度宜控制在 20℃。

**【思考题】**

联系实验结果,讨论地塞米松对细胞免疫的影响及其临床意义。

（张　蓉　梅其炳）

# 第九篇 综合性实验

## 第一章 传出神经系统药物对家兔血压的作用机制

【实验目的】观察拟肾上腺素药和拟胆碱药对家兔血压的影响及作用机制。

【实验原理】生理状态下,心血管系统的活动在神经、体液因素的调控下保持相对稳定,保持动脉血压相对恒定,这是保证各组织、器官正常的血液供应和物质代谢的关键。传出神经系统药物可拟似或拮抗传出神经系统的功能,通过激动或阻断心血管上分布的肾上腺素受体或胆碱受体,引起心血管的功能发生相应改变,从而对血压产生影响。拟肾上腺素药,如肾上腺素、去甲肾上腺素和异丙肾上腺素等,通过激动 α 和(或)β 受体影响心脏和血管的活动,改变心输出量和外周阻力,进而影响动脉血压。外源性给予乙酰胆碱可作用于心脏 M 受体,导致心率变慢,心肌收缩力减弱,同时激动血管内皮细胞 M 受体,引起血管舒张、血压下降。而酚妥拉明、普萘洛尔和阿托品等可通过阻断 α 受体、β 受体和 M 受体拮抗上述药物的作用。

【实验对象】家兔,体重 2.0~2.5kg,雌雄不拘。

【实验器材与药品】

1. 实验器材 生理信号采集处理系统、压力换能器、动脉插管、兔手术台、哺乳动物手术器械、注射器(1ml、5ml、20ml)、手术灯。

2. 药品 20%氨基甲酸乙酯,0.3%肝素生理盐水,1:10 000 去甲肾上腺素,1:100 000 异丙肾上腺素,1:100 000 乙酰胆碱,1%酚妥拉明,0.1%普萘洛尔,0.5%阿托品。

【实验步骤】

1. 家兔耳缘静脉注射 20%氨基甲酸乙酯溶液(5ml/kg),待动物麻醉后,仰卧位固定于兔手术台。颈部正中备皮。

2. 于颈正中切开颈部皮肤约 5cm,逐层钝性分离颈部软组织,暴露出气管。动物呼吸困难时可做气管插管。于气管旁打开颈动脉鞘,分离左侧颈总动脉。左颈总动脉分离得长一些,其下穿两根线备用。

3. 颈总动脉插管 用丝线结扎左侧颈总动脉的远心端,用动脉夹夹闭近心端,动脉夹与结扎线之间距离最好大于 2cm。用眼科剪在结扎线的近处作一斜形切口,向心脏方向插入充满肝素生理盐水的动脉插管。

4. 松开近心端的动脉夹。采用生理信号采集处理系统描记血压曲线。

5. 观察项目

(1)观察正常血压曲线。

(2)α 受体作用分析:①耳缘静脉注射 1:10 000 去甲肾上腺素 0.2ml/kg,观察血压曲线的变化;②耳缘静脉先注射 1%酚妥拉明 0.2ml/kg,之后再注射 1:10 000 去甲肾上腺素

0.2ml/kg,观察血压曲线的变化。

(3)β受体作用分析:①耳缘静脉注射 1∶100 000 异丙肾上腺素 0.2ml/kg,观察血压曲线的变化;②耳缘静脉先注射 0.1% 普萘洛尔 0.2ml/kg,之后再注射 1∶100 000 异丙肾上腺素 0.2ml/kg,观察血压曲线的变化。

(4)M受体作用分析:①耳缘静脉注射 1∶100 000 乙酰胆碱 0.1ml/kg,观察血压曲线的变化;②耳缘静脉先注射 0.5% 阿托品 0.1ml/kg,之后再注射 1∶100 000 乙酰胆碱 0.ml/kg,观察血压曲线的变化。

【注意事项】

1. 动脉插管尽可能插得深一些,并固定牢固,以防滑脱。

2. 保护好耳缘静脉,以方便反复注射药物。

3. 实验中每观察一个项目后,待血压恢复平稳后,再进行下一个项目的观察。

【思考题】

1. 用酚妥拉明后再给去甲肾上腺素血压如何变化? 分析其机制。

2. 用普萘洛尔后再给异丙肾上腺素血压如何变化? 分析其机制。

3. 用阿托品后再给乙酰胆碱血压如何变化? 分析其机制。

(胡　浩)

# 第二章　急性中等量失血性休克的表现与抢救

【实验目的】以动脉血压、心率为指标,观察神经、体液因素及受体激动药或阻滞药对动脉血压的影响,加深对动脉血压形成原理及药物作用机制的理解;通过复制失血性休克动物模型观察休克发生发展过程中循环系统的功能变化,掌握休克的防治原则。

【实验原理】动脉血压是综合反映心血管功能的重要指标。动脉血压的高低主要取决于心输出量、外周阻力、循环血量与血管系统容积等因素。在整体条件下,心血管活动受神经和体液机制调节。神经调节主要通过各种心血管反射实现,其中较重要的反射是颈动脉窦和主动脉弓压力感受器反射,即减压反射(depressure reflex)。支配心脏的传出神经有交感和迷走神经,而绝大多数血管都受交感缩血管神经支配,通过其末梢释放的神经递质与心肌和血管壁平滑肌的相应受体结合而发挥其生理作用。动脉血压同时受体液因素调节,如肾上腺素、去甲肾上腺素、异丙肾上腺素等肾上腺素受体激动药,通过激动 α 和(或)β 受体影响心脏和血管的活动,改变心输出量和外周阻力进而影响动脉血压。乙酰胆碱可激动血管内皮细胞上的 M 受体,舒张血管,降低外周阻力,从而降低动脉血压。

休克(shock)是以机体循环系统的功能紊乱,尤其是微循环功能障碍为主要特征,可导致器官功能衰竭等全身调节紊乱性病理过程。典型的失血性休克发病机制按微循环的改变可分为休克Ⅰ期(微循环缺血性缺氧期)、休克Ⅱ期(微循环淤血性缺氧期)、休克Ⅲ期(微循环衰竭期)。休克的防治原则是应在去除病因的前提下采取综合措施,支持生命器官的血液灌流和防止细胞损害。

【实验对象】家兔,2.5~3.0kg,雌雄不拘。

【实验器材和药品】

1. 实验器材　生物信号采集处理系统,手术器械、压力换能器、玻璃分针、注射器(1ml、2ml、10ml、50ml 若干)、静脉输液管、气管插管、动脉插管、三通、动脉保护电极、丝线、注射针头 9 号(2 只)、6 号(3 只)、小烧杯、万能支架等。

2. 药品　20%氨基甲酸乙酯、0.4%肝素、0.9%生理盐水溶液、0.01%肝素生理盐水、0.001%重酒石酸去甲肾上腺素溶液、0.001%盐酸肾上腺素溶液、0.002%山莨菪碱溶液。

【实验步骤】

1. 家兔耳缘静脉缓慢注射 20%氨基甲酸乙酯 5ml/kg,待角膜反射消失、四肢肌紧张减弱、呼吸深入而平稳后,将家兔仰卧位固定于手术台上。

2. 连接实验装置

开启相应生物信号采集处理系统电源,将血压、呼吸换能器分别连接采集通道 1、2,将刺激输出插头连接至刺激输出插孔上。血压换能器的采集端与三通管下端相连。三通管的上侧与动脉插管相连,侧管连接一个盛有肝素的注射器,旋动三通管上的开关,使注射器与动脉插管、血压换能器分别相通,使用肝素生理盐水充满管腔内全部,排除空气,然后关闭三通管留待进行颈总动脉插管。待家兔颈部进行气管插管后,将呼吸换能器连接 Y 形气管插管一侧外管,同时夹闭 Y 形气管插管另一端的橡胶管,使其仅通过呼吸换能器一侧进行呼吸。

3. 剪去手术部位的被毛,暴露皮肤,在甲状软骨下正中切开皮肤 5~7cm,钝性分离皮下组织,分离颈外静脉,行颈外静脉插管,并连接静脉输液装置。低速输入生理盐水以保持输液通道通畅。实验开始前,通过静脉输注 0.4% 肝素 0.25ml/kg,以后每隔 1 小时补注 1ml,使全身血液肝素化。

4. 钝性分离深筋膜和肌肉,暴露气管,分离气管于第 3~4 软骨环之间剪一倒 T 形切口,插入气管插管,穿线固定 Y 形气管插管。

5. 在两侧气管旁沟,小心分离出两侧颈总动脉鞘,仔细辨别鞘内的颈总动脉和迷走神经(最粗)、交感神经(较细)及减压神经(最细)。每条神经及双侧颈总动脉分离出 2~3cm,其下各穿双线备用。

6. 在左侧颈总动脉结扎动脉远心端,用动脉夹夹住动脉近心端。用眼科剪在靠结扎处的远心端做一切口(切勿完全剪断,切口约为管径一半),将充灌有肝素抗凝剂的动脉插管以向心方向插入,并结扎固定于与此连接三通的侧管上,防止动脉插管滑脱。

7. 松开颈总动脉近心端的动脉夹,打开三通活塞,使压力信号经换能器输入系统,记录正常血压曲线和呼吸曲线。血压曲线有时可以看到三级波:①一级波(心搏波):伴随心脏收缩和舒张出现的血压波动,与心率一致。②二级波(呼吸波):伴随呼吸运动出现的血压波动,与呼吸节律一致。③三级波:产生原因尚不十分清楚,可能与血管运动中枢紧张的周期性变化有关。

同时观察记录呼吸曲线幅度与频率、皮肤黏膜颜色、耳郭血管口径及血流变化等。

8. 以动脉夹夹闭右侧颈总动脉 15 秒,观察血压和心率的变化。

9. 刺激右侧减压神经,刺激强度 5V,频率 25Hz;或者连续单刺激方式,刺激强度 5~10V,刺激波宽 2ms,刺激频率 30Hz,观察血压与心率的变化。

10. 从颈外静脉通道输注 1:1000 的肾上腺素 0.3ml,观察并记录血压、心率变化,肉眼观察耳部血管形态、颜色的变化。

11. 打开动脉插管三通的侧管缓慢放血,放血量约占全血量的 10%(全血量约为体重的 7%)至储血瓶(预放肝素抗凝)中备用,然后停止放血,观察动脉血压、呼吸等变化。血压在低水平稳定 10 分钟后,再次放全血量的 10%,放血时间为 3~5 分钟。可见血压开始迅速下降,以后略有回升,待血压稳定在 40mmHg 后,停止放血。此时动物处于失血性休克状态,观察记录家兔一般情况、血压、心率、呼吸、皮肤黏膜等的变化。

12. 根据失血性休克的病理生理变化及防治原则(纠酸、扩容、合理应用血管活性药及防治细胞损伤等),设计四组抢救方案,并观察比较记录下列各组措施的抢救效果。①颈外静脉输液组:仅输入与失血量等量的 0.9% 生理盐水,观察血压的变化;②去甲肾上腺素组:自颈外静脉缓慢输入含 0.001% 去甲肾上腺素的生理盐水 25ml,观察血压的变化;③山莨菪碱组:自颈外静脉缓慢注入含 0.002% 山莨菪碱的生理盐水 25ml,观察血压的变化;④自体血回输组:将储血瓶内的血液全部自颈外静脉快速输回,观察血压的变化。

13. 待血压维持在 80~120mmHg 之间后,再进行以下实验项目。①刺激迷走神经:以双线结扎右侧迷走神经,从两线间剪断分别以保护电极刺激迷走神经中枢端和外周端,观察心率及血压变化。②刺激交感神经:先观察比较两耳血管网情况及耳朵颜色,然后结扎切断右颈交感神经,并以保护电极刺激外周交感神经,观察并记录切断前后及电刺激对耳颜色及血管网的影响。③刺激减压神经外周端及中枢端:以双线结扎并切断减压神经后,以保护电极分别刺激减压神经的外周端及中枢端,观察并记录血压变化情况。

**【注意事项】**

1. 麻醉深浅要适度,注射时间不少于 3 分钟,至角膜反射消失、肌紧张消失为止;过量易致呼吸抑制而死亡。

2. 手术过程中应尽量避免出血。分离神经时应特别仔细,操作要轻,切勿过度牵拉,分离顺序为减压神经、交感神经、迷走神经。

3. 在整个实验过程中,注意保持动脉插管在颈总动脉内,避免刺破动脉或滑脱。

4. 插管前一定要排尽插管内、胶管内和及压力换能器腔内的空气,保证液体传递压力。插管所用的塑料管均应肝素化,以防止血液凝固。

5. 实验过程中应经常观察动物的状态(如呼吸、肢体运动等)。每观察一个项目,需待血压基本恢复正常后,再进行下一个项目的观察。

6. 放血量不宜过多,当血压下降至 30mmHg 以下时,抢救效果不佳。

7. 实验结束后,要认真清洗压力传感器、手术器械及实验用品。

8. 实验结束后,经颈外静脉注射空气或颈总动脉放血处死动物。

**【思考题】**

1. 什么是休克? 失血性休克的病理特征是什么? 在休克发生发展中微循环改变有哪些?

2. 影响动脉血压的因素有哪些?

3. 正常心血管活动的神经-体液调节有哪些? 迷走神经和交感神经兴奋分别对心血管活动有什么影响?

4. 何谓减压反射? 如何影响心血管活动?

5. 失血性休克抢救过程中,为什么静脉注射去甲肾上腺素?

6. 在休克的哪一期宜应用山莨菪碱给予治疗?

(张　妍)

# 第三章　地塞米松对大鼠急性肾衰竭模型的保护作用

【实验目的】复制急性肾衰竭的动物模型,观察地塞米松对肾功能的保护作用。

【实验原理】急性肾衰竭是指各种原因引起的肾脏泌尿功能在短期内急剧降低,代谢终产物及毒物在体内潴留,水、电解质和酸碱平衡紊乱所导致各系统并发症的临床综合征。甘油致大鼠急性肾衰竭是一种常用的模型,注射甘油后会造成肌肉溶解和溶血,释放大量血红蛋白和肌红蛋白,由于肾小管不能重吸收而形成管型堵塞肾小管,引起肾小管和间质损伤。地塞米松具有强大的抗炎和免疫抑制作用,可有效地控制病情。

血清肌酐测定原理为肌酐在碱性条件下与苦味酸发生 Jaffé 反应,生成橘红色的复合物。血清尿素氮的测定原理为尿素在脲酶的作用下水解产生氨和二氧化碳,氨在碱性条件下与酚显色剂生成蓝色物质,该物质生成量与尿素含量成正比。

【实验对象】Wistar 或 Sprague-Dawley(SD)大鼠,体重 200～250g,雄性。

【实验器材与药品】

1. 实验器材　手术器械、紫外分光光度计、电子秤、离心机、大鼠手术台、1ml 和 5ml 注射器、记号笔。

2. 药品　甘油、生理盐水、0.05％地塞米松、20％乌拉坦、35mM 钨酸蛋白沉淀剂、40mM 苦味酸溶液、50$\mu$M 肌酐标准品溶液、0.75M 氢氧化钠溶液、酶缓冲液、10mM 尿素氮标准品溶液、酚显色剂、碱性次氯酸钠。

酶缓冲液:称取脲酶(比活性 3000～4000U/g)10mg,置于 1ml 50％(V/V)甘油中,加 10g/L EDTA-Na$_2$ 溶液(pH6.5)至 100ml,4℃可保存 1 个月。

酚显色剂:苯酚 10g,亚硝基铁氰化钠[Na$_2$Fe(CN)$_5$NO·2H$_2$O]0.05g,溶于 1L 双蒸水中,4℃可保存 2 个月。

碱性次氯酸钠溶液:氢氧化钠 5g 溶于双蒸水中,加次氯酸钠 0.42g,用双蒸水定容至 1L,至棕色瓶内,4℃可保存 2 个月。

【实验步骤】

1. 选取禁水 24 小时后体重减轻,并有脱水的大鼠 3 只,分为对照组、模型组、给药组。模型组及给药组大鼠在其两侧后肢肌肉分别注射 50％甘油生理盐水 10ml/kg,对照组大鼠肌内注射等体积的生理盐水,注射后让大鼠自由进食及饮水。一般于 2h 后出现血红蛋白尿,48 小时后形成稳定的急性肾衰竭模型。

2. 模型建立后第 3 天,给药组大鼠肌内注射 0.2ml/kg 地塞米松,连续给药 3 天,对照组及模型组分别肌内注射等体积的生理盐水。

3. 给药 3 天后大鼠称重,分别腹腔注射 20％乌拉坦 5ml/kg 麻醉,待翻正反射消失,即可进行实验。将大鼠固定在手术台上,剪开一侧腹股沟处皮肤,即可看到股静脉,穿刺抽血 4～5ml,3000pm,离心 10 分钟,分离血清。

4. 取血清 1ml 加入 35mM 钨酸蛋白沉淀剂 10ml,充分混匀,3500rpm,离心 10 分钟,进行后续测定。

5. 血清肌酐测定　按照表 9-3-1 顺序加样并进行测量：

表 9-3-1　各组血清肌酐测量的加样顺序及测量值

|  | 空白管 | 标准管 | 样本管 | | |
|---|---|---|---|---|---|
|  |  |  | 对照组 | 模型组 | 给药组 |
| 血清蛋白滤液(ml) | — |  | 0.3 | 0.3 | 0.3 |
| 双蒸水(ml) | 3 | 标准液 3 | 2.7 | 2.7 | 2.7 |
| 40mM 苦味酸溶液(ml) | 1 | 1 | 1 | 1 | 1 |
| 0.75M 氢氧化钠溶液(ml) | 1 | 1 | 1 | 1 | 1 |
|  |  |  | 充分混匀,37℃水浴 10min | | |
| 510nm 波长下测定吸光度值 | 调零 |  |  |  |  |

6. 血清尿素氮测定　按照表 9-3-2 顺序加样并进行测量：

表 9-3-2　各组血清尿素氮测量的加样顺序及测量值

|  | 空白管 | 标准管 | 样本管 | | |
|---|---|---|---|---|---|
|  |  |  | 正常对照组 | 模型组 | 给药组 |
| 血清蛋白滤液(ml) | — | — | 0.1 | 0.1 | 0.1 |
| 双蒸水(ml) | 0.1 | 标准液 0.1 | — | — | — |
| 酶缓冲液(ml) | 1 | 1 | 1 | 1 | 1 |
|  |  |  | 充分混匀,37℃水浴 10min | | |
| 酚显色剂(ml) | 5 | 5 | 5 | 5 | 5 |
| 碱性次氯酸钠(ml) | 5 | 5 | 5 | 5 | 5 |
|  |  |  | 充分混匀,37℃水浴 10min | | |
| 630nm 波长下测定吸光度值 | 调零 |  |  |  |  |

7. 计算

$$肌酐(\mu M) = \frac{样本管吸光度值}{标准品管吸光度值} \times 标准品浓度 \times 稀释倍数$$

$$尿素氮(\mu M) = \frac{样本管吸光度值}{标准品管吸光度值} \times 标准品浓度$$

【注意事项】

1. 制备血清蛋白滤液时,钨酸溶液应缓慢的滴入血清中,边加边摇,将试剂与血清充分混匀以利于蛋白质沉淀。

2. 呈色后应在 30 分钟内比色为宜,过久会使测定管吸光度增加。

【思考题】

急性肾衰竭时血清尿素氮水平有什么变化? 为什么?

(铁　璐)

# 第四章　药物对家兔血糖的影响

【实验目的】观察不同药物对家兔血糖的调节作用。

【实验原理】胰岛素是由胰岛 β 细胞分泌的一种蛋白质激素,通过增加血糖的利用和减少其来源而降低血糖;胰高血糖素由胰岛 α 细胞分泌,通过促进糖原分解、抑制糖原合成等作用升高血糖;地塞米松通过促进糖异生和减少葡萄糖的利用而升高血糖;肾上腺素可促进糖异生,升高血糖。

【实验对象】家兔,体重 2kg 左右,雌雄不拘。

【实验器材与药品】

1. 实验器材　2ml、5ml 注射器、烧杯、6 号针头、微量血糖测定仪及试纸、磅秤。

2. 药品　1000U/ml 肝素(用生理盐水配制)、0.8U/mL 胰岛素(用生理盐水配制)、50μg/ml 胰高血糖素、5mg/ml 地塞米松、0.4mg/ml 肾上腺素。

【实验步骤】

1. 取家兔 4 只,编号、称重。

2. 耳缘静脉注射 1000U/ml 肝素 1ml/kg,并取空白血 1 滴,用于检测给药前血糖。

3. 1 号家兔背部皮下注射 0.8U/ml 胰岛素 0.75ml/kg;2 号家兔耳缘静脉注射 50μg/ml 胰高血糖素 1ml/kg;3 号家兔耳缘静脉注射 5mg/ml 地塞米松 1ml/kg;4 号家兔耳缘静脉注射 0.4mg/ml 肾上腺素 0.4ml/kg。

4. 给药后 15、30、60、90 分钟分别耳缘静脉采血 1 滴,检测血糖,将结果填入表 9-4-1。

表 9-4-1　药物对家兔血糖的影响

| 给药情况 | 血糖(mM) | | | | |
| --- | --- | --- | --- | --- | --- |
| | 给药前 | 给药后 15min | 给药后 30min | 给药后 60min | 给药后 90min |
| 胰岛素 | | | | | |
| 胰高血糖素 | | | | | |
| 地塞米松 | | | | | |
| 肾上腺素 | | | | | |

【注意事项】

家兔实验前禁食 12 小时。

【思考题】

不同药物对家兔血糖的影响有何差异? 作用机制是什么?

（敖　英）

# 第十篇 设计性实验

## 第一章 设计性实验的目的和选题范围

### 一、设计性实验的目的

药理学是联系基础医学和临床医学的桥梁学科,也是一门实验学科。它以实验为基础,按一定的方案,用相关的实验方法或模型进行实验,得到实验结果,以说明某一药物的作用特点或作用规律。传统的药理学实验教学内容单一,主要是验证性实验,实验课的重点至今仍然停留在演示现象、验证课堂理论、加深书本理解的水平上,缺乏学科间互相渗透,学生未能主动参与。这种传统的固定的教学模式对于培养学生真正的实验素质、提高学生的动手能力、开发学生的创新能力和激发学生的求知欲是远远不够的。因此,药理实验在坚持原有"基本概念、基本原理、基本应用"的原则下,增加设计性实验内容,以弥补传统实验之不足,是非常必要的。

设计性实验又称探索性实验,是指给定实验目的、要求和实验条件,学生自己设计实验方案,并加以实现的实验。设计性实验是采用科学的逻辑思维配合实验方法和技术,对拟定的研究目的进行的一种有明确目的的探索性研究。

设计性实验与验证性实验相比具有综合性、探索性和密切结合科研应用实际的特点。学生在教师的指导下,自选科研性实验课题,查阅文献,设计实验方案,完成实验项目,撰写实验论文。通过自主设计实验,使学生初步掌握医学科学研究的基本程序和方法,培养学生的自学能力、科学创造性思维能力、运用知识解决实际问题的能力,提高学生的综合素质,为培养高层次医学人才奠定基础。

### 二、设计性实验的选题

设计性实验的基本过程包括:选题、设计、开题、实验、收集实验资料、整理分析实验资料和撰写论文几个阶段。

选题即立题。选题是科研中的首要问题,选题合适与否决定着实验的成败。一个好的选题应具有科学性、创新性、可行性和实用性,需要认真查阅大量文献资料,了解有关研究的历史和现状,包括已取得的成果和尚未解决的问题,结合实验室的条件、仪器设备,经过科学思考,找出所要探索研究的内容,形成假说,进而确立明确的研究题目。(1)科学性,即课题研究要有理论基础和事实依据,必须符合科学原理;预期结果要合理;研究方法要正确严谨。(2)创新性,是指研究内容新颖,了解国内外研究的现状,紧追本学科的前沿;能够提出新规律、新技术和新方法。创新必须要有新思路,要有活跃的科学思维能力。(3)可行性,是指在选题时要考虑实现的可能性。可行性原则体现了科学研究的"条件原则"。一个课题的选择,必须从研究者的主、客观条件出发,选择有利于展开的题目。(4)实用性,是指选题要有理论意义和实践意义,或者二者兼有。能够明确、具体地提出要解决的问题,并且能够集中解决 1~2 个问题,切忌范围过宽。

课题的选择是设计性实验的前提,将直接影响到设计性实验的进程,它是研究的关键,是衡量研究水平的重要标志。药理学设计性实验的选题,以《药理学》教科书为基础,围绕着药理学和相关学科所学到理论知识和相关文献等作为设计性实验的题目。学生可以自由选题,也可以由带教教师结合本学科教师的科研成果与研究方向,或结合本科实验课教学内容,先给学生拟定实验方向,通过指导学生利用课余时间查阅文献资料进行立题设计,再由教师对实验课题的科学性、创新性和可行性进行论证。

设计性实验选题范围可以是:

1. 学科学习中碰到的问题。如为什么某些哮喘患者服用阿司匹林或其他解热镇痛药后会诱发哮喘?即所谓的"阿司匹林样"哮喘。学生们以此作为切入点,探讨哮喘的发生与肺组织等产生的白三烯密切相关。那么阿司匹林诱发的哮喘是否与其抑制环氧酶导致脂氧酶与环氧酶间平衡失调有关呢?于是一个课题就在学生已有知识的基础上凝炼产生;

2. 建立一种新的动物模型及评价该模型的指标,如模型的稳定性、重复性,方法是否简单、实用,建立的模型是否能解决临床实际问题并具有推广使用价值;

3. 对原有实验方法的改进,完善以往的实验方法并加以证实;

4. 探讨神经递质、细胞因子、药物等的作用机制和功能;

5. 研究某种药物的体内代谢过程或作用机制;

6. 观察某种药物对某种疾病的药效及作用;

7. 探讨某种药物对物质代谢的影响;

8. 探讨治疗某种疾病或病理过程的新方法。

(崔永耀)

# 第二章　开题报告、科研论文及文献综述的撰写

## 一、开题报告

### (一) 什么是开题报告

开题报告是课题方向确定之后，课题负责人或课题主要研究人员在调查研究的基础上撰写的由选题者把自己所选课题的概况(即"开题报告内容")向出席参加开题报告会的专家、老师及学生进行陈述，然后由他们进行评议。主要说明这个课题应该进行研究，自己有条件进行研究以及准备如何开展研究等问题，也可以说是对课题的再论证和再设计。开题报告是提高选题质量和水平的重要环节，通过开题报告进一步明确研究思路，完善实施方案，明晰研究技术路线，对课题进行再论证。

### (二) 开题报告的主要内容

开题报告是用文字体现的论文总构想，因而篇幅不必过大，但要把计划研究的课题、如何研究、理论依据等主要问题写清楚。开题报告一般为表格式，它把要报告的每一项内容转换成相应的栏目，这样做既避免遗漏，又便于评审者一目了然，把握要点。

完整的开题报告的内容一般包括：课题名称、承担单位、课题负责人、起止年限、课题申报提纲。申报提纲包括：

1. 研究意义，国内外研究现状、发展趋势的分析。

2. 研究目标、研究内容、拟解决的关键科学问题及课题的创新之处。

3. 拟采取的研究方法和手段、技术路线、实施方案及可行性分析。

4. 执行年限和计划进度。

5. 现有基础(包括预实验研究；人员、仪器、设备等)。

6. 研究经费概算。

7. 预期研究结果和考核指标。

8. 课题参加人员的组成和专长。

### (三) 开题报告的结构与写法

1. **课题名称**　课题名称，是课题研究的"指南针"。就是对课题中的"关键词"、"核心语"进行明确的解说，给该课题限定准确的研究范围，提示课题研究的方向和角度。从课题名称中可以确定课题的基本概念、研究范围、研究对象、研究方式。课题名称要清晰、准确，在清楚的前提下简明扼要，突出本质的要素。研究范围要具体、适当。用词造句要科学规范。用尽可能少的文字表达，一般不超过20个汉字。

2. **课题研究的背景**

(1)选题目的与意义：课题研究的目的与意义，也就是课题的研究价值所在。要开门见山地表达出研究的目的与意义，即回答为什么要研究、研究价值，包括理论价值与实际意义。一般先介绍现实需要，由存在的问题导出研究的实际意义，然后再谈理论及学术价值，要求具体、客观，且具有针对性，注重资料分析基础，切忌空洞无物的口号。主要内容包括：①研究背景

(问题的提出)：即根据什么、受什么启发而进行这项研究，一般可以从国内外关注的问题出发来提出研究问题；②要说明该选题在理论上的创新性，主要通过分析国内外研究的现状，对比自己选题与各个主流观点的研究差异性，从而突出选题在理论上的创新性；③指出为什么要研究该课题，研究的价值，要解决的问题。

(2)研究背景分析：综述本课题国内外研究现状、研究水平和发展趋势，并加以评述，提出自己的独特见解。研究工作最根本的特点就是要有创造性，深入了解别人在这方面的研究情况，才不会在别人已经研究很多、很成熟的情况下，重复别人走过的路。把已有的研究成果作为自己的研究起点，并从中发现以往的不足，寻找有待进一步研究的问题，从而确认自己的创意，确定自己研究的特色或突破点。开题报告中的文献综述，一方面论证本课题研究的地位和价值，另一方面也说明课题研究人员对本课题研究是否有较好的把握。综述要以查阅文献为前提，所查阅的文献应与研究问题相关，但又不能过于局限。要注重分析研究，善于发现问题，突出选题在当前研究中的位置、优势及突破点；要摒弃偏见，不引用与导师及本人观点相悖的观点是一个明显的错误。综述的对象，除观点外，还可以是材料与方法等。

3. 课题研究的主要内容和预期目标

(1)研究内容：要具体、明确，与课题相吻合，与目标相对应，具体回答研究的对象、研究的问题(问题的哪些方面)和研究的方法。要努力从课题的内涵和外延上去寻找，紧密围绕课题的界定去选择研究内容。它要求把课题所提出的研究内容进一步细化为若干小问题，也可以在课题大框架下设立子课题。

(2)研究目标：也就是课题最后要达到的目的，要解决哪些具体问题。确定目标时要紧扣课题，用词要准确、精练、明了。相对于目的和指导思想而言，研究目标是比较具体的，不能笼统，必须清楚地写出来。只有目标明确而具体，才能知道工作的具体方向、研究的重点是什么，思路就不会被各种因素所干扰。

(3)研究方法：选题确立后，最重要的莫过于方法。在立题基础上，依据文献资料和预实验结果科学地设计方案。设计方案的内容应详细并且具有可操作性。对已经研究过的课题，若是换一个新的视角，换一种新方法也可以得出创新性的结论。

(4)研究过程：整个研究在时间及顺序上的安排，要分阶段进行。一般将课题研究分成准备、实施、总结这三个阶段。对每一阶段的起止时间、相应的研究内容及成果均要有明确的规定，阶段之间不能间断，以保证研究进程的连续性。

(5)拟解决的关键问题：对可能遇到的最主要的、最根本的关键性困难与问题要有准确、科学的估计和判断，并采取可行的解决方法和措施。

(6)创新点：要突出重点，突出所选课题与同类其他研究的不同之处。

4. 条件分析　条件分析是为了突出仪器设备等物质条件的优势。明确协作单位及分工，分工要合理，明确各自的工作及职责，同时又要注意全体人员的密切合作。提倡成立导师组，导师组成员的选择要充分考虑课题研究的实际需要，要以知识结构的互补为依据。

5. 课题研究的成果形式　本课题研究拟取得什么形式的阶段研究成果和终结研究成果。形式有很多，如调查报告、实验报告、研究报告、论文、经验总结等。课题不同，研究成果的内容和形式也不一样，但不管形式是什么，课题研究必须有成果，否则这个课题没有完成。

6. 主要参考文献　参考文献只列出主要的和公开发表过的资料。参考文献必需引用原始文献，引用人必需阅读过该论文。按正文中引用文献标注顺序，依次列出。

### 二、科研论文的撰写

实验结束并对相应的实验数据进行统计学分析处理后,可得出一定的结论。通过对这些实验目的、具体实验设计、实验方法及结果的正确描述和表达,撰写完整的科学研究论文,亦为科学实验的重要部分。在科学论文的撰写中应遵循一定的原则和规范,论文投送医学专业杂志时,也应参考各学科相应杂志编辑部的要求进行撰写。

一篇完整的科研论文(也称为论著)通常由以下部分依次组成:标题、作者及作者所在单位、中文与英文摘要、正文(包括前言、材料与方法、结果与讨论)、致谢以及参考文献。

#### (一) 科研论文的撰写要求

按科研论文投送杂志要求,各部分撰写的要点与通用原则举例说明如下。

《中华结核和呼吸杂志》稿约:

1. 来稿应具有创造性、实用性、先进性、科学性和逻辑性,要求资料真实、论点明确、结构严谨、层次清楚、文字精炼、数据准确,重点说明一个或几个问题,有理论或实际意义,必要时应做统计学处理。

2. 篇幅　论著、综述类一般不超过 5000 字,经验交流不超过 3000 字,简报、病例报告不超过 2000 字。邮寄稿件请作者以 A4 纸张打印并核对清楚,尤其标点符号,标点符号占一格,英文应隔行打印。为提高审稿效率,条件允许的作者请优先选择电子邮件的方式投稿。不准一稿多投,文责自负,自留底稿,一律不退。

3. 文题　力求简明准确的反映文章主题。一般不超过 20 个字,以不设副标题为好。一般不使用缩略语。

4. 作者署名　论文署名不宜过多,应是参与选题和设计、参与具体工作、能对研究结果负责者;仅参与获得资金或收集资料者不能列为作者,仅对科研小组进行一般性管理者也不宜列为作者。外籍作者应附其亲笔签名同意在本刊发表的信函。以脚注形式注释作者单位名称及邮政编码。外籍作者的通讯地址应用其本国文字加注。集体署名的文章必须明确对该文负责的关键人物。虽对本文有贡献,但不具备作者条件者在文后致谢。通讯作者一般只列 1 位,有关该论文的一切事宜均与第一作者或通讯作者联系。作者姓名排序需在稿件被录用前确定,一经编排,不得更动。

5. 伦理学标准　文稿内容如是以人为研究对象,作者需说明其遵循的程序是否符合负责人体试验委员会(单位性的、地区性的或国家性的)所制定的伦理学标准并得到该委员会的批准,是否取得受试对象的知情同意。

6. 摘要　论著需附 400 字左右的中文摘要及 1000 个实词左右的英文摘要,内容必须包括目的(Objective)、方法(Methods)、结果(Results,应给出主要数据)、结论(Conclusion)四部分,各部分冠以相应的标题。摘要不分段,用第三人称撰写。英文摘要应包括文题、作者姓名(汉语拼音)、单位名称、所在城市名和邮政编码。作者应全部列出,当作者不属于同一单位时,在第一作者姓名右上角加"＊"。例如:*LIN Xian-yan＊,WU Jian-ping,QIN Jiong,LIU Qun,＊Department of Pediatrics,First Hospital,Peking University,Beijing* 100034,*China*。有通讯作者时,在单位名称后另起一行,以 Corresponding author 开头,注明其姓名、单位邮编及 Email 地址等。

7. 关键词　论著需标引 2~5 个关键词。请尽量使用美国国立医学图书馆编辑的最新版《Index Medicus》中医学主题词表(MeSH)内所列的词。如果尚无相应的词,处理办法:(1)选用直接相关的几个主题词进行组配;(2)根据树状结构表选用最直接的上位主题词;(3)必要时,可采用习用的自由词,但要置于最后。关键词中不能用缩写,如"HBsAg"应标引为"乙型肝炎表面抗原"。

8. 医学名词 以医学名词审定委员会审定并公布的专业医学名词为准,尚未公布者以人民卫生出版社出版的《英汉医学词汇》为准。药物名称以最新版本的《中华人民共和国药典》为准。药物名称应用通用名,不用商品名。

9. 图表 每幅图表各占 1 页,集中附于文后,分别按其在正文中出现的顺序连续编码。每幅图表应冠有文字简明准确的图(表)题。说明性的文字应置于图表下方,并需注明图表中使用的全部非公知公用的缩写。本刊采用三横线表,如遇有合计和统计学处理行如($t$ 值、$P$值等),在这行上面加 1 条分界横线。要求表内数据同一指标有效位数一致。照片图要求有良好的清晰度和对比度。若刊用人像,应征得本人的书面同意,或遮盖其能被辨认的部分。大体标本照片在图内应有尺度标记。病理照片应有图说明、染色方法和放大倍数。引自他刊的图表,应注明出处。

10. 计量单位 实行国务院 1984 年 2 月颁布的《中华人民共和国法定计量单位》,并以单位符号表示,具体使用参照中华医学会编辑出版的《法定计量单位在医学上的应用》一书。计量单位用正体。血压及人体压力计量单位使用毫米汞柱(mmHg),在文中第 1 次出现时须注明 mmHg 与 kPa 的换算系数。注意单位名称与单位符号不可混用,如:ng・kg$^{-1}$・天$^{-1}$应改为 ng・kg$^{-1}$・d$^{-1}$;组合单位符号中表示相除的斜线多于 1 条时应采用负数幂的形式表示,如:ng/kg/min 应采用 ng・kg$^{-1}$・min$^{-1}$的形式;组合单位中斜线和负数幂亦不可混用,如前例不宜采用 ng/kg・min$^{-1}$的形式。量的符号一律用斜体字,如体积的符号 $V$ 应为斜体。

11. 数字 执行 GB/T 15835-1995《关于出版物上数字用法的规定》。公历世纪、年代、年、月、日、时刻和计数、计量均用阿拉伯数字。小数点前后超过 3 位数字时,每 3 位数字一组,组间空 1/4 汉字空,如:"1,329.476,5"应写成"1 329.476 5"。但序数词和年份、页数、部队番号、仪表型号和标准号不分节。百分数的范围和偏差,前一个数字的百分符号不能省略,如:5～95％要写成 5％～95％;50.2±0.6％,要写成(50.2±0.6)％,75.4±18.2mg/L 要写成(75.4±18.2)mg/L。附带尺寸的数值相乘,按下列方式书写:4cm×3cm×5cm,而不写成 4×3×5cm$^3$。

12. 统计学符号 按 GB3358-82《统计学名词及符号》的有关规定书写,常用的有:(1)样本的算术平均数用英文小写 $x$(中位数仍用 $M$);(2)标准差用英文小写 $s$;(3)标准误用英文小写 $s_x$;(4)$t$ 检验用英文小写 $t$;(5)$F$ 检验用英文大写 $F$;(6)卡方检验用希文小写 $\chi^2$;(7)相关系数用英文小写 $r$;(8)自由度用希文小写 $v$;(9)概率用英文大写 $P$($P$ 值前应给出具体检验值,如 $t$ 值、$q$ 值等)。以上符号均用斜体。对 $P$ 值小于或等于检验水准(一般为 0.05)者,一律描述为"差异有统计学意义"。注明研究所用的统计学分析方法。

13. 缩略语 文中尽量少用。必须使用时于首次出现处先注明全称,然后用括号写出缩略语或英文全称及其缩略语,后两者间用","分开。缩略语不得移行。

14. 参考文献 以亲自阅读的近年主要者为限,应尽量精选。按 GB7714-87《文后参考文献著录规则》,采用顺序编码方法,依照其在文中出现的先后顺序用阿拉伯数字标出。尽量避免引用摘要作为参考文献。不得引用未公开发表的文章作为参考文献。责任者不超过 3 位时全部著录,超过 3 位时,只著录前 3 位作者,其后加",等"或者其他与之相应的字(西文加",et al",日文加",他")。外文期刊名称用缩写,以《Index Medicus》中的格式为准;中文期刊用全

名。每条参考文献均须著录起止页。参考文献必须由作者与原文核对无误,按引用先后顺序排列于文后。格式如下:

杂志:【序号】作者. 文题. 杂志名称,年份,卷数(无卷数者列期数,外加圆括号):起页～止页.

书籍:[序号] 作者. 书名. 卷(册)次. 版次. 出版地点:出版者,年份:起页-止页.

翻译文献:译者姓名著录在题名之后。多位译者只列出前 3 位,其后加",等 ."。

请登录 http://www.ncbi.nlm.nih.gov/entrez/query.fcgi 核查英文文献,并标注 PMID 编号。

15. 基金　论文所涉及的课题如取得国家或省、部级以上基金或攻关项目,应脚注于文题页左下方,如"基金项目:××基金(编号)",并附基金证书复印件。

16. 来稿　须附单位正式介绍信,内容应包括对稿件的评审意见、有无一稿两投、未涉及保密及署名无争议等项。来稿请用 4 号字、1.5 倍行距打印,特殊文种、上下角标符号、需排斜体等应予注明。拉丁文、希腊文明确,对菌名等需用斜体时,需做特殊注明。英文摘要及参考文献应隔行打印。节段序号按一、1.(1)层次。本刊目前已启用"中华医学会稿件远程管理系统",登录网址:http://www.cma.org.cn/ywzx/ywzx.asp。投稿时须将所有必填项目填写清楚、完备,并注明联系方式和手机号码。投稿成功后注意查收 Email 和短信通知,请随时关注稿件处理情况,所有稿件信息及处理均在网上进行。

17. 经审核初步拟定刊用的稿件按退修意见修改整理后,为缩短刊出周期和减少错误,请将修改稿以 Word 文件格式、图用 JPG 格式以文件包形式上传至远程管理系统。

### (二) 论文撰写中的其他注意事项

1. 首页(title page)　投稿时首页通常写明论文标题、作者及工作单位、通讯作者及通讯作者的联系地址、电话与电子邮箱地址、基金资助等。另起一页开始写中文摘要。

英文杂志首页还常要求提供一限定字数的 running title。基金资助通常写在致谢(acknowledgement)中放在正文之后、参考文献之前。

2. 摘要(abstract)　摘要在论文正文的前面,是论文主要内容的高度浓缩并能提供文中的关键信息,它集中体现了一篇文章的主要内容及精华所在。在阅读一篇文章或在确定这篇文章是否是自己所需要时,首先浏览的是题目,接下来就是摘要。

我国国家级医学期刊,通常都要求中、英文摘要,而且采用了国际医学期刊要求的格式化摘要(structured abstract)。格式化摘要国外期刊大多采用 Haynes RB 等提出的格式(More informative abstracts revisited. Ann Intern Med,1990,113:69-76.),包括目的(objective)、设计(design)、研究场所(setting)、患者或其他研究对象(patients or other participants)、干预措施(interventions)、主要结果的测量方法(main outcome measures)、结果(results)及结论(conclusions)共 8 项;我国医学期刊将其简化:目的、方法、结果和结论四部分,各部分冠以相应的标题,并采用第三人称撰写,不用"本文"等主语,文字要极其精炼,不一定要用完整句子,字数限于 200～250 字左右。

3. 引言(introduction)　引言作为论文的开场白,应以简短的篇幅介绍论文的写作背景和目的,以及相关领域内前人所做的工作和研究的概况,说明本研究与前工作的关系,目前的研究热点、存在的问题及作者的工作意义,引出本文的主题给读者以引导。

引言的写作要求:①开门见山,不绕圈子,避免大篇幅地讲述历史渊源和立题研究过程。②言简意赅,突出重点,不应过多叙述同行熟知的及教科书中的常识性内容,确有必要提及他人的研究成果和基本原理时,只需以参考引文的形式标出即可。在引言中提示本文的工作和观点时,意思应明确,语言应简练。③引言的内容不应与摘要雷同,也不应是摘要的注释。引言一般应与结论相呼应,在引言中提出的问题,在结论中应有解答,也应避免引言与结论雷同。④尊重科学,实事求是。在论述本文的研究意义时,应注意分寸,切忌使用不适之词;同时也要注意不用客套话。

### 三、文献综述的撰写

文献综述是指在全面搜集,阅读大量的有关研究文献的基础上,经过归纳整理,分析鉴别,对所研究的问题(学科、专题)在一定时期内已经取得的研究成果,存在问题以及新的发展趋势等进行系统、全面的叙述和评论。在决定论文研究题目之前,通常必须关注的几个问题是:研究所属的领域或者其他领域,对这个问题已经知道多少;已完成的研究有哪些;以往的建议与对策是否成功;有没有建议新的研究方向和议题。简而言之,文献综述是一切合理研究的基础。一个成功的文献综述,能够以其系统的分析评价和有根据的趋势预测,为新课题的确立提供强有力的支持和论证。

#### (一) 特点

1. 综合性 综述要"纵横交错",既要以某一专题的发展为纵线,反映当前课题的进展;又要从国内到国外,进行横向的比较。只有如此,文章才会占有大量素材,经过综合分析、归纳整理、消化鉴别,使材料更精练、更明确、更有层次和更有逻辑,进而把握本专题发展规律并预测其发展趋势。

2. 评述性 是指比较专门地、全面地、深入地、系统地论述某一方面的问题,对所综述的内容进行综合、分析、评价,反映作者的观点和见解,并与综述的内容构成整体。一般来说,综述应有作者的观点,否则就不成为综述,而是手册或讲座了。

3. 先进性 综述不是写学科发展的历史,而是要搜集最新资料,获取最新内容,将最新的信息和科研动向及时传递给读者。

4. 综述不应是材料的罗列,而是对亲自阅读和收集的材料,加以归纳、总结,做出评论和估价。并由提供的文献资料引出重要结论。一篇好的综述,应当是既有观点,又有事实,有骨又有肉的好文章。由于综述是三次文献,不同于原始论文(一次文献),所以在引用材料方面,也可包括作者自己的实验结果、未发表或待发表的新成果。

5. 综述的内容和形式灵活多样,无严格的规定,篇幅大小不一,大的可以是几十万字甚至上百万字的专著,参考文献可数百篇乃至数千篇;小的可仅有千余字,参考文献数篇。一般医学期刊登载的多为 3000~4000 字,引文 15~20 篇,一般不超过 20 篇,外文参考文献不应少于 1/3。

#### (二) 内容要求

1. 选题要新 即所综述的选题必须是近期该刊未曾刊载过的。一篇综述文章,若与已发表的综述文章"撞车",即选题与内容基本一致,同一种期刊是不可能刊用的。

2. 说理要明 说理必须占有充分的资料,以事实为依据,决不能异想天开地臆造数据,将自己的推测作为结论写。

3. 层次要清 要求作者在写作时思路要清,先写什么,后写什么,写到什么程度,前后如何呼应,都要有一个统一的构思。

4. 语言要美 科技文章以科学性为生命,如果语不达义、晦涩拗口,结果必然阻碍了科技知识的交流。所以,在实际写作中应不断地加强汉语修辞、表达方面的训练。

5. 文献要新　由于现在的综述多为"现状综述",所以在引用文献中,70％的应为3年内的文献。参考文献依引用先后次序排列在综述文末,并将序号置入该论据(引文内容)的右上角。引用文献必须确实,以便读者查阅参考。

6. 校者把关　综述写成之后,要请有关专家审阅,从专业和文字方面进一步修改提高。经过校阅使综述能恰到好处地反映某一课题研究的"真面目"。

### (三) 格式与写法

综述一般包括题名、著者、摘要、关键词、正文、参考文献几部分。其中正文部分又由前言、主体和总结组成。

1. 前言　用200～300字的篇幅提出问题,包括写作目的、意义和作用,综述问题的历史、资料来源、现状和发展动态,有关概念和定义,选择这一专题的目的和动机、应用价值和实践意义,如果属于争论性课题,要指明争论的焦点所在。

2. 主体　主要包括论据和论证。通过提出问题、分析问题和解决问题,比较各种观点的异同点及其理论根据,从而反映作者的见解。为把问题说得明白透彻,可分为若干个小标题分述。这部分应包括历史发展、现状分析和趋向预测几个方面的内容。

(1)历史发展:要按时间顺序,简要说明这一课题的提出及各历史阶段的发展状况,体现各阶段的研究水平。

(2)现状分析:介绍国内外对本课题的研究现状及各派观点,包括作者本人的观点。将归纳、整理的科学事实和资料进行排列和必要的分析。对有创造性和发展前途的理论或假说要详细介绍,并引出论据;对有争论的问题要介绍各家观点或学说,进行比较,指出问题的焦点和可能的发展趋势,并提出自己的看法。对陈旧的、过时的或已被否定的观点可从简。对一般读者熟知的问题只要提及即可。

(3)趋向预测:在纵横对比中肯定所综述课题的研究水平、存在问题和不同观点,提出展望性意见。这部分内容要写得客观、准确,不但要指明方向,而且要提示捷径,为有志于攀登新高峰者指明方向,搭梯铺路。

4. 总结　对主题部分所阐述的主要内容进行概括,重点评议,提出结论,最好是提出自己的见解。

5. 参考文献　写综述应有足够的参考文献,这是撰写综述的基础。它除了表示尊重被引证者的劳动及表明文章引用资料的根据外,更重要的是使读者在深入探讨某些问题时,提供查找有关文献的线索。综述性论文是通过对各种观点的比较说明问题的,读者如有兴趣深入研究,可按参考文献查阅原文。因此,必须严肃对待。

### (四) 写作步骤

文献综述的基本步骤可归纳为:

第一步:概括、归纳

查找文献往往不知从哪里下手,一般可首先搜集有权威性的参考书,如专著、教科书、学术论文集等,教科书叙述比较全面,提出的观点为多数人所公认;专著集中讨论某一专题的发展现状、有关问题及展望;学术论文集能反映一定时期的进展和成就,帮助作者把握住该领域的研究动向。其次是查找期刊及文献资料,期刊文献浩如烟海,且又分散,但里面常有重要的近期进展性资料,吸收过来,可使综述更具先进性,更具有指导意义。文献的收集可以通过各种检索工具,如文献索引、文摘杂志检索,也可利用光盘或网络进行检索;或从综述性文章,专著,教科书等的参考文献中,摘录出有关的文献目录。选择文献时,应由近及远,因为最新研究常常包括以前研究的参考资料,并可以使人更快地了解知识和认识现状。首先,要阅读文献资料的摘要和总结,以确定它与要做的研究有没有关系。决定是否需要将它包括在文献综述中。其次,要根据有关的科学理论和研究的需要,对已经搜集到的文献资料做进一步的筛选,详细系统地记下所评论的各个文献中研究的问题、目标、方法、结果和结论及其存在的问题、观点的不足与尚未提出的问题。将相关的、类似的内容分别归类;对结论不一致的文献,要对比分析,按一定的评价原则做出是非的判断。同时,对每一项资料的来源要注明完整的出处,不要忽略记录参考文献的次要信息,如出版时间、页码和出版单位等。

第二步:加工、处理

文献综述并不仅仅是摘要,但研究结果的概念化与有组织的整合也是必要的。其做法包括:将资料组织起来,结合论文或研究的问题;进行整合回顾,摘出已知与未知的部分;理清文献中的正反争论;最后结合自己的实践经验,写出自己的观点与体会,提出进一步要研究的问题。

第三步:分析、批判

文献综述是否有价值,不仅要看其中的新信息与知识的多少,还要看自己对文献作者及编辑者的观点与看法如何。阅读文献时,要避免外界的影响甚至干扰,客观地叙述和比较国内外各相关学术流派的观点、方法、特点和取得的成效,评价其优点与不足。要根据研究的需求来做评判。一个具有批判性的评论,必须要有精确性、自我解释性和告知性。批判的程度,主要在测试学生的评鉴技巧:是否能分析出文章的中心概念与所提出的论据,做出摘要,并提出简要评估。文献综述的批判是在形式上批判其是否符合一些基本写作的标准,即判定其是否为一篇好文章还要看文献中引用的文章与评论的标准。

第四步:拟写提纲

撰写成文前应先拟提纲,决定先写什么,后写什么,哪些应重点阐明,哪些地方融进自己的观点,哪些地方可以省略或几笔带过。重点阐述处应适当分几个小标题。拟写提纲时开始可详细一点,然后边推敲边修改。多一遍思考,就会多一分收获。

第五步:动笔成文

按初步形成的文章框架,逐个问题展开阐述,写作中要注意说理透彻,既有论点又有论据,下笔一定要掌握重点,并注意反映作者的观点和倾向性,但对相反观点也应简要列出。对于某些推理或假说,要考虑到医学界专家所能接受的程度,可提出自己的看法,或作为问题提出来讨论,然后阐述存在问题和展望。初稿形成后,按修稿要求,反复修改加工。

撰写综述要深刻理解参考文献的内涵,做到论必有据,忠于原著,让事实说话,同时要具有自己的见解。文献资料是综述的基础,文献查阅是撰写综述的关键一步,搜集文献应注意时间性,必须是近年的新内容。综述的内容切忌面面俱到,成为浏览式的综述。综述的内容越集中、越明确、越具体越好。参考文献必须是直接阅读过的原文,不能根据某些文章摘要而引用,更不能间接引用(指阅读一篇文章中所引用的文献,并未查到原文就照搬照抄),以免对文献理解不透或曲解,造成观点、方法上的失误。

(崔永耀)

# 第三章　实验设计的基本要素与原则

实验课题确定后能否取得满意的实验成果及达到预期的目标,在很大程度上取决于实验设计。实验设计从实验目的出发,运用统计学原理,对实验过程进行合理安排与周密计划。因此,实验设计是科学研究计划,是研究方法与步骤的一个重要内容,对实验研究所涉及各项基本问题合理安排,保证研究顺利进行。要想使实验设计直观、明晰、可操作、便于实施、必须遵循实验设计的基本要素和原则。

## 一、基本要素

实验设计应围绕实验对象、处理因素、观察指标或效应指标三个基本要素。无论是新药的研制,还是药物的药效学研究或毒理学研究,其药理学实验设计都必须遵循这三个基本要素。

1. 实验对象(object)　亦称受试对象,是处理因素的客体,是根据研究目的确定的研究总体。根据研究目的的不同,医学研究的对象可以是人、动物,也可以是某个器官或细胞。受试对象的选择非常重要,它对实验结果有着极为重要的影响。实验对象应满足两个基本条件:一是对处理因素敏感;二是反应必须稳定。如进行动物实验,所选定的实验动物应对拟施加的处理因素反应敏感、稳定,尽可能近似于人,并且经济可行易获得。特殊要求是种属一致、品系相同,年龄、体重、窝别及营养状况差别不大,性别要求搭配适当。与性别有关的实验研究,要严格按实验要求选择性别。

2. 处理因素(treatment)　即根据实验研究目的而确定的欲施加或观察的、并能引起受试对象直接或间接效应的因素(如降压药)。处理因素可以是物理性,如电刺激、温度、手术等,也可以是化学性,如药物、毒物、缺氧等,也可以是生物性。设计处理因素时,应考虑处理因素的性质、作用强度或剂量、作用时间等。在科学研究中,任何实验效应都是多因素作用的结果,需要抓住主要的、关键性的几个因素。一般的实验常用单因素设计,包括单因素单水平,即给予一种处理因素,观察一种药物处理前后的变化,如研究单一剂量某种药物对血压的作用;单因素多水平,如研究某种药物不同剂量的降血糖作用。如果一个实验的处理因素过多,会使分组过多,方法复杂,实验中难以控制。此外,处理因素在整个实验过程中应做到标准化,即保持不变,否则会影响实验结果的评判。如实验的处理因素是药物,那么药物的质量(成分、出厂批号等)必须保持不变。

3. 实验效应或观察指标(experimental effect)　即处理因素作用于实验对象所显示出的结果被称为效应(如血压值)。指标不仅可以用来揭示实验对象的某些特征,也可作为判断某些特定现象或事实的依据与标准。分为计数指标(定性指标)和计量指标(定量指标)。在医学研究中,无论哪种类型的研究,要探索的因素必须通过具体的指标来反映。观察指标应具有特异性、客观性、关联性、重复性、精确性、灵敏性和可行性。

## 二、基本原则

一个比较完整的实验设计方案的执行,就是科学探究中解决问题的过程,一般包括以下内容：

1. 选题　所从事的本项实验源于对某一自然现象的观察、认识和分析。这需要认真阅读文献，进行总结分析。

2. 假设　即对可见现象提出一种可检测的解释，根据其认识进行假设。

3. 预期结果　在检测一个假设之前，先提出实验的预期结果。如果预期结果没有实现，则说明假设不成立，反之则成立。

然后根据实验的目的和提出的假设，来具体设计实验方法、步骤。在实验方法与步骤设计中，必须遵循重复、随机及对照三个基本原则。

1. 重复(replication)　重复是实验设计的首要原则。精确可靠的实验结果，应能在相同的条件下重复出来。重复有两方面的含义，即重现性(replication)和重复数。重现性是指在同等的条件下，可以得到相同的实验结果。只有能够重现的实验结果，才是科学可靠的结果；而不能重现的结果可能是偶然结果，这种偶然获得的结果，是没有科学价值的。重复数就是实验要有足够的次数或列数。例如，每一次动物实验都需要一定数量的动物，对于其他实验也应进行一定次数的重复。统计学中显著性检验规定的 $P$ 值作为评定重现性的尺度，$P<0.05$，说明不能重现的概率小于 $5\%$，而重现的概率大于 $95\%$，即重现性好，若 $P<0.01$，说明重现性非常好。

实验要求一定的重复性具有两方面的意义，一方面是控制随机误差和提高实验结果的可靠性。因为在生物学实验中，仅根据一次实验或一个样本所得的结果，往往难以下结论。在适当的范围内重复愈多，获得的结果则愈可靠，另一方面是对实验结果的重现性验证。因此，设置一定的重复性，是实验研究的基本要求。

实验需重复的次数(即实验样本的大小)，对于动物实验而言(指实验动物的数量)取决于实验的性质、内容及实验资料的离散度。一般而言，计量资料的样本数要比计数资料样本数少，每组例数在 10～30 例即可，如多组或多剂量实验，有时每组 6～8 例就可统计判断。而计数资料的样本数则需每组不少于 30 例。同体实验或配对实验、自身前后对比实验效率较高，较少例数即可获得较好的统计效果。某些特殊设计如拉丁方设计、正交设计的效率最高，实验例数可大大减少，而获得信息最多。

除了样本数量之外，重复数的质量也是实验能够重现的重要条件。只有在相同实验条件、相同材料及相同动物模型上进行的实验，所得的结果才能说明结论的可靠正确。

2. 随机(randomization)　即在抽样时，必须使总体中每一个体都有被抽到机会，这样所抽到的样本对总体就会有较好的代表性。同样，在分组时必须使每个实验对象都有相同的机会接受分配和处理，这样可消除主观因素或其他偏性误差的影响。

在药理学实验中，虽可通过不同的方法控制实验条件，但各种差异造成的影响仍不可避免，特别是动物间的个体差异是无法排除的客观存在，对这种差异，就可以通过随机的方法，将不同性别、不同体重、不同活动状态的动物合理地分配到各实验组中，防止这种差异影响实验结果。因此，随机是减少主观因素影响，减少或避免偏性误差的最基本的方法。通过随机的方法，可将客观存在的各种差异对实验结果的影响降低到最小。

常用的随机方法与类型有以下两种：

(1)单纯随机：又称"完全随机"。每碰到一例，由实验者代表抽卡片(或翻书页数)，按卡片上的数字作为随机数字。单数者为 A 组；双数者为 B 组。或末位数为 1、2、3 者为 A 组；4、5、6 者为 B 组；7、8、9 者为 C 组；0 者不计另抽卡片(或翻页)。单纯随机简便易行，但不能保证老幼、雌雄在各组中构成的比例基本相同。

(2)均衡随机:又称"分层随机"。其原则是,首先将易于控制且对实验影响较大的因素,人为地使实验组与对照组达到均衡一致。至于一些次要因素则按随机原则处理。例如小鼠的体重及性别进行均衡,先按雌雄分层放置2笼,再按体重分成"雌重、雌轻、雄重、雄轻"4层,每层小鼠再按随机法分到A、B、C 3组,此时的各组中的雌雄轻重均基本一致,而其他因素则得到随机处理。

3. 对照(control)　对照是比较的基础,是实验设计的重要原则之一。没有对照就没有比较、没有鉴别。对照应符合齐同可比的原则,除了实验处理因素(如药物种类、剂量、途径等)外,对照组的一切条件(如动物年龄、性别、体重,实验时间、环境、仪器、方法、操作人员,对照组的溶剂、容量等)均应与实验组完全一致。这样才能具有齐同可比性,突出处理因素的效果,得出准确的结论。

在实验研究中,为准确表现出特定因素产生的作用,必须设对照。在特定的情况下,有时需要设立多种对照,以限定实验的条件,客观反映出实验的结果。在药理实验中,通过设立多种对照,排除各种无关因素可能产生的影响,才可能准确观察药物产生的作用得出准确结论。

在药理学实验中,对照的类型有:

(1)空白对照(blank control):又称正常对照,不加任何处理因素的组,用于观察不加处理(或不给药)时实验对象的反应和观察指标的变化。

(2)阳性对照(positive control):是指同样的实验条件下,设立给予同类药物中已知标准品实验组,以便检查实验方法及技术的可靠性。在药理实验中应用非常普遍。

(3)自身对照(self-control):即在同一个体(如动物)观察用药前后某种观测指标的变化,或者两种药物一前一后交叉比较,减少个体差异的影响。自身对照比组间对照效率高,且个体差异的影响比较小。

(4)实验对照(experimental control):对实验对象进行与实验组同样的处理,但是不给药物。设立这种对照的目的在于消除实验过程对实验结果的影响,如麻醉、注射、手术等处理过程,特别是在制备动物病理模型时,必须考虑设置实验对照组。

(5)组间对照(inter-group control):组间对照是将条件基本一致的不同个体随机分组,分别接受对照处理与实验处理,比较两组或几组间差异。组间对照是药理学实验中最常用的对照方法。组间对照可以是两两对照,也可以是多组对照,要根据实际实验需求确定。

(崔永耀)

# 第四章  实验设计的类型与方法

科学合理地安排实验研究的过程就是实验设计。它是影响科学实验成功与否的关键环节，是提高实验结果真实性和准确性的重要保证。一个科学、合理的实验设计方案，不仅能够依据研究目的确定具体的研究任务和所要采取的技术路线和方法，而且能够用较少的人力、物力、财力及时间进行实验，最大限度地获得丰富、准确、可靠的信息与结论。实验设计过程是专业设计和统计设计的有机结合。

## 一、实验设计的类型

实验设计是科研工作的核心环节，良好的实验设计是保证科研得以顺利进行并得出客观、符合科学要求结果的前提。因此，在进行医学科研中，研究者需要根据研究目的、处理因素的多少，结合专业要求选择适当的实验设计方案。

医学实验设计的类型常见的有：平行组设计、配对设计、随机区组设计（配伍设计）、拉丁方设计、交叉设计、析因设计、正交设计和具有重复测量的设计。

从是否便于考察因素之间交互作用的角度看，前四种设计都不便考察交互作用，后四种设计是可以考察交互作用。从同时考察因素的个数多少角度看，前四种设计都属于单因素设计，随机区组设计属于双因素设计，拉丁方设计、交叉设计都属于三因素设计。而后三种设计既可用于双因素设计，又可用于多因素设计。由于配伍设计和拉丁方设计都不便考察交互作用，故最适合用于安排只含一个处理因素、含一个或二个区组因素的实验研究。如果实验中同时涉及二个或两个以上处理因素，因素之间的交互作用往往又是不可忽视的，应当选用析因设计或正交设计。如果希望观察接受不同处理的几组受试对象某些定量或定性观测指标随时间推移的动态变化趋势，需要在不同时间点上观测同一个受试对象，这就是所谓的重复测量设计。

## 二、常用实验设计方法

1. 完全随机设计（completely random design）  完全随机设计是将样本中全部受试对象随机地分配到各个处理组中，分别接受不同的处理，然后对其效应进行比较；或者分别从不同总体中随机抽样进行对比观察。这种设计只涉及一个处理因素，但可以有两个或多个水平，所以亦称单因素实验设计。该设计中各组间样本量可以相等，也可以不等。样本相等时统计分析效率高。

完全随机设计的优点是：①设计和统计分析方法简单、易行；②实验中个别发生意外情况对实验结果影响不大。其缺点是：①样本量小时，抽样误差较大；②一次实验只分析比较一个因素的实验效应；③没有控制混杂因素在各组的影响，实验效率较低。

完全随机设计数据分析方法：①计量资料：可采用 $t$ 检验、方差分析或秩和检验等；②计数资料：可采用卡方检验等。

完全随机设计有随机数字表法和随机排列表法。

（1）用随机数字表分组

例1：有动物10只，欲分成 A、B 两组。

先将 10 只动物按体重依次编号，然后在随机数字表内任意确定一个起始点和方向连续取10个数字，并依次抄录于动物编号下。如从随机数字表第6行第19、20列起向下读取10个随机数字，取两位随机数字。接着将读取的随机数字从小到大顺序排列后得序号 R，并规定R＝1－5 者为 A 组，R＝6－10 者为 B 组。见表 10-4-1。

表 10-4-1　随机数字表分组

| 动物编号 | 1 | 2 | 3 | 4 | 5 | 6 | 7 | 8 | 9 | 10 |
|---|---|---|---|---|---|---|---|---|---|---|
| 随机数字 | 35 | 92 | 28 | 65 | 27 | 09 | 52 | 66 | 51 | 07 |
| 序号"R" | 5 | 10 | 4 | 8 | 3 | 2 | 7 | 9 | 6 | 1 |
| 组别 | A | B | A | B | A | A | B | B | B | A |

例2：有动物15只，欲分成 A、B、C 三组。

将动物按体重依次编号为1、2、3……15 号，然后在随机数字表内从任意指定某行某列读取 15 个随机数字，取两位随机数字，依次抄录于动物编号下。如从随机数字表第5行第17、18 列起向下读取 15 个随机数字，取两位随机数字。接着将读取的随机数字从小到大顺序排列后得序号 R。规定 R＝1-5 者为 A 组，R＝6-10 者为 B 组，R＝11-15 者为 C 组（表 10-4-2）。

表 10-4-2　随机数字表分组

| 动物编号 | 1 | 2 | 3 | 4 | 5 | 6 | 7 | 8 | 9 | 10 | 11 | 12 | 13 | 14 | 15 |
|---|---|---|---|---|---|---|---|---|---|---|---|---|---|---|---|
| 随机数字 | 04 | 76 | 96 | 61 | 77 | 34 | 94 | 72 | 33 | 63 | 02 | 67 | 06 | 38 | 68 |
| 序号"R" | 2 | 12 | 15 | 7 | 13 | 5 | 14 | 11 | 4 | 8 | 1 | 9 | 3 | 6 | 10 |
| 组别 | A | C | C | B | C | A | C | C | A | B | A | B | A | B | B |

（2）用随机排列表分组

例3：有动物10只，欲分成 A、B 两组。

先将动物按体重依次编号为1、2、3……10 号，再从随机排列表中任意指定一行，如第3行，依次将 0～9 之间的随机数字依次抄录于动物编号下（遇9以上的数字应舍去）。规定随机数字为奇数者为 A 组，偶数者为 B 组。见表 10-4-3。

表 10-4-3　随机排列表分组

| 动物编号 | 1 | 2 | 3 | 4 | 5 | 6 | 7 | 8 | 9 | 10 |
|---|---|---|---|---|---|---|---|---|---|---|
| 随机数字 | 1 | 2 | 0 | 3 | 8 | 7 | 4 | 5 | 9 | 6 |
| 组别 | A | B | B | A | B | A | B | A | A | B |

## 2. 配对设计（paired design）

配对设计是指受试对象相同或基本齐同等实验设计，是将受试对象按某些特征或条件配成对子，然后分别把每对中的两个受试对象随机分配到试验组和对照组，再给予每对中的个体以不同处理。配对的因素是影响实验效应的主要非处理因素。在动物实验中，常将同性别、同窝别、体重相近的两个动物配成一对。在某些医学实验研究中的自身对照也可看作是配对设计，如某指标治疗前后的比较（平行样本）；同一受试对象不同部位、不同器官的比较；同一标本不同检测方法的比较。

　　配对设计的优点在于：①尽可能地排除非处理因素对实验结果的干扰；②在设计时严格地控制了非处理因素，使两组的均衡可比性提高，减少了抽样误差，提高检验效能；③由于配对设计的抽样误差较完全随机设计小，在相同样本含量条件下，配对设计所需的样本含量较小。其缺点在于配对条件不易严格控制，当配对失败或配对欠佳时，反而会降低实验效率。

　　例4：将20只动物随机配成10对。

　　取20只动物，按性别、体重、窝别分别配成10对，并配对编号，再将随机数字记录于每个配对编号下，事先规定，遇单数定为甲进实验组，乙进对照组；遇双数定为乙进实验组，甲进对照组。见表10-4-4。

表 10-4-4　随机数字表分组

| 配对号 | 1<br>甲乙 | 2<br>甲乙 | 3<br>甲乙 | 4<br>甲乙 | 5<br>甲乙 | 6<br>甲乙 | 7<br>甲乙 | 8<br>甲乙 | 9<br>甲乙 | 10<br>甲乙 |
|---|---|---|---|---|---|---|---|---|---|---|
| 随机数字 | 88 | 56 | 53 | 27 | 59 | 33 | 35 | 72 | 67 | 47 |
| 实验组 | 乙 | 乙 | 甲 | 甲 | 乙 | 甲 | 甲 | 乙 | 甲 | 乙 |
| 对照组 | 甲 | 甲 | 乙 | 乙 | 甲 | 乙 | 乙 | 甲 | 乙 | 甲 |

　　配对设计数据分析方法：①计量资料：可采用配对$t$检验、Wilcoxon符号秩检验；②计数资料：可采用配对四格表（$2\times2$列联表）$X^2$检验等。

　　3. 随机区组设计（randomized block design）　是将几个条件相似的受试对象配成一个区组（单位组），每个区组（单位组）的受试对象数等于处理组数，然后再将各单位组内受试对象随机分配到各处理组，每组分别予以不同的处理。

　　随机区间设计的优点：①设计与分析方法简单易行；②在对试验结果进行分析时，能将单位组间的变异从随机误差中分离出来，有效地降低了随机误差，因此实验的精确性较高；③把条件一致的受试动物分在同一区组，再将同一区组的受试动物随机分配到不同处理组内，加大了处理组之间的可比性。其缺点在于当处理数目过多时，各区组内的受试动物数目也过多，要使各单位组内受试动物的初始条件一致将有一定困难，因而在随机区组设计中，处理数以不超过20为宜。

　　例5：将16只动物随机区组分四组。

　　将受试对象按相似条件配成区组，查随机数字表，在各区组内将随机数由小到大排列序号，在按序号的大小依次排列组别。见表10-4-5。

表 10-4-5　随机数字表分组

| 编号 | 1区组 | | | | 2区组 | | | | 3区组 | | | | 4区组 | | | |
|---|---|---|---|---|---|---|---|---|---|---|---|---|---|---|---|---|
| | 1 | 2 | 3 | 4 | 1 | 2 | 3 | 4 | 1 | 2 | 3 | 4 | 1 | 2 | 3 | 4 |
| 随机数 | 35 | 92 | 28 | 65 | 27 | 09 | 52 | 66 | 51 | 07 | 47 | 70 | 83 | 76 | 79 | 37 |
| 序号 | 2 | 4 | 1 | 3 | 2 | 1 | 3 | 4 | 3 | 1 | 2 | 4 | 4 | 2 | 3 | 1 |
| 处理组 | B | D | A | C | B | A | C | D | C | A | B | D | D | B | C | A |

随机区组设计数据分析方法：根据数据的分布特征，如呈现正态分布且方差齐，采用双向分类的方差分析（tow-way classification ANOVA）。如不满足方差分析的条件时，可进行变量变换后采用双向分类的方差分析，或采用随机区组设计多个样本比较的秩和检验（Friedman M 检验）。

4. 拉丁方设计（latin square design）　拉丁方是一个用拉丁字母 A、B、C、D……排列成的方阵，这个方阵中每个字母在任意行或列中均出现一次，而且仅仅出现一次。如 3×3、4×4 标准拉丁方。拉丁方设计是将三个因素按水平数 r 排列成一个 r×r 随机方阵，然后按照拉丁方阵型将受试对象分配到各处理组中进行实验的一种设计方法。适用于三个处理因素，各因素间无交互作用且水平数相等。

拉丁方设计的优点：可以用较少的重复次数获得较多的信息，统计效率更高。缺点是要求各因素的水平数必须相等且无交互作用，实际应用中有一定局限性。

下面两例中各有 A、B、C、D 四种药物，分组安排如表 10-4-6，10-4-7。

表 10-4-6　普通拉丁方

| 标本号 | | 1 | 2 | 3 | 4 |
|---|---|---|---|---|---|
| 用 | 1 | A | B | C | D |
| 药 | 2 | B | C | D | A |
| 次 | 3 | C | D | A | B |
| 序 | 4 | D | A | B | C |

例 10-4-7　优化拉丁方

| 标本号 | | 1 | 2 | 3 | 4 |
|---|---|---|---|---|---|
| 用 | 1 | A | B | C | D |
| 药 | 2 | B | D | A | C |
| 次 | 3 | C | A | D | B |
| 序 | 4 | D | C | B | A |

表 10-4-6 为普通拉丁方，其特点是：①每一行中均有四种药物，无遗漏也无重复；②每一列也是四种药物，无遗漏也无重复。它使受试标本和对用药次序影响得以抵消，但 B 药之前总是 A 药，D 药之前总是 C 药，未能解决前后用药残余效应的干扰。表 10-4-7 为优化拉丁方，它除了具有普通拉丁方的特点之外还具有：①每一药物之前（或之后）受其他三药的残余影响各一次（如 A 药之前，B、C、D 各出现一次）；②每两药物间的次序关系均符合交叉设计要求（如 AB、BA、ADB、BDA 各出现一次）。

拉丁方设计设计数据分析方法：①计量资料：可采用方差分析方法；②计数资料：可采用广义估计方程等。

5. 析因设计（factorial experimental design）

析因设计是一种将两个或多个因素的各水平交叉分组，进行实验（或试验）的设计。它不仅可以检验各因素内部不同水平间有无差异，还可检验两个或多个因素间是否存在交互作用（interaction）。若因素间存在交互作用，表示各因素不是独立的，一个因素的水平发生变化会影响其他因素的实验效应；反之，若因素间不存在交互作用，表示各因素是独立的，任一因素的水平发生变化不会影响其他因素的实验效应。

该设计是通过各因素不同水平间的交叉分组进行组合的。因此总的实验组数等于各因素水平数的乘积。例如，两个因素各有 3 个水平时，实验组数为 3×3＝9；四个因素各有 2 个水平时，实验组数为 $2^4=16$。所以，应用析因实验设计时，分析的因素数和各因素的水平数不宜过多。一般因素数不超过 4，水平数不超过 3。

常见的设计模型有 2×2 析因实验设计，2×2×2 析因实验设计和 2×2×3×2 析因实验设计。

　　析因设计是一种高效率的实验设计方法,不仅能够分析各因素内部不同水平间有无差别,还可分析各种组合的交互作用。但当因素个数较多及水平数过细时,所需实验单位数、处理组数太多,实验实施复杂,而且交叉作用的解释非常困难。

　　析因设计数据分析方法:①计量资料:可采用方差分析进行假设检验,推断处理因素作用及交互作用;②计数资料:可采用 Logistic 回归或广义估计方程。

(崔永耀)

# 第五章　药理学实验设计内容

## 一、药理学实验设计内容

药理实验方法包括评价药效的实验方法和一般药理作用的实验方法。虽然各种药物的作用类型不同,实验方法也各异,但都有一定的共同之处,如实验对象的选择、给药方法、效果表示方法,实验水平(整体、离体)、实验实施、统计处理等。因此,药理实验设计通常包括以下内容:①选择实验对象;②确定样本例数及分组方法;③确定给药途径、给药剂量和观察时间;④确定观察指标及测定方法;⑤拟定数据统计分析方法。

根据其实验自主设计程度和时间跨度,可分为自主设计性实验和拓展性设计性实验两类。

1. 自主设计性实验　是指在教师的指导下,学生自选科研性实验课题,通过查阅文献,设计实验方案,完成实验项目,撰写实验论文。学生自组实验团队,通过在一段时间内对文献进行复习与查阅,寻找学生感兴趣的研究内容,并根据自己研究的课题实验要求,并结合实验室的基本条件,设计出科学、合理、可行的实验方法和手段,包括所需实验动物的品种、性别和数量,所需实验器材与药品的规格和数量,拟采用的实验方法与操作步骤,拟观察指标和相应检测手段以及预期实验结果,实验结果分析,课题汇报等全过程。自主设计性实验持续时间较长,约两个学期。

自主设计性实验的基本程序简要归纳为:①文献查阅、综述写作;②课题确立与标书撰写;③实验方案设计;④课题报告;⑤预实验、正式实验、结果分析;⑥论文撰写;⑦课题汇报等几个步骤。

2. 拓展性设计性实验　即结合其他相关学科(生理、病理、药理等),进行多学科、多功能的综合性实验。在拓展性设计性实验中,学生能够连贯地对正常、疾病、药物作用下机体的功能和代谢变化进行观察,从而综合地认识药理学与生理学、病理生理学之间的关系。拓展性设计性实验以小组为单位,自主设计实验方案,经指导老师同意后,在一次实验课内完成实验操作和结果分析等过程,并以小组为团队汇报与讨论实验结果。

## 二、实验设计范例

### 范例一、X药对急性肾衰竭作用的影响

一、目的及意义

通过建立急性肾衰竭的实验动物模型以及选择有效的观察指标,证实A药对急性肾衰竭的治疗作用。

二、药品与试剂

X药,庆大霉素注射液,尿素氮(BUN)和肌酐(Cr)试剂盒

三、仪器

低速离心机,分光光度计。

四、动物

Wistar 大鼠,雄性,体重 250~300g。

五、动物分组

取健康大鼠 60 只,随机分成 6 组,每组 10 只。分为对照组、模型组、X 药低、中、高剂量组及维拉帕米阳性对照组。

六、给药方法及处理

各组大鼠腹腔注射庆大霉素 140mg/kg,连续 7 天。于注射庆大霉素的同时,分别经口灌胃(ig)给予低、中、高剂量组 X 药。维拉帕米组大鼠灌胃(ig)给予 15mg/kg。模型组灌胃给予等容量生理盐水(ig)。

实验动物于末次注射庆大霉素 12 小时后断头处死,取血,测定血清 BUN 和 Cr;剖腹取肾,经 10%甲醛固定后,常规制片,进行组织学检查。

七、数据处理

血清 BUN 和 Cr 数据采用组间 $t$ 检验。

### 范例二、山莨菪碱对胆碱酯酶抑制剂利伐斯的明的促智和胆碱副作用分离效应

一、立题依据

乙酰胆碱酯酶抑制剂(Acetylcholinesterase inhibitors,AChEI),如他克林、加兰他敏、多萘哌齐等常用于阿尔茨海默病(Alzheimer's Disease,AD)的治疗药物。通过抑制乙酰胆碱的水解,提高乙酰胆碱在突触间隙的水平,从而兴奋突触后膜的胆碱受体,改善 AD 患者的学习和认知功能。

利伐斯的明(Rivastigmine,Rivas)是可逆性胆碱酯酶抑制药,虽然临床用于 AD 的治疗具有独特的疗效,但其严重的外周副作用(流涎、震颤、活动度减少),限制了其在临床的应用。因此,亟待寻找一种新的治疗策略,使得利伐斯的明类在抑制 AChE 的同时,避免其外周胆碱副作用。

山莨菪碱(Anisodamine,Aniso)为我国特产茄科植物山莨菪(Anisodus tonguticus)中提取的一种生物碱,是阻断 M 受体的抗胆碱药,具有良好的外周选择性。因此,探讨山莨菪碱对利伐斯的明的促智和胆碱副作用的分离效应,对 AD 的治疗新策略提供理论基础和科学依据。

二、研究内容

1. 建立小鼠肌束震颤动物模型,观察 Rivas 作用及 Aniso 的对抗作用;

2. 建立活性炭小肠推进率动物模型,观察 Rivas 作用及 Aniso 的对抗作用。

3. 观察 Rivas 的流涎作用及 Aniso 的对抗作用。

三、实验材料与仪器

1. 药品 利伐斯的明、山莨菪碱,5%活性炭及 1%羧甲基纤维素。

2. 动物 昆明小鼠,体重(18±2)g,雄性,购自上海实验动物中心,许可证号 SCXK 2007-0005。

四、实验方法

1. 小鼠唾液分泌量和小肠推进率的检测。

取 32 只昆明小鼠,随机分为 4 组,每组 10 只。所有受试药物均用生理盐水稀释,按 10ml/kg 体重经腹腔给药。实验动物给药前禁食 18 小时。

实验分为生理盐水对照组;Rivas 模型组;药物处理组(Rivas+Aniso)。

药物处理组小鼠经腹腔注射给予 Aniso(1、10mg/kg),给药 10 分钟后经腹腔注射给予

Rivas(3.25mg/kg)。Rivas 给药 10 分钟后,将预先称重于 EP 管内的干棉团放入小鼠口中。5 分钟后将棉团取出立即放入 EP 管内。称重,记录棉团放入小鼠口中前后差值,即为小鼠唾液分泌量。再过 5 分钟,将小鼠灌胃给予含 5%活性炭和 1%羧甲基纤维素的混合物,30 分钟后处死小鼠,取出小肠,测量灌胃液体在小肠中的最远距离以及小肠全长(自幽门部到直肠回盲部的最远长度),二者的比值代表小肠的推进率。

2. 小鼠肌束震颤的观察

(1)观察 Aniso 对小鼠肌束震颤的强度和频率作用;

(2)比较 Aniso 与阿托品对小鼠肌束震颤强度和频率的作用。

取昆明小鼠 40 只,随机分为生理盐水对照组、Revas 模型组、Revas+Aniso 1mg/kg 组、10mg/kg 组,每组 10 只。模型组在给药 15 分钟后,实验者每隔 5 分钟观察一次并打分,共观察 15 分钟。

给药方式同前述。肌束震颤强度和频率评分:无肌束震颤强度和频率=0,阵发性、轻度=1,中度、间发性=2,全身间发性=3。

五、数据处理

实验结果采用平均值(mean)±标准误(SEM)表示。对原始数据进行单因素方差分析以判断组间显著性差异。

六、可行性分析

(1)具有相关药理学知识的储备;

(2)掌握与本实验相关的实验技能。

七、参考文献

1. Hardy J, Adolfsson R, Alafuzoff I, et al. Transmitter deficits in Alzheimer's disease. Neurochem Int. 1985,7(4):545-563.

2. Cummings JL,Cole G. Alzheimer's disease. JAMA. 2002 May 8;287(18):2335-2338.

3. Whitehouse PJ. Cholinergic therapy in dementia. Acta Neurol Scand Suppl. 1993,149:42-45.

4. Grutzendler,Morris JC. Cholinesterase inhibitors for Alzheimer's disease,Drugs. 2001,61(1):41-52.

5. 李超,胡晋红. 以蛋白酶活化受体 2 为靶点的药物研究进展. 2006,51(3):362-366

### 范例三、胃食管反流性气道炎症动物模型的建立以及胆碱 M 受体阻断药的作用

一、立题依据

胃食管反流病(gastroesophageal reflux disease,GERD)是指胃、十二指肠内容物(主要为胃酸和胃蛋白酶等成分)反流入食管引起烧心(胸骨后烧灼感)、反酸等症状。临床研究发现,胃食管反流(gastroesophageal reflux,GER)除可引起反流性食管炎(reflux esophagitis)外,还可引起食管外的慢性气道炎症性疾病如哮喘和慢性咳嗽等,并加重慢性阻塞性肺疾病(chronic obstruction pulmonary diseases,COPD)的症状。因此 GER 性气道炎症已引起医药学界日益关注。

副交感和非肾上腺素能-非胆碱能(NANC)涉及 GER 触发呼吸系统症状有大量报道。研究表明,兴奋 NANC 可引起"神经源性炎症",此炎症完全独立于中枢神经系统,由伤害性传入神经介导的"轴突反射",在外周神经末梢释放神经递质-速激肽,直接或间接地参与炎症反应。豚鼠或家兔动物实验证实,预先给予辣椒素(辣椒素可耗竭感觉神经内的速激肽)可取消因食管内滴入盐酸而引起的肺阻力增加和微血管渗出现象。同样,速激肽拮抗剂 NK1 和 NK2 可对抗食管内滴入盐酸引起的上述现象。

同样,胆碱副交感神经也支配着呼吸系统。胆碱传出神经末梢释放的乙酰胆碱与呼吸道平滑肌、腺体及肺血管上的毒蕈碱受体(mAChRs)相互作用调控呼吸道张力,引起呼吸道平滑肌的收缩、腺体分泌和血管扩张。迷走神经及胆碱递质在 GER 引发的呼吸系统症状中所扮演的角色已见报道。切断双侧迷走神经或给以阿托品均能抑制酸化食管而引起的动物呼吸道阻力增加或微血管渗出。哮喘患者预防性给以阿托品可对抗由酸化食管引起的用力呼气流量及血氧饱和度降低。

治疗 GER 性疾病的重要手段为止酸疗法和控制食管括约肌张力疗法,分别采用质子泵抑制剂和抗胆碱药物。既然胆碱能药物在哮喘的治疗中占有一席之地,实验也已证实 GER 与哮喘之间存在着一定的相关性,那么胆碱受体在 GER 触发呼吸系统疾病中的作用又如何?通过大量文献复习与跟踪,我们发现:NANC 在 GER 触发哮喘过程中的作用有大量报道,但是迷走传出神经尤其是 M 胆碱受体乃至胆碱受体亚型在 GER 触发呼吸道微血管循环改变的生化与药理学机制方面的研究鲜见报道。有鉴于此,有必要探讨 M 胆碱受体亚型在 GER 触发气管微血管渗出中的作用,以加深对 GER 触发呼吸系统疾病机制的认识。这将有助于发现药物新靶点,为治疗 GER 性呼吸系统症状设计新的治疗方案打下理论基础。

二、研究内容

1. 建立胃食管反流性气道炎症动物模型。

2. 观察抗胆碱药对胃食管反流性气道炎症动物模型的保护作用。

三、实验材料与仪器

1. 药品　胃蛋白酶,盐酸,地塞米松,氯胺酮注射液,噻托溴铵,细胞因子检测试剂盒。

2. 动物　BALB/c 小鼠,体重(20±2)g,雄性,购自上海实验动物中心,许可证号 SCXK 2007-0005。

3. 仪器　生物信号采集处理系统,显微镜,Citadel 1000 组织脱水机,M-11 水浴式生物组织包埋机,RM 2255 石蜡切片机,微量注射泵,深静脉导管。

四、实验方法

1. GER 性炎症动物模型的建立　取 BALB/c 雄性小鼠,经口插管至食管远端,灌注含 0.5% 胃蛋白酶的 0.1N HCl,每天 2 次,每次 0.3ml,连续灌注 21 天。于第 22 天,实验动物经腹腔注射过量乌拉坦处死。

2. 动物分组及处理　采用随机数字表将实验动物分为:正常对照组、HCl 模型组、地塞米松及噻托溴铵处理组,每组各 10 只。正常对照组用等量生理盐水灌注,模型组用 0.1N HCl 灌注,地塞米松组(1mg/kg)经腹腔注射给药,噻托溴铵组(5 或 25$\mu$g/kg)雾化给药。地塞米松及噻托溴铵于灌注 0.1N HCl 前 1 小时给予。

3. 观察指标　取食管及肺组织用 10% 中性甲醛固定,常规病理制片,HE 染色,光镜下观察病理变化;支气管肺泡灌洗液(BALF)TNF-$\alpha$、IL-8 检测;气道反应性测定(平滑肌张力测定)。

五、数据处理

采用 means±SEM 表示,显著性检验采用 student's $t$ 检验,$p < 0.05$ 表示差异有统计学意义。所有统计分析采用 Prism 4.0(GraphPad Software,San Diego,CA)。

六、可行性分析

1. 理论基础　具有相关方面的理论研究。

2. 实验材料　药品及试剂均能在市场上采购到,且价格合理。

3. 实验室条件　具备相关实验所需仪器。

4. 实验方法　常规实验方法,操作简便易行。

5. 工作基础　具备药理学相关知识及实验必备技能及预试验结果。

6. 指导老师　长期从事呼吸及受体药理学研究。

## 七、经费预算

1. 实验材料费　药品、试剂盒等 7300 元。

2. 动物及饲养费　250 元。

3. 病理检测费　450 元。

总计:约 8000 元。

## 八、参考文献

1. Hunt JF,Gaston B. Airway acidification and gastroesophageal reflux. Curr Allergy Asthma Rep. 2008,8 (1):79-84.

2. Farrokhi F,Vaezi MF. Extra-esophageal manifestations of gastroesophageal reflux. Oral Dis. 2007 ,13 (4):349-359.

3. Rascon-Aguilar IE, Pamer M, . Role of gastroesophageal reflux symptoms in exacerbations of COPD. Chest. 2006,130(4):1096-1101.

4. Harding SM,Sontag SJ. Asthma and gastroesophageal reflux. Am J Gastroenterol. 2000,95(8 Suppl): S23-32.

5. Debley JS,Carter ER,Redding GJ. Prevalence and impact of gastroesophageal reflux in adolescents with asthma:a population-based study. Pediatr Pulmonol. 2006,41:475-481.

6. 张孔,梁国庆. 支气管哮喘与胃食管反流的临床研究. 现代医学与仪器. 2004,1:5-6.

7. 韦永芳,刘春丽,戴丽军,等. 酸性胃食管反流性疾病豚鼠模型的建立. 实验动物科学与管理. 2005,22 (3):17-20.

8. Nasi A,de Moraes-Filho JP,Cecconello I. Gastroesophageal reflux disease:an overview. Arq Gastroen- terol. 2006,43(4):334-341.

9. 刘春丽,赖克方,陈如冲,等. 胃食管反流性咳嗽患者气道黏膜与分泌物中神经肽含量的变化. 中华结 核和呼吸杂志. 2005,28:520-524.

（崔永耀）

# 第十一篇　新药的临床研究与设计

## 第一章　新药临床研究概述

　　新药是指未曾在中国境内上市销售的药品或已上市药品改变剂型、改变给药途径的药物。根据《中华人民共和国药品管理法》规定,任何一种新药在作为商品投入市场前均应经过新药审批。已批准在临床应用的新药,仍应在使用中监测 5 年。我国《药品注册管理办法》将新药分为化学药品、生物制品和中药、天然药物。新药研究是一项非常复杂的系统工程,可以简单地将其分为临床前和临床研究两个阶段,临床前研究主要是成药性研究和新药临床前的药学、药效学、药代动力学及安全性评价等。其中药效学、药代动力学及安全性评价在实验动物上进行。新药的临床前研究要求完成申报临床试验研究所需的全部资料,只有成功获得临床试验批文,才能继续开展新药的临床研究。此阶段的药物按国外常用的名称即称为"临床研究用新药"(Investigational New Drug,IND)。

　　新药的临床研究是在人体进行的安全性与疗效的评价,是指任何在人体(患者或健康志愿者)进行的新药系统性研究,以证实或揭示试验用药的作用及不良反应等的研究,目的是确定试验用药的疗效与安全性。新药的临床研究是新药评价的又一关键环节,临床无效或毒性相对于疗效太大的药物均不可能获批上市。新药的临床研究主要内容是临床疗效、毒性和不良反应的观察。新药临床研究必须遵守药物临床试验质量管理规范(Good Clinical Practice,GCP)原则,必须有科学的设计和严格的质量控制,以保证新药临床试验的合理性、科学性和可靠性。按我国现行规定,新药的临床研究分为 I 至 IV 期:第 I 期临床研究是在少数正常健康人体上进行,目的是观察人体对新药的耐受程度并给出安全的给药范围的参考,同时提供人体药代动力学参数;第 II 期又称随机双盲对照研究,主要观察药效和人体的不良反应;第 III 期为扩大规模的临床试验;IV 期是指在新药获批上市销售后继续开展扩大范围的临床试验、特殊临床试验、补充临床试验和不良反应观察等。2006 年美国食品药品管理局(FDA)发布了探索性 IND 研究指导原则,即临床 I 期前研究,又称之为 0 期临床试验。新药的临床研究要求在完成申报新药生产所需的全部资料后才可申请作为"注册新药"(New Drug Application,NDA)。

(刘　雅)

# 第二章　新药临床研究的分期

新药临床研究包括 0、Ⅰ、Ⅱ、Ⅲ、Ⅳ期临床试验,主要目的是确定新药的安全有效性,为国家食品药品监督管理局批准新药生产提供科学依据。

## (一) 0 期临床试验

FDA 于 2006 年 1 月发布的"探索性 IND 研究"的指导原则提出,0 期临床试验,即在进行传统的Ⅰ期临床试验前,开展小规模人体"微剂量"试验。"微剂量"是指低于通过临床前毒理学研究获得的动物安全性数据推导出的拟用于人体可能产生临床药理学作用剂量的 1%,同时不超过 100$\mu$g 的最大剂量。0 期临床试验的研究方法通常采用少量受试者(6 人左右,健康志愿者或者患者)进行单剂量或者不超过 7 天的多剂量给药的研究。0 期临床试验研究剂量很低,受试者数量少,给药时间短,可能带来的临床试验风险较常规的Ⅰ期试验更小。采用 0 期探索性创新药研发模式后,非临床研究所需时间将缩短至 3~6 个月,同时还可更早获得候选化合物对靶点的活性,利于更早地进行研发决策。然而,由于 0 期试验采用的剂量不产生临床药理作用,在研究中不能获得安全性和耐受性数据,尤其不能确定人体最大耐受剂量,当然也不能获得药物的疗效信息。因此,从整体研究的角度分析,可能会延迟进入Ⅱ期临床试验的时间。另一方面,0 期研究也并不适合每一种药物。

## (二) Ⅰ期临床试验

Ⅰ期临床试验进行初步的安全性评价,研究人体对新药的耐受性及药代动力学,以提供初步的给药方案。受试对象一般为健康志愿者,在特殊情况下也选择患者作为受试对象,一般受试例数为 20 至 30 例。方法为开放、基线对照、随机和盲法。Ⅰ期临床试验包括依次进行的单次给药耐受性试验、单次给药药代动力学试验和连续给药药代动力学试验。其中耐受性试验是在经过详细的动物试验研究的基础上,观察人体对该药的耐受程度,也就是找出人体对新药的最大耐受性及其产生的不良反应,是人体的安全性试验,为Ⅱ期临床试验时用药剂量提供重要科学依据;人体药代动力学研究,目的是通过研究新药的吸收、分布、代谢及排泄的规律,为Ⅱ期临床用药方案的制定提供科学依据。

## (三) Ⅱ期临床试验

Ⅱ期临床试验是随机双盲对照临床试验,目的是确定试验新药是否安全有效,与对照组比较有多大的治疗价值,通过试验确定适应证,找出最佳的治疗方案包括治疗剂量、给药途径与方法、每日给药次数等,对其不良反应及危险性做出评价并提供防治方法。我国现行法规规定,试验组和对照组的例数都不得低于 100 例。一般采用严格的随机双盲对照试验,以平行对照为主。通常应该与标准疗法进行比较,也可以使用安慰剂。需注意诊断标准、疗效标准的科学性、权威性和统一性。要根据试验目的选择恰当的观测指标,包括诊断指标、疗效指标、安全性指标。选择指标时,应注意其客观性、可靠性、灵敏度、特异性、相关性和可操作性。参照临床前试验和Ⅰ期临床试验的实际情况制定药物的剂量研究方案。应有符合伦理学要求的中止试验的标准和个别受试对象退出试验的标准。对不良事件、不良反应的观测、判断和及时处理都应做出具体规定。应有严格的观测、记录及数据管理制度。试验结束后,对数据进行统计分析，由有关人员对药物的安全性、有效性、使用剂量等做出初步评价和结论。

### （四）Ⅲ期临床试验

在Ⅱ期临床试验之后，紧接着进行Ⅲ期临床试验。Ⅲ期临床试验是扩大的多中心临床试验，进一步评价新药的有效性和安全性，也是治疗作用的确证阶段。试验组例数一般不低于300例，对照组与治疗组的比例不低于1∶3，具体例数应符合统计学要求。可根据本期试验的目的调整选择受试者的标准，适当扩大特殊受试人群，进一步考察不同对象所需剂量及其依从性。Ⅲ期临床试验中对照试验的设计要求，原则上与Ⅱ期盲法随机对照试验相同，但Ⅲ期临床的对照试验可以设盲也可以不设盲进行随机对照开放试验（Randomized Controlled Open Labeled Clinical Trial）。某些药物类别，如心血管疾病药物往往既有近期试验目的，如观察一定试验期内对血压、血脂的影响，还有长期的试验目的，如比较长期治疗后疾病的死亡率或严重并发症的发生率等，因此，Ⅲ期临床试验不单是扩大Ⅱ期试验的病例数，还应根据长期试验的目的和要求进行详细的设计，并做出周密的安排，才能获得科学的结论。

### （五）Ⅳ期临床试验

Ⅳ期临床试验即上市后临床试验，又称上市后监察，是新药上市后由申办者自主进行的应用研究阶段，既是新药临床试验的继续，也是新药临床试验的最后阶段。Ⅳ期临床试验的目的是在更广泛、更长期的实际应用中继续考察疗效及不良反应，特别是罕见的不良反应；评价在普通或者特殊人群中使用的利益与风险关系；改进给药剂量等。并根据进一步了解的疗效、适应证与不良反应情况，指导临床合理用药。Ⅳ期临床试验一般可不设对照组，但应在多家医院进行，观察例数通常不少于2000例。本期试验应注意考察不良反应、禁忌证、长期疗效和使用时的注意事项，以便及时发现可能存在的远期副作用，并评估远期疗效。此外，还应进一步考察对患者的经济与生活质量的影响。Ⅳ期临床试验可包括：（1）扩大临床试验：针对主要适应证进行临床试验，积累科学资料，对新药的安全有效性提供进一步评估报告；（2）特殊对象的临床试验：针对小儿、孕妇、哺乳期妇女、老人及肝肾功能不全的患者等特殊对象，对新药的安全有效性做出评价，并为临床提供合理使用的治疗方案；（3）补充临床试验；（4）不良反应考察。

（刘　雅）

# 第三章　新药临床研究设计原则与方法

新药临床研究必须遵守有关法规和指南,包括药品管理法、药品注册管理办法、新药审批办法、《药物临床试验质量管理规范》(GCP)等。进行国外Ⅰ类新药(特别是人用药品注册技术规定国际协调会(ICH)成员国的Ⅰ类新药)临床试验时,除执行我国各项指导原则与法规要求外,尚需符合 ICH-GCP 要求。

新药临床研究是通过入选患者或健康志愿者进行新药系统性的临床试验,以几十至几百例临床试验样本信息推论群体状况的临床试验过程,成功的关键在于科学的试验设计和严格的质量保证。药物临床试验质量管理规范(GCP)是一套有关实施药物临床试验全过程的标准规定,其中包括参入临床试验各方的责任以及临床试验的方案设计、组织实施、监察稽查、记录分析、总结报告和质量保证等技术规范。GCP 不仅对于新药临床试验方案内容提出明确的要求,而且强调试验结论的可信度应完全取决于试验设计的科学性、观察记录的真实性以及数据处理的合理性。在进行具体新药临床试验时,必须遵循对照、随机、盲法等基本原则,以保证临床试验设计的合理性及受试对象选择的代表性。为保证所得到的数据真实可靠、处理正确,使整个临床试验达到科学基础上的可靠性,对新药临床试验的每一阶段均应进行相应的质量控制。为此,GCP 强调临床试验中任何一项工作都应有相应的标准操作规程(Standard Operating Procedures,SOP)。从临床试验开始前的试验设计到临床试验结束后的数据分析,均应有合格的医学统计人员参与或咨询。实施 GCP 旨在充分保护受试者的权益和安全,保证临床试验过程科学规范及试验结果准确可靠。同时所有以人为对象的研究必须符合《赫尔辛基宣言》和国际医学科学组织委员会颁布的《人体生物医学研究国际道德指南》的道德原则,即公正、尊重人格、力求使受试者最大程度受益和尽可能避免伤害。

新药研究的结果受到许多因素的影响,因而需要对整个研究工作有一个合理的设计。新药试验研究包括处理因素、受试对象和试验效应三个基本组成部分,缺一不可。所谓试验设计就是将处理因素分配给试验对象的方法。理想的试验设计应能较好的控制随机误差,避免或减少非随机误差,以较少的样本量取得较多而可靠的信息,达到经济、高效的目的。为此,新药临床研究的试验设计必须遵循对照、盲法、重复、随机化的原则。

## (一) 对照原则

美国 FDA 的药品修改法对新药研究时设置对照做出了明文规定:"新药必须通过适当和充分的对照研究证明药物使用是有效的才能批准上市"。只有设立了对照组,才能消除非处理因素对试验结果的影响,把处理因素的效应充分显露出来,这是控制系统误差的基本措施。设计时需要使实验组和对照组的非处理因素处于均衡状态。对照有多种形式,可根据试验目的和内容进行选择。

## (二) 盲法(blind method)原则

对于受试者所实施的处理因素,研究者包括资料分析者和(或)受试者并不知道,即为盲法。盲法是避免来自研究者或受试者的主观因素所导致的偏倚的最有效手段。盲法分为开放、单盲和双盲 3 种情况。

（1）开放（open）　即不设盲。参与试验的所有人，包括受试对象、研究者、医护工作者、检查员、数据管理人员和统计分析工作者都知道受试对象接受的是何种处理，故主观因素的影响比较大，试验结果的偏倚也相应较大。因此，只有在无法设盲的情况下才会进行开放试验。

（2）单盲（single blind）　即除了受试对象不知道接受何种处理，其他参与试验的人员都知道。单盲消除了受试对象心理因素的主观影响，能够客观地反映药物的疗效和安全性，但容易造成研究者对药物作用产生主观偏倚。因此，参与疗效观察和进行统计分析的人员应持有客观的态度。

（3）双盲（double blind）　指试验中受试对象、研究者、参与药物疗效和安全性评价的医护工作者、监察员、数据管理人员及统计分析人员都不知道治疗分配程序。我国 SFDA 所颁布的新药评审办法中规定了必须采用和需要采用双盲试验的情况。

### （三）重复原则

重复是指在相同试验条件下进行多次研究或多次观察，以提高试验的可靠性。广义上讲，重复包括结论的重复、用多个试验对象进行重复、同一试验对象的重复观察。重复可确保试验的重现性，提高试验的可靠性。

### （四）随机化原则

随机化（randomization）是指每个受试对象以相同的概率分配到预先设定的几个处理组中。随机化是统计学推断的理论基础，它可以保证各处理组的受试对象在各种已知的或未知的特征方面相同或相近，即保证非处理因素均衡一致。此外，随机化原则还可以避免研究者主观因素对试验分组的干扰。在新药研究试验中随机化一般是通过随机数（random number）实现的。获得随机数的方法一般有两种，即随机数字表和计算机的随机数发生器。

（刘　雅）

# 第四章　新药的生物等效性试验与设计

## （一）新药的生物等效性试验

生物等效性试验是指用生物利用度研究的方法，以药代动力学参数为指标，比较同一种药物的相同或者不同剂型的制剂，在相同的试验条件下，其活性成分吸收程度和速度有无统计学差异的人体试验。新药的生物等效性试验必须经过国家食品药品监督管理局批准，且必须执行《药物临床试验质量管理规范》。须提供伦理委员会的批准书，受试者签署知情同意书。

生物利用度（Bioavailability，BA）是反映药物活性成分吸收进入体内的程度和速度的指标。一般分为绝对生物利用度和相对生物利用度。绝对生物利用度是以静脉制剂为参比制剂获得的药物吸收进入体内循环的相对量（因为静脉制剂生物利用度通常被认为是 100％）；相对生物利用度则是以其他非静脉途径给药的制剂为参比制剂，如片剂和口服溶液的比较。药物制剂要产生最佳疗效，其活性药物成分应当在预期的时间段内释放并被吸收到作用部位，在作用部位达到预期的有效浓度。假设在同一受试者，相同的血药浓度-时间曲线意味着在作用部位能产生相同的药物浓度和疗效，因此可以药代动力学参数作为替代的终点指标来建立等效性，即生物等效性（Bioequivalence，BE）。

BA 和 BE 研究已成为评价制剂质量的重要手段。BA 强调反映药物活性成分到达体内循环的过程，是新药研究过程中选择最佳给药途径和确定到达体内循环的过程，是新药研究过程中选择最佳给药途径和确定用药方案（如给药剂量和给药间隔）的重要依据之一；BE 则重点在于以预先确定的等效标准和限度进行的比较，是保证含同一药物活性成分的不同制剂质量一致性的依据，是判断后研发产品是否可替代已上市药品使用的依据。

目前推荐的生物等效性研究的方法包括体外和体内的方法，按方法的优先考虑程度从高到低排列：药代动力学研究方法、药效动力学研究方法、临床试验方法、体外研究方法。以药代动力学参数为终点指标的研究方法是目前普遍采用的生物等效性研究方法。药代动力学研究方法即通过测量可获得的不同时间点的生物样本（如全血、血浆、血清或尿液）中药物含量，获得药物浓度-时间曲线（Concentration-Time Curve，C-T 曲线）图，并经过适当的数据处理，计算出与吸收程度和速度有关的药代动力学参数，如曲线下面积（AUC）、达峰浓度（$C_{max}$）、达峰时间（$T_{max}$）等来反映药物从制剂中释放吸收到体循环中的动态过程，再通过统计比较判断两制剂是否在治疗上等效。

## （二）新药的生物等效性试验设计

1. 交叉设计　交叉设计是目前应用最多最广的方法。因为多数药物吸收和清除在个体之间均存在很大变异，个体间的变异系数远远大于个体内变异系数，因此生物等效性研究一般要求按自身交叉对照的方法设计。把受试对象随机分为几组，按一定顺序处理，一组受试者先服用受试制剂，后服用参比制剂；另一组受试者先服用参比制剂，后服用受试制剂。两顺序间应有足够长的间隔时间，为清洗期（Wash-out Period）。这样，对每位受试者都连续接受两次或更多次的处理，相当于自身对照，可以将制剂因素对药物吸收的影响与其他因素区分开来，减少了不同试验周期和个体差异对试验结果的影响。根据试验制剂数量不同分别采用 2×2

交叉、3×3 交叉、4×4 交叉设计。如果是两种制剂比较,双处理、双周期,两序列的交叉设计是较好的选择。如试验包括 3 个制剂(受试制剂 2 个和参比制剂 1 个)时,宜采用 3 制剂 3 周期二重 3×3 拉丁方试验设计。各周期间也应有足够的清洗期。清洗期是为了消除两制剂的互相干扰,避免上个周期内的处理影响到随后一周期的处理。一般清洗期不应短于 7 个消除半衰期,但有些药物或其活性代谢物半衰期很长时则难以按此方法设计实施,在此情况下可能需要按平行组设计进行。

2. 受试者的选择 受试者的选择应当尽量使个体间差异减到最小,以便能检测出制剂间的差异。试验方案中应明确入选和剔除条件,一般情况应选择男性健康受试者。特殊作用的药品,则应根据具体情况选择适当受试者。选择健康女性受试者应考虑到怀孕的可能性,避免可能带来的偏差。如待测药物存在已知的不良反应,可能带来安全性担忧,也可考虑选择患者作为受试者。受试者例数应当符合统计学要求,对于目前的统计方法,18~24 例可满足大多数药物对样本量的要求,但对某些变异性大的药物可能需要适当增加例数。受试者必须采用随机方法分组,各组间应具有可比性,两组例数最好相等。

3. 受试制剂和参比制剂(Test and Reference Product,T and R) 参比制剂的安全有效性应合格,一般应选择国内已经批准上市相同剂型药物中的原创药,在无法获得原创药时,也可选用上市主导产品作为参比制剂。对于受试制剂,应为符合临床应用质量标准的放大产品。个别药物尚需提供多晶型及光学异构体的资料。参比制剂和受试制剂含量差别不能超过 5%。

4. 给药剂量 给药剂量一般应与临床单次用药剂量一致,一般不得超过临床推荐常用的单次最大剂量。受试制剂和参比制剂最好应用相等剂量,需要使用不相等剂量时,应说明理由并提供所用剂量范围内的线性药代动力学特征依据,结果可以剂量校正方式计算生物利用度。一般情况下普通制剂仅进行单剂量给药研究即可,但在某些情况下可能需要考虑进行多次给药研究,如:(1)受试药品单次服用后原形药或活性代谢物浓度很低,难以用相应分析方法精密测定血药浓度时;(2)受试药的生物利用度有较大个体差异;(3)药物吸收程度相差不大,但吸收速度有较大差异;(4)缓控释制剂。

5. 取样 通常应有预试验或参考为合理设计采样点提供依据。应用血药浓度测定法时,一般应兼顾到吸收相、平衡相和消除相,在各时相及预计达峰时间前后应有足够采样点,使血药浓度曲线能全面反映药物在体内处置的全过程。服药前应先取空白血样。在吸收分布相部分至少取 2~3 个点,平衡相至少需要 3 个点,消除相取 6 个或 6 个以上点。采样持续到受试药原形或其活性物 3~5 个半衰期时,或持续采样至血药浓度为 $C_{max}$ 的 1/10~1/20 以后,$AUC_{0-t}/AUC_{0-\infty}$ 通常应当大于 80%。多次给药研究中,对于一些已知生物利用度受昼夜节律影响的药物,则应该连续 24 小时取样。

6. 药代动力学参数计算 一般用非房室数学模型分析方法来估算药代动力学参数。研究者可根据具体情况选择所用软件,其必须符合统计学要求并应在研究报告中注明所用软件。在生物等效性研究中,其主要测量参数 $C_{max}$ 和 $T_{max}$ 均以实测值表示。

(刘 雅)

# 第十二篇　临床用药病例讨论

**病例一**

患者:张某某,性别:女,年龄:25岁,汉族,无业。

主诉:发作性意识丧失3年,加重2个月。

现病史:最近1周患者自觉头晕、眼前闪光、黑蒙、异味感、胃气上升感、肢体麻木。3天前突发抽搐,伴随尖叫,发作时头、眼、颈、躯干向一侧偏转,肢体伸直、屈曲、阵挛,发作时意识丧失,无口吐白沫、大小便失禁、舌咬伤。发作后全身酸痛、头痛。1天前重复发作,症状相似。因近期发作频繁,遂来院就诊。2014年3月23日入院。

既往史:患者于2010年上半年开始出现无明显诱因的发作性意识丧失,主要表现为大脑一片空白,两眼发直,呼之不应,偶有四肢强直抽搐,伴口角流涎,无尿失禁,无舌咬伤,发作持续2～3分钟自行缓解,1～2次/月,无其他不适,未正规治疗。患者自发病来,记忆力逐渐下降,精神欠佳。

查体:未见阳性体征。

辅助检查:头颅MRI＋增强示左侧颞叶及右侧顶叶囊状异常信号,考虑炎性(结核)或囊虫可能性大,不除外肿瘤;动态脑电图示入睡、浅睡期棘、尖波发放;腰穿示脑脊液无色透明,压力120mmH$_2$O。潘迪氏试验(±),脑脊液细胞总数152个/$\mu$l,白细胞2个/$\mu$l,多核细胞、单核细胞正常,总蛋白0.83g/L,脑脊液葡萄糖3.0mM,氯124mM。未查抗酸杆菌,未见新型隐球菌,脑脊液寡克隆区带阴性,猪囊虫抗体(一)。

诊断:继发性癫痫(复杂部分性发作、复杂部分性发作继发全身强直阵挛发作)。

治疗方案:口服丙戊酸钠缓释片(0.5g,bid),口服卡马西平片(0.3g/早、0.2g/午、0.2g/晚),仍偶有发作。因服用卡马西平后患者多睡,自行将卡马西平调至(0.2g,tid),持续1年,发作次数较前频繁。查血药浓度:卡马西平8.1$\mu$g/ml(4～12$\mu$g/ml),丙戊酸钠小于0.02$\mu$g/ml(50-100$\mu$g/ml)。换用其他厂家丙戊酸钠片口服(0.4g,tid)。复查血药浓度:丙戊酸钠89.5$\mu$g/ml,患者发作次数明显减少,继续口服丙戊酸钠(0.4g,tid),卡马西平(0.2g,tid)。因患者发作次数增加,第三次查血药浓度:卡马西平小于0.01$\mu$g/ml,丙戊酸钠65pg/ml。抗癫痫药物未做调整,几日后第四次查血药浓度:卡马西平5.7$\mu$g/ml,丙戊酸钠49.3$\mu$g/ml。建议患者加用拉莫三嗪口服(25mg,qd),并逐渐加量,将卡马西平逐渐减量至停药,患者发作明显减少。

讨论题目:

1. 丙戊酸钠和卡马西平分别有哪些药理作用?
2. 二者联合应用会产生何种相互作用?
3. 若需长期联合应用丙戊酸钠和卡马西平,应采取何种方式保证疗效?

(强兆艳)

**病例二**

患者:刘某某,性别:女,年龄:25岁,公司职员。

主诉:双眼睑下垂20余天。

现病史:患者20天前无明显诱因出现双眼睑下垂,晨轻暮重,不伴复视,活动后加剧,休息

184

可略缓解,未予特殊治疗。近 2 天来,症状较前明显加重,伴四肢乏力,声音嘶哑,无构音障碍,无饮水呛咳。患者神清,精神可,饮食睡眠可,大小便正常。

既往史:无。

体检:体温 36.5℃,脉搏 75 次/分钟。呼吸 15 次/分钟。血压 120/70mmHg。发育正常,营养良好。神志清,言语流利。说话声音小、声调低、声音嘶哑。双瞳孔等大等圆,直径 3mm,对光反射灵敏。双眼球运动正常,无眼球震颤、无复视,双眼睑轻度下垂,鼻唇沟对称。伸舌居中,舌肌萎缩明显。无肌束颤动;悬雍垂居中。软腭上抬有力,咽反射正常。转颈、耸肩对称有力。颈软。四肢肌力 V 级,肌张力正常,腱反射正常,双侧病理征(一)。感觉、共济功能正常。四肢肌肉无萎缩,无水肿。

辅助检查:脑脊液、血清肌酸激酶、甲状腺功能检查均未见异常;肌电图示肌肉收缩力降低,振幅变小,低频极限尺神经重复刺激电位逐渐衰减,单纤维肌电图检查可见肌纤维间兴奋传递不一致或传导阻滞现象;新斯的明试验阳性;AchR-Ab 阳性。脑部 MRI 未见异常。胸腺 CT 正常。

诊断:重症肌无力。

治疗方案:溴吡斯的明 60mg 餐前服,3 次/天,地塞米松 20mg/d 静脉滴注。用药期间患者月经来潮,于用药第 7 天出现肌无力危象。行气管插管呼吸机辅助呼吸,并给予免疫球蛋白 25g/天静脉滴注,3 天后症状缓解。呼吸有力,拔出气管插管。之后改为泼尼松 60mg 口服,1 次/天及溴吡斯的明 60mg,餐前口服 3 次/天治疗。

讨论题目:

1. 治疗重症肌无力可用哪些药物? 试述这些药物的作用机制。

2. 我们学过的哪些药物需慎用于重症肌无力患者?

（刘慧青）

### 病例三

患者:张某某,性别:女,年龄:43 岁,农民。

主诉:20 分钟前口服敌敌畏(DDVP)15ml 而入院治疗。

现病史:患者因与丈夫吵架,口服 DDVP 大约 15ml,20 分钟后家人立刻送至我院急症室。患者神志不清,意识模糊。

既往史:无。

查体:嗜睡状,大汗淋漓,呕吐数次。全身皮肤湿冷,无肌肉震颤。双侧瞳孔直径 2～3mm,对光反射存在。体湿、脉搏、呼吸及血压基本正常。双肺呼吸音粗。

辅助检查:血常规:WBC $14.2 \times 10^9$/L,中性粒细胞 93%。余未见异常。

诊断:急性有机磷农药中毒。

治疗方案:用 2% 碳酸氢钠水洗胃,静脉注射阿托品 10mg/次,共 3 次,另静脉注射解磷定 1g,给予其他支持治疗。

讨论题目:

1. 对口服有机磷中毒的患者洗胃时应注意哪些问题?

2. 如何正确使用阿托品?

3. 为什么使用 M 受体阻断药时,还需给予解磷定治疗?

（刘慧青）

### 病例四

患者:王某某,性别:男,年龄:66 岁,职业:退休干部。

主诉:右手不自主抖动1年,走路不稳3个月余。

现病史:患者缘于2014年1月起(具体时间不详),无诱因出现右手不自主抖动,静止时明显,取东西或活动时减轻,睡眠时无明显抖动,该症状逐渐加重。曾在外院(具体不详)就诊,考虑"特发性震颤",未予药物治疗。2015年3月起,出现走路时起步困难,走路慌张,身体前倾,且步伐变小。自起病以来,家人发现其面部表情减少,几乎没有笑容,说话声音变小,有饮水呛咳,兴趣爱好逐渐减少,情绪较前低落。发病以来,精神良好,饮食正常,有便秘的情况,小便如常,睡眠障碍。体重无明显变化。

查体:意识清楚,言语清晰,面部表情减少,视力正常,双侧瞳孔等大等圆,直径3mm,直接及间接对光反射灵敏,双眼球各向运动充分,未及眼震。双侧额纹对称,眼裂对称,双侧鼻唇沟对称,示齿口角无偏斜,双耳听力正常。双侧软腭对称,悬雍垂居中,咽反射灵敏,无舌肌萎缩及纤颤。转头、耸肩有力。四肢肌力5级,四肢肌张力高,右侧为著,呈齿轮样肌张力增高,双侧腱反射对称引出,双侧面部及肢体深浅反射对称存在。双下肢病理征阴性。共济试验完成尚稳。脑膜刺激征阴性。

辅助检查:血常规、生化、肿瘤标记物、叶酸、维生素 $B_{12}$、甲状腺功能化验均无异常。

头颅 MRI:老年性脑改变,双侧半卵圆中心散在缺血灶。

诊断:帕金森病(Parkinson's disease,PD)。

治疗方案:美多芭,口服,125mg/次,3次/日。

讨论题目:

1. 美多芭为复方制剂,其组分为:每片含左旋多巴200mg与苄丝肼50mg。左旋多巴治疗PD的机制是什么? 不良反应有哪些?

2. 为什么治疗PD时,左旋多巴通常与苄丝肼(或卡比多巴)联合使用?

3. 还有哪些抗PD药? 作用机制是什么?

(朱　蕾)

### 病例五

患者:张某某,性别:男,年龄:18岁,职业:无。

主诉:呼之不应1小时。

现病史:2015年1月8日晚间21:00左右患者在家中突发意识丧失,并伴有恶心、呕吐,无四肢抽搐,无口吐白沫,无大小便失禁,在家未服用急救药物,21:30由120急救车送往医院,急诊查头颅CT未见出血灶。发病以来,意识障碍,无大小便失禁。因呕吐,未进食。

既往史:既往体健,否认肝炎及结核病史,否认手术外伤史,无输血史,有吸毒史。

查体:体温35.6℃,脉搏60次/分钟,呼吸10次/分钟,血压100/56mmHg,双臂可见静脉注射痕迹。神经科查体:意识呈浅昏迷状态,双侧瞳孔等大等圆,直径1mm,对光反射迟钝,睫毛反射、角膜反射存在,痛刺激四肢可见躲避反射,双下肢病理征未引出。脑膜刺激征阴性。余查体均不能配合。

辅助检查:急诊头颅CT:未见新发出血灶及大面积梗死灶。

诊断:阿片类吸毒过量中毒。

治疗方案:

1. 支持治疗　立即给予通畅气道,抽取动静脉血,化验血气分析,测末梢血糖,血常规,生化,凝血功能;心电监护;立即建立静脉通道;根据血气及呼吸情况,准备好气管插管。

2. 药物治疗　静脉通道建立后,纳洛酮静脉注射0.4mg,若无理想疗效,可2~3分钟后重复给药,最大不超过10mg。根据化验结果,可给予对症治疗。

讨论题目:

1. 阿片类镇痛药有哪些药理作用,临床应用和不良反应? 过量中毒会出现什么症状?

2. 使用纳洛酮的机制是什么? 其逆转中毒症状后可能会出现什么症状?

(朱　蕾)

### 病例六

患者:杨某某,性别:男,年龄:54 岁,职业:出租车司机。

主诉:10 天前出现头晕,并不断加重,感觉头重脚轻。

现病史:患者 10 年前查体时发现血压升高,140/96mmHg,无不适主诉,未诊治。此后间断测血压,最高达 150/100mmHg,无头晕、头痛、恶心、食欲亢进、乏力、面色苍白等不适,不规律应用降压 0 号治疗。10 天前,无明显诱因出现头晕,伴头痛,无视物旋转、肢体活动不利、黑矇、耳鸣、心悸、恶心、尿中泡沫增多、水肿、食欲亢进、乏力、面色苍白等不适,测血压 170/100mmHg,于医院就诊。

既往史:发现血清胆固醇增高 5 年,近期血清总胆固醇(T-CHO):5.55mM,甘油三酯(TG):1.54mM,高密度脂蛋白胆固醇(HDL-C):1.02mM,高密度脂蛋白胆固醇(LDL-C):4.10mM,未用药治疗。吸烟史 20 年,30 支/日。

查体:BP:160/98mmHg(左上肢),150/90mmHg(右上肢),未闻及颈部血管杂音。双肺呼吸音清晰,未闻及干湿啰音,心音有力,心律齐,HR:78bpm,A2<P2,各瓣膜听诊区未闻及杂音,未闻及心包摩擦音。腹软,无压痛、反跳痛及肌紧张,肠鸣音正常,4 次/分,未闻及血管杂音。双下肢不肿。双侧足背动脉对称有力。

辅助检查:超声心动图:左房、左室增大,室间隔增厚,左室舒张功能减退,LVEF 60%。心电图:窦性心律,电轴不偏,左心室肥厚,继发性 ST-T 改变。

诊断:原发性高血压病 3 级极高危,高脂血症。

治疗方案:氨氯地平 5mg/次,qd;替米沙坦 80mg/次,qd;阿托伐他汀 10mg/次,qd。

讨论题目:

1. 氨氯地平和替米沙坦治疗原发性高血压的机制是什么? 为何二者可以联合应用?

2. 阿托伐他汀的作用机制是什么? 应用时要注意哪些不良反应?

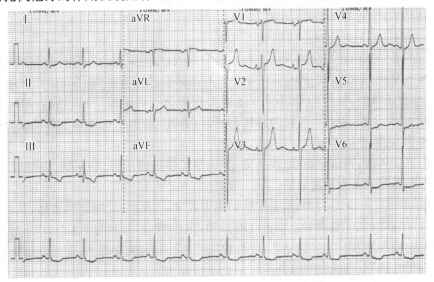

(铁　璐)

**病例七**

患者:杨胜,性别:男,年龄:75岁,退休。

主诉:间断性上腹痛10余年,加重2周,呕血、黑便6小时。

现病史:患者10余年前开始出现无明显诱因的间断上腹胀痛,餐后半小时明显,持续2～3小时,可自行缓解。两周前症状加重,食欲缺乏,自行服用中药后无效。5小时前突觉上腹胀痛、恶心、头晕,先后两次解柏油样便,并呕吐咖啡样液1次,约150ml,此后心悸、头晕、出冷汗,无发热。平素大小便正常,睡眠好,体重略下降。

既往史:无肝炎病史,无手术、外伤和药物过敏史,无烟酒嗜好。

查体:T 36.7℃,P 108次/分,R 22次/分,BP 100/70mmHg。神清,面色稍苍白,无出血点和蜘蛛痣,全身浅表淋巴结不大,巩膜无黄染,心肺未闻及异常。腹平软,未见腹壁静脉曲张,上腹中轻度压痛,无肌紧张和反跳痛,全腹未触及包块,肝脾未及,腹水征(一),肠鸣音10次/分,双下肢无指凹性水肿。

辅助检查:Hb:82g/L,WBC:$5.5×10^9$/L,分类:N 69%,L 28%,M 3%,PLT $30×10^9$/L,大便隐血强阳性,幽门螺杆菌(Hp)检查阳性。

诊断:胃溃疡,合并出血。

治疗方案:采用三联疗法,即质子泵抑制剂加二种抗菌药联合治疗方案。

(1)奥美拉唑,20mg/片,1～2片/日,口服,早餐前服用,服药前后半小时不宜进食牛奶。

(2)阿莫西林,0.5g/片,1片/次,3～4次/日,口服,甲硝唑800mg/天或呋喃唑酮0.1g/片,1片/次,2～3次/日,口服,疗程7～14天。

上述疗法若不理想,可联合服用铋剂治疗,提高溃疡愈合率。用法:果胶铋50mg/次,qid,于餐前半小时及晚饭后2小时服用,疗程6～8周。

讨论题目:

1. 质子泵抑制剂治疗胃溃疡的机制是什么?应用时要注意哪些问题?

2. 哪些抗生素可用于幽门螺杆菌感染的治疗?

(李 晶)

**病例八**

患者:徐某某,性别:男,年龄:48岁,职业:农民。

主诉:1小时前输液时出现心悸伴血压下降。

现病史:患者7天前受凉后感乏力,咽痛,曾有寒战,体温未测,自服感冒药后好转,近2日出现咳嗽、咳黄黏痰,来我院门诊就诊后自昨日起静脉滴注头孢硫脒,bid治疗。患者1小时前门诊输注头孢硫脒时,突发心悸、出汗,随即出现短暂意识障碍,持续约数分钟,时测血压80/45mmHg,自觉恶心,呕吐少量胃内容物,无胸闷胸痛,无腹痛,无明显肢体活动障碍及感觉障碍,门诊考虑"过敏性休克",收住入院。

既往史:既往体健,否认肝炎、结核病史,否认原发性高血压病、糖尿病、心脏病史,否认手术及输血史,否认药物及食物过敏史。

查体:BP:130/65mmHg,神清,全身皮肤黏膜无黄染,未见瘀点、瘀斑及皮疹,颈软,咽红,双肺呼吸音粗,可闻及少许干性啰音,HR:95次/分钟,律齐,腹软,肝脾肋下未及,双下肢不肿。

辅助检查:白细胞:$(11.5×10^9)$/L,中性粒细胞:87.5%,胸片提示:支气管感染。

诊断:过敏性休克,急性支气管炎。

诊疗方案:立即停止头孢硫脒输液,静脉推注地塞米松10mg、肾上腺素1mg,对症治疗。

讨论题：

1. 地塞米松的作用机制是什么？

2. 地塞米松应用于过敏性休克时应采取何种给药途径？

（王　华）

### 病例九

患者：杨某某，性别：女，年龄：6 岁。

主诉：发热伴咳嗽、咳痰 1 周。

现病史：患儿发热伴咳嗽、咳痰 1 周，就诊于社区医院，给予阿莫西林克拉维酸钾口服治疗，在治疗过程中，患儿食欲缺乏，精神差，咳嗽加重，病情无好转。

既往史：患儿既往体健。

查体：T 38.5℃，P 96 次/分，BP 109/65mmHg。神清，精神差，发育正常，双侧瞳孔等大等圆，对光反射灵敏，口唇无发绀，双侧颈静脉无怒张，气管居中，胸廓对称，呼吸动度正常，心前区未触及震颤，听诊双肺呼吸音粗，右下肺可闻及少量痰鸣，心律齐，未闻及心脏杂音，腹平软，肝肋下 1cm，无压痛及反射痛，肠鸣音正常，四肢关节无红肿热痛。

辅助检查：胸片显示右下肺纹理增粗；血常规示白细胞 $8.5 \times 10^9$/L，中性粒细胞 65.3%，淋巴细胞 30%。

诊断：右下肺炎。

治疗方案：行呼吸道病原体抗体检查；口服阿奇霉素，首剂 0.25g，以后 0.125g，1 次/日；雾化吸入。第二天病原学回报示：肺炎支原体抗体（IgM）阳性。治疗后第三天体温恢复正常，第六天停用阿奇霉素。

讨论题目：

1. 用阿奇霉素治疗该患者的药理学基础是什么？采用首剂加倍的原因是什么？

2. 阿奇霉素在药动学上有什么优点？

3. 阿奇霉素的抗菌谱是什么？

（李军霞）

# 附 录

## 附录一  常用实验动物每公斤体重等效剂量折算系数表

| 折算系数 | | 小鼠<br>(0.02kg) | 大鼠<br>(0.2kg) | 豚鼠<br>(0.4kg) | 兔<br>(1.5kg) | 猫<br>(2kg) | 犬<br>(12kg) | 成人<br>(60kg) |
|---|---|---|---|---|---|---|---|---|
| 小鼠 | (0.02kg) | 1.0 | 1.4 | 1.6 | 2.7 | 3.2 | 4.8 | 9.01 |
| 大鼠 | (0.2kg) | 0.7 | 1.0 | 1.14 | 1.88 | 2.3 | 3.6 | 6.25 |
| 豚鼠 | (0.4kg) | 0.61 | 0.87 | 1.0 | 1.65 | 2.05 | 3.0 | 5.55 |
| 兔 | (1.5kg) | 0.37 | 0.52 | 0.6 | 1.0 | 1.23 | 1.76 | 3.30 |
| 猫 | (2kg) | 0.30 | 0.42 | 0.48 | 0.81 | 1.0 | 1.44 | 2.70 |
| 犬 | (12kg) | 0.21 | 0.28 | 0.34 | 0.56 | 0.68 | 1.0 | 1.88 |
| 成人 | (60kg) | 0.11 | 0.16 | 0.18 | 0.304 | 0.371 | 0.531 | 1.0 |

## 附录二  常用实验动物生理参数

表1  常用实验动物血压、呼吸等正常值

| 动物<br>种类 | 血压(kPa) | | 心率<br>(次/min) | 心输出量<br>(L/min) | 呼吸频率<br>(次/min) | 潮气量<br>(ml) | 直肠温度<br>(℃±0.5℃) |
|---|---|---|---|---|---|---|---|
| | 收缩压 | 舒张压 | | | | | |
| 猪 | 17.07<br>(14.54~18.68) | 10.91<br>(9.90~12.12) | 70 | 3.1 | | | 39.0 |
| 犬 | 15.99<br>(12.66~18.15) | 7.99<br>(6.39~9.59) | 120<br>(100~130) | 2.3 | 18<br>(11~37) | 320<br>(251~432) | 38.5 |
| 兔 | 14.66<br>(12.66~17.33) | 10.66<br>(8.00~12.00) | 260<br>(205~340) | 0.28 | 51<br>(38~60) | 21.0<br>(19.3~24.6) | 39.5 |
| 猫 | 12.12<br>(11.11~14.14) | 7.57<br>(6.57~10.10) | 116<br>(110~140) | 0.33 | 26<br>(20~30) | 12.4 | 38.5 |
| 豚鼠 | 11.60<br>(10.67~12.35) | 7.53<br>(7.33~7.73) | 280<br>(260~400) | | 90<br>(69~104) | 1.8<br>(1.0~3.9) | 39.5 |
| 大鼠 | 13.07<br>(10.39~15.99) | 10.13<br>(7.99~11.99) | 328<br>(216~600) | 0.047 | 85.5<br>(66~114) | 0.86<br>(0.60~1.25) | 37.5 |
| 小鼠 | 14.79<br>(12.67~18.40) | 10.80<br>(8.93~11.99) | 600<br>(328~780) | | 163<br>(84~230) | 0.15<br>(0.09~0.23) | 37.5 |

表2　常用实验动物血细胞正常参考值和范围

| 动物种类 | 红细胞（×10⁶/mm³） | 血红蛋白（g/100ml） | 血细胞比容（%） | 血小板（×10³/mm³） | 白细胞（×10³/mm³） | 中性粒细胞（%） | 淋巴细胞（%） |
|---|---|---|---|---|---|---|---|
| 猪 | 7.0 (5~8) | 12.7 (10~16) | 41.2 (32~50) | 404 (300~700) | 14.9 (11~22) | 34.5 (25~47) | 55.0 (39~74) |
| 犬 | 6.8 (5.5~8.5) | 17.0 (12~18) | 53.6 (37~59) | 393 (200~900) | 12.6 (6~18) | 61.7 (32~96) | 29.4 (9~42) |
| 兔 | 6.5 (5~8) | 13.5 (8~17) | 40.8 (31~50) | 468 (250~750) | 8.6 (3.0~12.5) | 45.0 (30~65) | 40.1 (28~85) |
| 猫 | 7.3 (5~10) | 10.5 (8~15) | 40.5 (24~45) | 228 (100~700) | 17.0 (5~20) | 57.1 (35~75) | 32.2 (20~55) |
| 豚鼠 | 5.2 (3~7) | 14.3 (11~17) | 43.6 (37~50) | 477 (250~750) | 11.2 (6.0~17) | 37.0 (20~56) | 55.7 (40~80) |
| 大鼠 | 8.5 (6~10) | 14.2 (11~17) | 45.9 (40~50) | 330 (150~460) | 9.8 (5~13) | 25.5 (5~49) | 74.0 (43~85) |
| 小鼠 | 9.21 (7~13) | 1.14 (10~14) | 1.82 (33~50) | 401 (150~400) | 3.61 (6~17) | 7.2 (12~25) | 72.3 (65~85) |

表3　常用实验动物生化指标参考值

| 动物种类 | 葡萄糖（mM） | 胆固醇（mM） | 总蛋白（g/L） | 白蛋白（g/L） | 血清谷草转氨酶（U/L） | 血清谷丙转氨酶（U/L） | 碱性磷酸酶（U/L） |
|---|---|---|---|---|---|---|---|
| 猪 | 4.93 (3.36~7.61) | 3.98 (1.98~4.52) | 87 (48~100) | 39 (18~56) | 36 (30~61) | 28 (11~45) | 64 (35~110) |
| 犬 | 4.82 (3.58~6.72) | 4.91 (2.47~7.15) | 68 (57~78) | 34 (20~40) | 524 (33~75) | 37 (16~67) | 17 (7~25) |
| 兔 | 7.39 (4.37~8.68) | 0.68 (0.52~2.16) | 68 (50~80) | 33 (25~40) | 71 (42~98) | 65 (49~79) | 130 (90~170) |
| 猫 | 6.55 (3.36~8.12) | 2.73 (1.95~3.90) | 60 (45~80) | 28 (20~40) | 18 (7~29) | 19 (9~30) | 12 (3~21) |
| 豚鼠 | 5.15 (4.60~6.00) | 0.78 (0.42~1.12) | 52 (50~68) | 26 (21~39) | 47 (27~68) | 42 (25~59) | 70 (55~108) |
| 大鼠 | 4.20 (2.80~7.56) | 0.70 (0.26~1.40) | 76 (47~82) | 37 (27~51) | 63 (46~81) | 24 (18~30) | 87 (57~128) |
| 小鼠 | 4.98 (3.53~9.86) | 1.66 (0.68~2.13) | 62 (40~86) | 30 (25~48) | 36 (23~48) | 13 (2~24) | 19 (10~28) |

表 4　常用实验动物血血液学正常参考值

| 动物种类 | 全血容量 (ml/kg) | 血浆容量 (ml/kg) | 血细胞容量 (ml/kg) | 血液温度(℃) | pH值 | 黏度 | 血液比重 全血 | 血液比重 血浆 | 红细胞脆性 (% NaCl) | 红细胞沉降率(mm) 1小时 | 红细胞沉降率(mm) 2小时 | 凝血时间 (37℃,秒) |
|---|---|---|---|---|---|---|---|---|---|---|---|---|
| 猪 | 65 (61~68) | 41.9 (32.0~49.0) | 25.9 (20.2~29) | 38.6 | 7.57 (7.36~7.79) | 4.5 (4.0~5.0) | 1.056 | | (0.86~0.42) | | | 8.0 |
| 犬 | 94.1 (76.5~107.3) | 55.2 (43.7~73.0) | 39 (28~55) | 38.9 | 7.36 (7.31~7.42) | 4.6 (3.8~5.5) | 1.059 | 1.032 | (0.46~0.35) | 2.0 | 4.0 | 8.6 |
| 兔 | 55.6 (44~70) | 38.8 (27.8~51.4) | 16.8 (13.7~25.5) | 39.4 | 7.35 (7.21~7.57) | 4.0 (3.5~4.5) | 1.050 | 1.090 | (0.46~0.32) | (1.0~3.0) | (2.5~4.0) | 5.0 |
| 猫 | 55.5 (47.3~65.7) | 40.7 (43.6~52.0) | 14.8 (12.2~17.7) | 38.6 | 7.35 (7.24~7.4) | 4.5 (4~5) | 1.054 | | (0.52~0.50) | 4.0 | 10.0 | 8.0 |
| 豚鼠 | 75.5 (67~92.4) | 39.4 (35.1~48.4) | 35.9 (31.0~39.8) | 38.6 | 7.35 (7.17~7.55) | | 1.060 | | (0.42~0.31) | 1.5 | 3.0 | 5.5 |
| 大鼠 | 64.1 (57.5~69.6) | 40.4 | 23.7 | 38.2 | 7.35 (7.26~7.44) | | | | | 3.0 | (4.0~5.0) | |
| 小鼠 | 77.8 | 48.8 | 29 | | | | | | | | | |

表 5　常用实验动物血清电解质参考值

| 动物种类 | 钠（mM） | 钾（mM） | 氯（mM） | 碳酸氢盐（mM） | 无机磷（mM） | 钙（mM） | 镁（mM） |
|---|---|---|---|---|---|---|---|
| 猪 | 146<br>（135～152） | 6.0<br>（4.9～7.1） | 103<br>（94～106） | 30<br>（24～35） | 2.58<br>（1.62～3.55） | 2.61<br>（2.49～2.99） | 0.90<br>（0.49～1.52） |
| 犬 | 147<br>（135～180） | 4.5<br>（3.5～6.7） | 113<br>（99～121） | 21.9<br>（15～29） | 1.36<br>（0.65～2.91） | 2.47<br>（0.72～2.91） | 0.86<br>（0.66～1.15） |
| 兔 | 144<br>（138～160） | 6.0<br>（3.7～6.8） | 103<br>（92～112） | 24<br>（16～32） | 1.58<br>（0.74～2.23） | 2.47<br>（1.39～3.16） | 4.03<br>（1.03～2.22） |
| 猫 | 151<br>（147～156） | 4.8<br>（4～6） | 116<br>（110～123） | 21<br>（14～27） | 2.03<br>（1.45～2.62） | 2.66<br>（1.25～3.24） | 1.07<br>（0.82～1.23） |
| 豚鼠 | 123<br>（120～149） | 5.0<br>（3.8～7.9） | 94<br>（90～115） | 21.5<br>（13～30） | 1.71<br>（0.97～2.45） | 2.54<br>（1.32～2.99） | 0.99<br>（0.74～1.23） |
| 大鼠 | 147<br>（140～156） | 6.2<br>（5.4～7.0） | 102<br>（100～110） | 22<br>（13～32） | 2.55<br>（0.97～3.55） | 2.86<br>（1.25～3.49） | 1.19<br>（0.66～1.81） |
| 小鼠 | 136<br>（128～186） | 5.3<br>（4.9～5.9） | 108<br>（105～110） | 25.5<br>（20～32） | 1.94<br>（0.74～2.97） | 1.60<br>（0.80～2.12） | 0.95<br>（0.33～1.60） |

# 附录三　常用生理盐溶液组成成分及含量(g/1000ml)

| 种类<br>成分 | 林格液<br>Ringer | 乐氏液<br>Locke | 蒂罗德液<br>Tyrode | 生理盐水<br>Normal Saline | | 克氏液<br>Krebs | 任-<br>乐氏液 | 克-亨氏液<br>Krebs-Henseleit |
|---|---|---|---|---|---|---|---|---|
| NaCl | 6.5 | 9.0 | 8.0 | 6.5 | 9.0 | 6.9 | 9.0 | 6.92 |
| KCl | 0.14 | 0.42 | 0.2 | — | — | 0.35 | 0.42 | 0.35 |
| $CaCl_2$ | 0.12 | 0.24 | 0.2 | — | — | 0.28 | 0.24 | 0.28 |
| $NaHCO_3$ | 0.2 | 0.1～0.3 | 1.0 | — | — | 2.10 | 0.2 | 2.10 |
| $NaH_2PO_4$ | 0.01 | — | 0.05 | — | — | — | — | — |
| $KH_2PO_4$ | — | — | — | — | — | 0.162 | — | 0.16 |
| $MgCl_2$ | — | — | 0.1 | — | — | — | — | — |
| $MgSO_4 \cdot 7H_2O$ | — | — | — | — | — | 0.294 | — | 0.29 |
| Glucose | 2.0 | 1.0～1.5 | 1.0 | — | — | 2.0 | 1.0 | 2.0 |
| 气体 | | $O_2$ | $O_2$ | | | $O_2+5\%CO_2$ | $O_2$ | $O_2+5\%CO_2$ |
| 加蒸馏水至 | 1000 | 1000 | 1000 | 1000 | 1000 | 1000 | 1000 | 1000 |
| 用途 | 两栖类动物组织 | 温血动物心脏 | 温血动物小肠等 | 两栖类动物 | 哺乳类动物 | 哺乳类动物 | 温血动物心脏 | 大鼠肝脏、豚鼠离体气管 |

## 附录四　实验动物常用麻醉药及其用法和剂量

| 药名 | 适用动物种类 | 给药途径 | 用药剂量（mg/kg） | 常用浓度（%） | 用药量（ml/kg） | 麻醉维持时间及注意事项 |
|---|---|---|---|---|---|---|
| 戊巴比妥钠 | 犬、猫、兔 | i. v. | 30 | 3 | 1.0 | 2～4h,中途加 1/5 量,可多维持 1h 以上 |
|  |  | i. p. | 40～50 | 3 | 1.4～1.7 |  |
|  | 豚鼠 | i. p. | 40～50 | 2 | 2.0～2.5 |  |
|  | 大鼠、小鼠 | i. p. | 45 | 2 | 2.3 |  |
| 氨基甲酸乙酯(乌拉坦) | 犬、猫、兔 | i. p. , i. v. | 750～1000 | 25 | 3～4 | 2～4h,主要适用于小动物,有时可降低血压 |
|  | 豚鼠 | i. m. | 1350 | 20 | 7.0 |  |
|  | 大鼠、小鼠 | i. m. | 1350 | 20 | 7.0 |  |
|  | 蛙类 | 皮下淋巴囊内注射 | 2000mg/kg 或 400～600mg/只 | 20 | 2～3ml/只 |  |
| 异戊巴比妥钠 | 犬、猫、兔 | i. v. | 40～50 | 5 | 0.8～1.0 | 4～6h |
|  |  | i. m. , i. p. | 80～100 | 10 | 0.8～1.0 |  |
|  | 鼠类 | 直肠内给药 | 100 | 10 | 1.0 |  |
|  |  | i. p. | 100 | 10 | 1.0 |  |
| 硫喷妥钠 | 犬、猫、兔 | i. v. , i. p. | 100 | 10 | 1.0 | 15～30min,效力强,宜缓慢注射 |
|  | 大鼠 | i. v. , i. p. | 25～50 | 2 | 1.3～2.5 |  |
| 氯仿 | 各种动物 | 吸入 | 50～100 | 1 | 5.0～10.0 | 实验过程中要持续吸入麻醉药维持,毒性大 |
| 乙醚 | 各种动物 | 气管内插管吸入 |  |  |  | 实验过程中要持续吸入维持 |

注:表中 i. v. 为静脉注射,i. p. 为腹腔注射,i. m. 为肌内注射。

## 附录五　随机数字表

| 编号 | 1 | 2 | 3 | 4 | 5 | 6 | 7 | 8 | 9 | 10 | 11 | 12 | 13 | 14 | 15 | 16 | 17 | 18 | 19 | 20 | 21 | 22 | 23 | 24 | 25 |
|---|---|---|---|---|---|---|---|---|---|---|---|---|---|---|---|---|---|---|---|---|---|---|---|---|---|
| 1 | 36 | 18 | 42 | 60 | 44 | 61 | 76 | 4 | 84 | 4 | 12 | 81 | 76 | 17 | 29 | 78 | 58 | 16 | 76 | 83 | 47 | 11 | 3 | 52 | 31 |
| 2 | 39 | 45 | 26 | 95 | 11 | 59 | 42 | 80 | 26 | 51 | 83 | 8 | 47 | 13 | 3 | 33 | 71 | 66 | 95 | 27 | 0 | 71 | 11 | 38 | 77 |
| 3 | 28 | 35 | 70 | 3 | 34 | 28 | 25 | 17 | 29 | 5 | 55 | 79 | 24 | 15 | 1 | 48 | 11 | 47 | 88 | 42 | 86 | 40 | 39 | 30 | 31 |
| 4 | 6 | 57 | 33 | 17 | 46 | 74 | 64 | 66 | 61 | 72 | 56 | 77 | 49 | 64 | 98 | 75 | 32 | 28 | 66 | 31 | 50 | 76 | 8 | 1 | 64 |

续表

| 编号 | 1 | 2 | 3 | 4 | 5 | 6 | 7 | 8 | 9 | 10 | 11 | 12 | 13 | 14 | 15 | 16 | 17 | 18 | 19 | 20 | 21 | 22 | 23 | 24 | 25 |
|---|---|---|---|---|---|---|---|---|---|---|---|---|---|---|---|---|---|---|---|---|---|---|---|---|---|
| 5 | 20 | 20 | 92 | 68 | 50 | 49 | 81 | 73 | 14 | 42 | 38 | 61 | 53 | 17 | 28 | 18 | 51 | 58 | 79 | 74 | 82 | 83 | 62 | 71 | 72 |
| 6 | 78 | 83 | 65 | 60 | 71 | 54 | 28 | 40 | 75 | 84 | 39 | 34 | 37 | 17 | 96 | 4 | 37 | 54 | 87 | 63 | 71 | 46 | 8 | 52 | 26 |
| 7 | 82 | 46 | 0 | 66 | 23 | 25 | 37 | 38 | 35 | 72 | 7 | 37 | 52 | 12 | 43 | 34 | 28 | 61 | 52 | 73 | 22 | 92 | 3 | 59 | 7 |
| 8 | 75 | 54 | 25 | 93 | 31 | 25 | 14 | 52 | 93 | 0 | 41 | 96 | 4 | 60 | 10 | 79 | 73 | 4 | 49 | 63 | 10 | 66 | 51 | 46 | 71 |
| 9 | 52 | 5 | 79 | 62 | 13 | 6 | 34 | 7 | 10 | 40 | 13 | 64 | 40 | 90 | 2 | 58 | 37 | 75 | 40 | 44 | 0 | 63 | 37 | 40 | 43 |
| 10 | 23 | 12 | 18 | 87 | 71 | 81 | 78 | 39 | 14 | 52 | 37 | 9 | 84 | 7 | 43 | 75 | 37 | 92 | 62 | 0 | 47 | 36 | 62 | 4 | 12 |
| 11 | 68 | 42 | 49 | 21 | 11 | 58 | 23 | 96 | 17 | 59 | 86 | 83 | 56 | 49 | 79 | 47 | 52 | 39 | 98 | 90 | 0 | 51 | 94 | 90 | 88 |
| 12 | 12 | 49 | 80 | 15 | 1 | 41 | 0 | 95 | 11 | 34 | 62 | 59 | 89 | 56 | 94 | 5 | 2 | 8 | 64 | 77 | 66 | 68 | 36 | 74 | 78 |
| 13 | 14 | 41 | 71 | 13 | 87 | 70 | 83 | 12 | 76 | 72 | 54 | 42 | 34 | 19 | 49 | 41 | 83 | 36 | 34 | 31 | 96 | 55 | 66 | 91 | 88 |
| 14 | 11 | 76 | 0 | 11 | 90 | 67 | 94 | 56 | 29 | 3 | 88 | 98 | 49 | 92 | 87 | 14 | 66 | 22 | 10 | 55 | 12 | 51 | 79 | 94 | 98 |
| 15 | 85 | 97 | 17 | 78 | 54 | 88 | 63 | 0 | 61 | 33 | 29 | 58 | 14 | 28 | 28 | 37 | 61 | 68 | 52 | 10 | 32 | 96 | 44 | 74 | 79 |
| 16 | 55 | 22 | 63 | 37 | 99 | 35 | 58 | 10 | 63 | 15 | 20 | 81 | 16 | 50 | 65 | 1 | 77 | 15 | 70 | 50 | 68 | 80 | 52 | 1 | 70 |
| 17 | 60 | 94 | 71 | 93 | 22 | 27 | 28 | 68 | 85 | 4 | 57 | 22 | 70 | 25 | 93 | 68 | 87 | 24 | 55 | 26 | 54 | 34 | 43 | 74 | 81 |
| 18 | 85 | 48 | 14 | 15 | 82 | 21 | 29 | 63 | 28 | 42 | 67 | 76 | 66 | 90 | 34 | 19 | 71 | 55 | 87 | 39 | 3 | 87 | 50 | 13 | 60 |
| 19 | 69 | 54 | 71 | 99 | 98 | 9 | 57 | 49 | 7 | 16 | 20 | 86 | 91 | 55 | 25 | 55 | 46 | 15 | 53 | 74 | 79 | 24 | 52 | 4 | 65 |
| 20 | 65 | 71 | 45 | 73 | 82 | 20 | 18 | 2 | 74 | 80 | 4 | 44 | 78 | 4 | 0 | 12 | 8 | 5 | 10 | 79 | 43 | 72 | 48 | 0 | 58 |
| 21 | 35 | 94 | 89 | 69 | 87 | 58 | 94 | 80 | 50 | 76 | 34 | 91 | 88 | 21 | 58 | 12 | 24 | 53 | 99 | 8 | 99 | 49 | 69 | 44 | 79 |
| 22 | 72 | 66 | 48 | 87 | 74 | 70 | 18 | 63 | 28 | 31 | 25 | 49 | 8 | 41 | 17 | 26 | 70 | 59 | 33 | 23 | 51 | 93 | 63 | 68 | 11 |
| 23 | 47 | 5 | 46 | 83 | 31 | 90 | 8 | 51 | 86 | 32 | 15 | 96 | 49 | 2 | 72 | 39 | 32 | 51 | 67 | 40 | 87 | 88 | 93 | 60 | 61 |
| 24 | 26 | 47 | 31 | 81 | 65 | 28 | 46 | 45 | 61 | 3 | 71 | 39 | 58 | 37 | 96 | 70 | 42 | 13 | 89 | 7 | 2 | 60 | 37 | 43 | 62 |
| 25 | 72 | 20 | 77 | 15 | 9 | 92 | 42 | 43 | 37 | 24 | 9 | 38 | 80 | 28 | 79 | 46 | 4 | 86 | 10 | 63 | 50 | 3 | 39 | 94 | 37 |
| 26 | 28 | 62 | 2 | 1 | 81 | 42 | 90 | 15 | 88 | 86 | 94 | 71 | 20 | 51 | 77 | 21 | 45 | 25 | 16 | 45 | 3 | 2 | 35 | 58 | 53 |
| 27 | 6 | 17 | 4 | 8 | 93 | 3 | 15 | 99 | 46 | 4 | 23 | 58 | 22 | 71 | 84 | 63 | 0 | 75 | 81 | 73 | 28 | 44 | 38 | 63 | 94 |
| 28 | 96 | 49 | 59 | 39 | 41 | 61 | 16 | 85 | 10 | 36 | 85 | 29 | 4 | 5 | 5 | 8 | 4 | 44 | 44 | 94 | 65 | 17 | 48 | 68 | 66 |
| 29 | 56 | 44 | 45 | 12 | 31 | 59 | 63 | 47 | 22 | 72 | 17 | 56 | 53 | 12 | 26 | 58 | 76 | 75 | 12 | 30 | 14 | 44 | 96 | 25 | 4 |
| 30 | 9 | 7 | 28 | 25 | 68 | 39 | 99 | 93 | 48 | 97 | 41 | 3 | 83 | 70 | 23 | 69 | 27 | 73 | 30 | 46 | 8 | 76 | 5 | 62 | 65 |
| 31 | 33 | 66 | 6 | 0 | 53 | 14 | 92 | 15 | 55 | 57 | 70 | 64 | 78 | 7 | 57 | 14 | 44 | 92 | 50 | 43 | 81 | 70 | 31 | 18 | 8 |
| 32 | 88 | 51 | 68 | 89 | 12 | 31 | 33 | 42 | 0 | 31 | 66 | 10 | 54 | 5 | 99 | 3 | 39 | 47 | 98 | 87 | 25 | 15 | 66 | 35 | 41 |
| 33 | 18 | 15 | 72 | 79 | 77 | 96 | 38 | 39 | 93 | 69 | 64 | 89 | 37 | 37 | 48 | 96 | 60 | 0 | 52 | 68 | 97 | 99 | 90 | 41 | 80 |
| 34 | 24 | 39 | 84 | 90 | 15 | 81 | 11 | 23 | 88 | 2 | 32 | 11 | 32 | 67 | 89 | 16 | 99 | 44 | 81 | 5 | 12 | 87 | 8 | 34 | 1 |
| 35 | 74 | 36 | 63 | 76 | 56 | 23 | 27 | 38 | 44 | 70 | 8 | 60 | 13 | 66 | 96 | 92 | 51 | 52 | 98 | 12 | 62 | 48 | 8 | 46 | 72 |
| 36 | 88 | 11 | 51 | 28 | 53 | 19 | 19 | 53 | 6 | 7 | 48 | 39 | 28 | 88 | 49 | 75 | 97 | 83 | 46 | 17 | 8 | 56 | 19 | 87 | 75 |

续表

| 编号 | 1 | 2 | 3 | 4 | 5 | 6 | 7 | 8 | 9 | 10 | 11 | 12 | 13 | 14 | 15 | 16 | 17 | 18 | 19 | 20 | 21 | 22 | 23 | 24 | 25 |
|---|---|---|---|---|---|---|---|---|---|---|---|---|---|---|---|---|---|---|---|---|---|---|---|---|---|
| 37 | 90 | 55 | 12 | 38 | 2 | 94 | 86 | 90 | 43 | 58 | 43 | 96 | 84 | 42 | 11 | 56 | 18 | 21 | 44 | 56 | 80 | 92 | 12 | 12 | 76 |
| 38 | 90 | 46 | 41 | 46 | 67 | 33 | 57 | 5 | 18 | 43 | 34 | 95 | 55 | 2 | 80 | 36 | 84 | 57 | 45 | 78 | 67 | 44 | 82 | 97 | 33 |
| 39 | 47 | 79 | 0 | 67 | 67 | 96 | 0 | 93 | 10 | 73 | 15 | 64 | 67 | 19 | 10 | 61 | 1 | 61 | 44 | 16 | 72 | 85 | 95 | 82 | 62 |
| 40 | 79 | 89 | 13 | 5 | 14 | 40 | 73 | 53 | 71 | 86 | 67 | 69 | 37 | 8 | 72 | 44 | 62 | 43 | 43 | 55 | 29 | 71 | 21 | 11 | 19 |
| 41 | 53 | 87 | 35 | 38 | 18 | 65 | 67 | 81 | 56 | 10 | 53 | 49 | 30 | 7 | 47 | 40 | 96 | 7 | 99 | 65 | 0 | 52 | 69 | 42 | 54 |
| 42 | 24 | 92 | 92 | 4 | 70 | 67 | 14 | 55 | 25 | 39 | 69 | 16 | 89 | 51 | 88 | 24 | 59 | 88 | 74 | 46 | 27 | 76 | 73 | 87 | 84 |
| 43 | 85 | 92 | 43 | 15 | 21 | 40 | 65 | 80 | 72 | 34 | 41 | 97 | 56 | 29 | 62 | 11 | 60 | 61 | 65 | 13 | 20 | 18 | 26 | 30 | 71 |
| 44 | 96 | 85 | 26 | 39 | 80 | 24 | 23 | 91 | 96 | 82 | 79 | 88 | 21 | 7 | 42 | 21 | 69 | 1 | 40 | 65 | 17 | 27 | 67 | 19 | 12 |
| 45 | 93 | 6 | 97 | 75 | 70 | 29 | 42 | 63 | 86 | 76 | 40 | 89 | 18 | 87 | 43 | 92 | 23 | 18 | 92 | 19 | 69 | 48 | 95 | 60 | 91 |
| 46 | 96 | 45 | 21 | 67 | 98 | 58 | 18 | 21 | 53 | 28 | 38 | 43 | 53 | 15 | 29 | 42 | 71 | 50 | 25 | 52 | 30 | 16 | 42 | 48 | 95 |
| 47 | 22 | 86 | 47 | 42 | 89 | 43 | 85 | 20 | 3 | 7 | 89 | 97 | 9 | 17 | 40 | 45 | 96 | 44 | 97 | 83 | 82 | 26 | 6 | 80 | 34 |
| 48 | 16 | 47 | 37 | 5 | 75 | 94 | 71 | 45 | 61 | 96 | 3 | 89 | 87 | 60 | 52 | 44 | 78 | 38 | 0 | 50 | 18 | 47 | 44 | 70 | 47 |
| 49 | 12 | 93 | 52 | 28 | 73 | 14 | 36 | 78 | 52 | 76 | 33 | 71 | 89 | 20 | 56 | 90 | 25 | 7 | 51 | 72 | 74 | 78 | 20 | 6 | 35 |
| 50 | 59 | 11 | 25 | 37 | 10 | 24 | 73 | 79 | 86 | 33 | 21 | 7 | 51 | 19 | 81 | 59 | 28 | 97 | 64 | 81 | 70 | 32 | 35 | 54 | 68 |

（张　政　胡长平）